Conner Middelmann-Whitney

APPETIT AUF LEBEN!

W0373637

Conner Middelmann-Whitney

APPETIT AUF LEBEN!

Meine mediterrane Anti-Krebs-Küche

Was schützt, hilft und schmeckt

Übersetzt aus dem
amerikanischen Englisch von
Christine Bendner

HERBiG

Die Ratschläge in diesem Buch sind von Autorin und Verlag sorgfältig geprüft, dennoch kann keine Garantie übernommen werden. Jegliche Haftung der Autorin bzw. des Verlages und seiner Beauftragten für Gesundheitsschäden sowie Personen-, Sach- und Vermögensschäden ist ausgeschlossen

Für Glenn, Oscar, Max und Charlotte,
meine Lieblingstischgesellen

MIX
Papier aus verantwortungsvollen Quellen
FSC® C084279
www.fsc.org

Komplett überarbeitete Ausgabe des Orginaltitels »Zest for Life. The Mediterranean Anti-Cancer-Diet«,
© 2010 Conner Middelmann-Whitney

© 2013 F. A. Herbig Verlagsbuchhandlung GmbH, München
Alle Rechte vorbehalten
Umschlag: Wolfgang Heinzel
Umschlagmotiv: Dana Rogers Photography (www.danarogersphotography.com)
Satz: EDV-Fotosatz Huber/Verlagsservice G. Pfeifer, Germering
Gesetzt aus: 9,5pt/13,75pt Frutiger LT Pro
Druck und Binden: Polygraf Print spol s.r.o.
Printed in the EU
ISBN 978-3-7766-2713-8

Auch als ebook

www.herbig-verlag.de

Inhalt

Geleitwort von Prof. Dr. med. Volker Diehl 9

Vorwort 11
Schmackhafter Rat auf der Basis wissenschaftlicher Erkenntnisse 12
Die Mittelmeerkost: Lecker und nährstoffreich 14
Das Kontrollierbare kontrollieren 15

Kapitel 1
Die Nahrung neu entdecken: Meine Geschichte 16
Dauerhafte Veränderungen 17
Der äußere Widerstand gegen Veränderungen 18
Selbst kochen 20
Stellen Sie Ihre Mahlzeiten schrittweise um 20
Mein Weg zur Gesundheit 21
Neu essen lernen 22
Meine Ernährung auf dem Prüfstand 24
Permanente Änderungen des Lebensstils 24

Kapitel 2
Die Mittelmeerkost 27
Auch Sie können sich wie ein Bewohner des Mittelmeerraumes ernähren 28
Die optimale Ernährung zur Krebsvorbeugung 29
Gibt es eine »Wunder-Zutat?« 31
Vielfalt ist tatsächlich die Würze des Lebens: Nährstoffsynergie 32
Jenseits von Molekülen: Die mediterrane Esskultur 33
In Gemeinschaft genießen 36
Wenn Mahlzeiten durch Zwischenmahlzeiten ersetzt werden 37
Eine mediterrane Haltung zum Essen einnehmen 38

Kapitel 3
Eine Krebsepidemie 40
Die körpereigene Abwehr stärken 40
Entzündungen: Die »Handlanger« des Krebses 41
Ein Verteidigungswall aus Antioxidantien 42
Unsere Nahrung: Das zweischneidige Schwert 43
Krebszellen lieben Zucker 44
Kohlenhydrate: Der Lieblingskraftstoff des Körpers 45
Die Fette, die wir essen 51
Tierische Fette: Die lebenswichtige Balance 51
Industriell verarbeitete Pflanzenfette verstärken Entzündungsprozesse 52
Pestizidrückstände in Nahrungsmitteln 53
Vorsicht beim Fleischkonsum 56

Hüten Sie sich vor Kunststoffbeschichtungen 59
Und jetzt die guten Nachrichten! 60

Kapitel 4
Essen fürs Leben 61
Die Abwehrkräfte stärken 61
Bedeutunglos, bis die Wirkung nachgewiesen ist? 62
Pflanzenkraft 64
Gemüse-Power 68
Welche Früchte sind die besten? 72
Roh oder gekocht? 74
Müssen wir sie täglich essen? 75
Farbenspiel für die Gesundheit 76
Frisch oder tiefgefroren? 77
Die Würze des Lebens: Krebshemmende Kräuter und Gewürze 78
Bohnen – Gemüse oder Stärkenahrung? 81
Wie man die »musikalische Frucht« zum Schweigen bringt 81
Phytoöstrogene: Soja, Leinsamen und Co 82
Vollkorn: In Maßen genießen 84
Stärkehaltige Lebensmittel: Auf den GI kommt es an 85
Den süßen Zahn ziehen 87
Fett ist nicht gleich Fett 90
Fetter Fisch – eine optimale Quelle für Omega-3-Fettsäuren 93
Naschen erlaubt: Nussgenuss 94
Protein: Das Kraftpaket 95
Milch und Milchprodukte: Seien Sie wählerisch 97
Der Körper braucht Flüssigkeit 98
Wein – Freund oder Feind? 101
Die Mischung macht's 102
Können Nahrungsergänzungsmittel das Krebsrisiko senken? 104
Wenn Essen zur Qual wird 105
Nahrungsmittelsicherheit während der Krebsbehandlung 106
Tipps gegen Übelkeit, Erbrechen, Wundsein im Mund oder Rachen 107
Tipps für Menschen, die unter Verstopfung leiden 108
Tipps für Menschen, die an Durchfall leiden 108

Kapitel 5
Fangen wir an zu kochen! 109
Vorausplanung wirkt Wunder 109
Kritisch einkaufen 111
Überlebensstrategien für den Supermarkt 112
Greifen Sie zu Erzeugnissen der Saison 114
Unterwegs essen 116
Kein Stress im Restaurant! 117
Tipps, die Zeit sparen 117
Das spart Zeit bei der Essenszubereitung 118

Die Familienmahlzeit: Überraschende Zeitersparnis 119
Tipps, die Kosten sparen 120
Günstig gesund essen 121
Würzgeheimnisse 122
F.S.S.S.U 123
Und jetzt wird gekocht!
Bon appétit! 124

Rezepte 126
Einführung 127
Vorspeisen und Snacks 130
Salate 135
Suppen 142
Eierspeisen 154
Fischgerichte 162
Fleischgerichte 170
Hülsenfrüchte und Tofu 176
Getreide, Pasta und Reis 184
Gemüsebeilagen 192
Dressings, Pestos und Soßen 203
Frühstück 214
Nachtisch und Gebäck 221
Grüner und Weißer Tee 228

Anhang 230
Danksagung 230
Anmerkungen 231
Bildnachweis 237
Adressen 238
Einkaufsliste 239
Mahlzeitenplan 240

Geleitwort

Dieses Buch sollte jeder gelesen und seine Botschaft praktisch umgesetzt haben, der alt werden will und dabei gesund und zufrieden sein möchte.

Als Deutsche, die in England studierte und die letzten elf Jahre in Südwestfrankreich verbracht hat, verknüpft Conner Middelmann-Whitney in *Appetit auf Leben* südländische Lebensfreude mit deutscher Gründlichkeit und angelsächsischem Pragmatismus.

In Südfrankreich hat sie die Segnungen einer mediterranen Kost und Küche kennen- und schätzen gelernt; die wissenschaftlichen Fundamente dieser Ernährungsweise hat sie gründlich recherchiert; und zu guter Letzt zeigt sie mithilfe vieler praktischer Tipps, wie einfach es sein kann, gesundes Essen zuzubereiten, das obendrein auch noch schmeckt und erschwinglich ist.

Mit fast missionarischem Eifer möchte die Autorin uns nun diese Lebensweise schmackhaft machen, und ich denke, dass ihre Begeisterung viele Leser anstecken wird. Denn hier handelt es sich nicht um eine trostlose »Diät«, die man ein paar Wochen lang um der Gesundheit willen durchleiden muss, sondern um eine Ernährungsweise, die einfach durchzuführen ist und so gut schmeckt, dass man sie langfristig beibehalten will.

Wie viele von uns wissen, strotzt die traditionelle mediterrane Kost nur so vor gesunden Nahrungsmitteln: frische Früchte und Gemüse, Nüsse, Vollkornprodukte und Hülsenfrüchte, Olivenöl, Kräuter und Gewürze. Zudem enthält sie reichlich Fisch, jedoch wenig rotes Fleisch, wenig Milchprodukte und noch weniger vorpräparierte und konservierte Nahrung (»fast food«).

Weniger bekannt ist, dass diese Ernährungsweise das Risiko verschiedenster »Zivilisationskrankheiten« wie z.B. Diabetes, Osteoporose, Herzleiden, Gewichtsprobleme und Demenz maßgeblich senken kann.

Dieses Buch beschäftigt sich mit der Frage, ob eine mediterrane Ernährungsweise auch unser Krebsrisiko verringern oder sogar, wenn schon aufgetreten, zu einer nachhaltigen Heilung beitragen kann. Die Autorin, die selbst die Diagnose Krebs erlebt hat, bejaht diese Frage und tut dies in einer intelligenten, sehr anschaulichen, überzeugenden, so weit wie möglich mit wissenschaftlichen Untersuchungen erhärteten und ideologisch wenig festgelegten Weise.

Dieses Buch hat mich als Arzt, der als klinischer Wissenschaftler und moderner Schulmediziner über 30 Jahre seine Krebspatienten mit den Waffen der modernen Krebsbehandlung, Chemo- und Strahlentherapie, und mit gezielten molekularen Therapieansätzen behandelt hat, nach anfänglichen Zweifeln und Bedenken sehr überzeugt. Dies umso mehr, als die Autorin nicht versucht, ideologisch verkrampft eine esoterisch-alternative Weltanschauung dem Leser überzustülpen.

Sie versucht vielmehr, eine sehr verständliche und vernünftige Botschaft über gesunde Ernährung zu übermitteln, die gepaart sein sollte mit einer selbstverantwortlichen Lebensweise in der, neben der gesunden Ernährung, auch tägliche Bewegung und erholsamer Schlaf eine wichtige Rolle spielen sollten – eine einfache und nachvollziehbare Botschaft, die jeden »Workaholic« oder Sofa-Hocker (*»couch potato«)* überzeugen und zu neuen Einsichten bringen könnte.

Dabei gesteht die Autorin durchaus ein, dass eine letzte Beweisführung dafür fehlt, dass eine gesunde, naturverbundene Diät, wie etwa die mediterrane Ernährungsweise, imstande wäre, den Krebs vollends zu verhüten oder gar alleine zu heilen. Es geht ihr vielmehr darum, aufmerksam zu machen auf wissenschaftlich gut fundierte Studien, die sehr deutlich aufzeigen, dass eine strikte Einhaltung einer mediterranen Diät, z.B. ein hoher Verzehr von Gemüse und frischem Obst, unser Krebsrisiko verringert.

Neben dieser gesundheitsfördernden und eventuell sogar Krebs verhindernden Wirkung durch natürliche, gesunde Ernährung geht es in diesem Buch noch um einen anderen, ebenso wichtigen Effekt der traditionellen mediterranen Ernährungsweise: nämlich die Rückbesinnung auf die ursprüngliche, rituelle Funktion der gemeinsamen Mahlzeit als gemeinschaftsförderndes und »Lust = Freude« bringendes soziales Ereignis, das heute in mediterranen Ländern wie Spanien, Italien und Griechenland immer noch weitaus öfter praktiziert wird als in der »fast food«-orientierten, hektisch »Energiespender« konsumierenden Nordhemisphäre.

Diese beiden Botschaften werden in beeindruckender und leicht in die Praxis umzusetzender Weise mit einfachen Rezepten der mediterranen Küche erweitert, die selbst wir gestressten Nordeuropäer leicht nachkochen und lieben lernen können, wie in der eigenen Küche ausprobiert und bestätigt.

Professor Dr. med. Volker Diehl, emeritus

Ehemaliger Direktor der Klinik I für Innere Medizin,
Universität zu Köln

Vorwort

Es ist nun 13 Jahre her, dass ich nähere Bekanntschaft mit Krebs machte. Nachdem bei mir ein Tumor am Gebärmutterhals im Frühstadium diagnostiziert worden war, beschloss ich, gesünder zu leben, um meine schulmedizinische Behandlung zu unterstützen. Doch die Suche nach zuverlässigen Informationsquellen und konkreten Ratschlägen gestaltete sich äußerst schwierig.

Inzwischen gibt es zwar mehr Informationsmaterial, aber vieles davon ist recht verwirrend und basiert nicht auf einer soliden wissenschaftlichen Grundlage. Und obwohl viele Ratgeber zur Krebsvorbeugung theoretische Ernährungsempfehlungen geben, wird nur in wenigen aufgezeigt, wie man diese Prinzipien im mehr oder weniger stressigen Alltag praktisch anwenden kann. Deshalb habe ich dieses Buch geschrieben. Ich möchte Ihnen helfen, das Vergnügen wiederzuentdecken, ohne Reue oder Schuldgefühle gesunde, köstliche Nahrung zu sich zu nehmen. Viele von uns machen sich Sorgen über potenzielle Risiken unserer Ernährung, und in Hinblick auf industriell stark verarbeitete Nahrungsmittel sind solche Befürchtungen möglicherweise gerechtfertigt. Wenn sich eine gesunde Ernährungsweise allerdings wie eine freudlose Pflicht oder strenge medizinische Vorschrift anfühlt, kann sie meiner Meinung nach ihr eigentliches Ziel nicht erreichen.

Ich sage: Setzen wir wieder die Freude und das Vergnügen auf die Speisekarte! Wenn Sie eine abwechslungsreiche Kost aus frischen, natürlichen Zutaten genießen, wie sie in diesem Buch beschrieben wird, brauchen Sie keine Angst vor den Lebensmitteln zu haben: Freuen Sie sich daran und zelebrieren Sie das Essen! Das ist die mediterrane Art.

Der gesunde Menschenverstand sollte auf der Speisekarte allerdings auch nicht fehlen. Wenn wir über jedes Gericht Kurkuma (Gelbwurz) streuen oder jeden Tag ein Pfund rohen Kohl vertilgen, weil wir irgendwo gelesen haben, dass das gesund sein soll, dann hat das nichts mit gesundem Menschenverstand zu tun. Was es vor allem zu vermeiden gilt, sind eintönige Mahlzeiten mit den immer gleichen Lebensmitteln – besonders die industriell gefertigten. Wie wir später noch sehen werden, setzt sich die gesündeste Ernährung aus einer Vielfalt frischer, naturbelassener Lebensmittel zusammen, die sorgfältig zubereitet und in einer positiven, entspannten Atmosphäre verzehrt werden.

Leider ist im Hinblick auf die Ernährung gesunder Menschenverstand selten geworden. Würden wir die Ratschläge unserer Großmütter befolgen (»Iss dein Gemüse«, »Kaue dein Essen gründlich«, »Frühstücke wie ein König, iss zu Mittag wie ein Edelmann und zu Abend wie ein Bettler« und »Nasche nicht zwischen den Mahlzeiten«), dann gäbe es in den westlichen Industrieländern wahrscheinlich deutlich weniger Krebskranke, Herzkranke, Diabetiker und Fettleibige.

Lassen Sie uns also gemeinsam einige dieser uralten Ernährungsweisheiten wiederentdecken. Beispielsweise, indem wir Gemüse und Früchte der Saison essen, unserer Nahrungsaufnahme mehr Aufmerksamkeit und Zeit widmen, richtige Mahlzeiten (anstatt Snacks) zu uns nehmen – und zwar am Esstisch anstatt am Schreibtisch oder im Auto. Das sind nur ein paar der gesunden Ratschläge, die es wert sind, beherzigt zu werden.

Schmackhafter Rat auf der Basis wissenschaftlicher Erkenntnisse

Appetit auf Leben ist Ernährungsratgeber und Kochbuch zugleich. Es möchte Ihnen die Wissenschaft der ernährungsbasierten Krebsvorbeugung nahe bringen *und* praktische, genussvolle Wege aufzeigen, diese Erkenntnisse in Ihren Alltag einzubinden. Es ist das Buch, das ich mir gewünscht habe, als ich krank war und das ich jetzt für andere geschrieben habe, die Krebs vorbeugen oder überwinden wollen. Traurigerweise sind die meisten von uns in ihrem Leben schon einmal mit Krebs konfrontiert worden, sei es als Betroffene(r) oder weil Angehörige, Freunde, Nachbarn oder Kollegen von dieser Krankheit heimgesucht wurden. Viele Krebserkrankungen sind jedoch vermeidbar, und was und wie wir essen, beeinflusst in hohem Maße unser Risiko, daran zu erkranken.

In den nächsten drei Kapiteln zeige ich die Zusammenhänge zwischen Ernährung und Krebs auf. Die hier zitierten Forschungsergebnisse sind keineswegs in Stein gemeißelt und es sind weitere Untersuchungen notwendig, um viele unbewiesene Ernährungshypothesen näher zu beleuchten. Doch die Durchführung von humanen Interventionsstudien – jene Art von Untersuchungen, die die brauchbarsten Ergebnisse im Bereich der ernährungsbasierten Krebsvorbeugung liefern – ist nicht unproblematisch. Sie sind nicht nur zeitaufwendig und teuer, sondern auch technisch schwer auszuführen, da man Menschen – im Gegensatz zu Labortieren – nur schwer rund um die Uhr kontrolliert füttern kann, besonders über längere Zeiträume hinweg. Letztlich ist es auch ethisch problematisch, Lebensmittel an Menschen zu testen, die ihre Gesundheit gefährden könnten (z.B. Soja an Frauen die Brustkrebs hatten).

Das Fehlen wissenschaftlicher Nachweise sollte uns jedoch nicht davon abhalten, Nahrungsmittel zu essen, denen allgemein eine Krebs hemmende Wirkung zugeschrieben wird. Einer Vielfalt frischer, nährstoffreicher, vollwertiger Lebensmittel zu sich zu nehmen und auf nährstoffarme, kalorienreiche Fertigprodukte zu verzichten, hat mit hoher Wahrscheinlichkeit eine signifikante Schutzwirkung gegen Krebserkrankungen. Natürlich muss uns klar sein, dass es keine »Wundernahrung« gibt, die

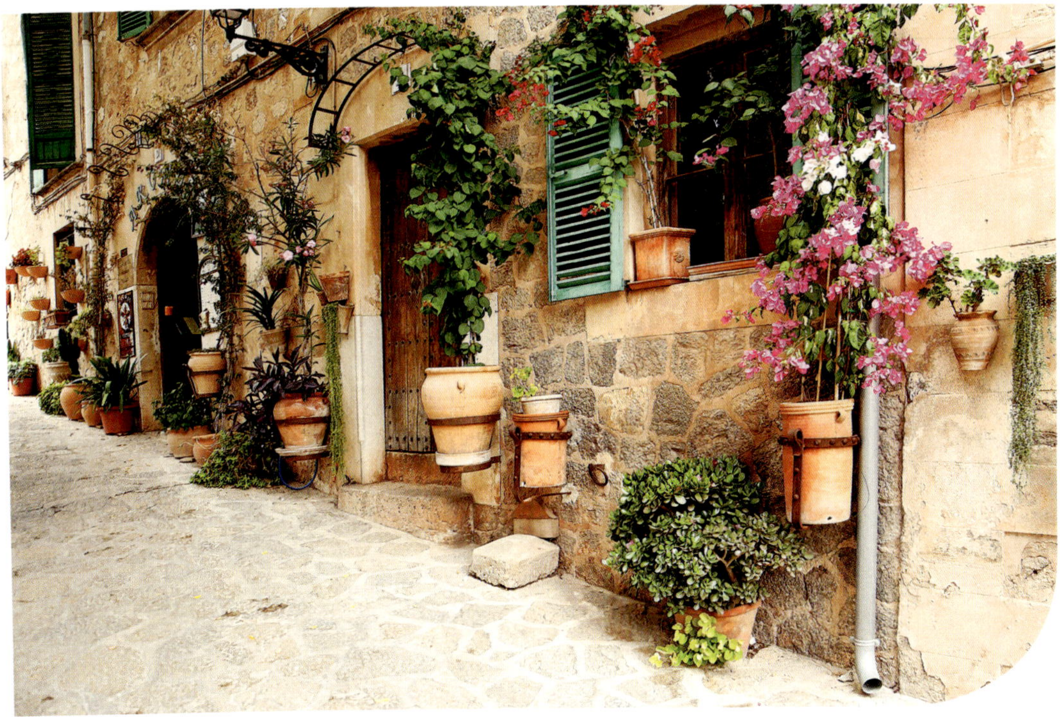

Krebs auf jeden Fall verhindern, geschweige denn heilen kann.

Ich habe dieses Buch nicht nur für Menschen, die gegen Krebs kämpfen, geschrieben, sondern möchte damit ganz allgemein alle ansprechen, die ihre körpereigene Abwehr gegen eine Krankheit stärken wollen, die inzwischen epidemische Ausmaße angenommen hat: Weltweit wird etwa ein Drittel aller Menschen irgendwann im Leben an Krebs erkranken und ein Viertel der Patienten wird daran sterben.[1]

Die Ernährung ist allerdings nicht der einzige Faktor, der unser Krebsrisiko beeinflusst. Auch regelmäßige körperliche Bewegung hat einen großen Einfluss – genauso wie ein gesundes Körpergewicht, der Verzicht auf Tabak und übermäßigen Alkoholgenuss, der vernünftige Umgang mit Sonnenbestrahlung sowie das Erkennen und Behandeln von Infektionen, die zur Entstehung von Krebserkrankungen beitragen können.[2]

Genetische Disposition spielt ebenfalls eine Rolle, allerdings eine geringere, als allgemein angenommen wird: Nur etwa fünf bis zehn Prozent aller Krebsfälle sind nach Expertenmeinung auf eine erbliche Veranlagung zurückzuführen. Umweltverschmutzung und Strahlung stellen weitere Risikofaktoren dar, vor denen man sich bedauerlicherweise kaum schützen kann.

Da es in diesem Buch hauptsächlich um Ernährung und Nahrungszubereitung geht, will ich hier nicht näher auf diese eingehen. Kontaktadressen, bei denen Sie weitere Informationen über verschiedene Maßnahmen zu Krebsvorbeugung erhalten können, finden Sie im Anhang.

Die Mittelmeerkost: Lecker und nährstoffreich

Wenn Sie gleich mit dem Kochen beginnen möchten, schlagen Sie Kapitel 5 auf. Dort finden Sie viele praktische Tipps und Vorschläge, die es auch viel beschäftigten Menschen erlauben, täglich gesunde Mahlzeiten zuzubereiten und zu genießen. Darauf folgen in Kapitel 6 rund 80 gesunde »Anti-Krebs-Rezepte«. Sie zeigen Ihnen, wie man auf unkomplizierte Weise all jene köstlichen, naturbelassenen und frischen Lebensmittel genießen kann, die unserem Körper so gut tun.

Grundlage für die Rezepte dieses Buches ist die vorindustrielle Mittelmeerkost, eine Ernährungsweise, deren positive Auswirkungen auf die Gesundheit in einer Vielzahl von wissenschaftlichen Studien nachgewiesen wurden. Einige dieser Studien wurden bereits in den 1950er-Jahren durchgeführt.[3]

Die Mittelmeerkost ist reich an schützenden Pflanzenstoffen und kommt gänzlich ohne stark verarbeitete Nahrungsmittel aus, die charakteristisch für die Ernährungsweise in den westlichen Industrieländern sind.

Neuere Forschungsergebnisse weisen zunehmend darauf hin, dass die Mittelmeerkost nicht nur vor Krebs, sondern auch vor Herzkrankheiten, Diabetes, Fettleibigkeit und sogar vor Depressionen und Demenz schützen kann. Abgesehen von den rein biochemischen Gesichtspunkten sind die wohl wichtigsten »Zutaten« der mediterranen Ernährung Frische, Vielfalt, Einfachheit, Geselligkeit und Lebensfreude. Gesunde Ernährung sollte sich nicht wie eine Bestrafung oder lästige Pflicht anfühlen – wenn sie es täte, würden wir ohnehin nicht lange dabei bleiben.

Zum Glück verlangt uns diese Ernährungsweise aber keine Opfer ab und schmeckt köstlich, wie man an der weltweiten Beliebtheit italienischer und französischer Küche sehen kann. Das bedeutet, dass wir sie jederzeit genießen und zu einer gesunden Gewohnheit machen können, anstatt uns mit restriktiven »Diätvorschriften« zu plagen.

Mit diesem Buch möchte ich Ihnen zeigen, wie positiv die mediterrane Lebensart wirken kann: Das Einkaufen von Zutaten der Saison, ihre Verarbeitung zu schmackhaften Mahlzeiten und der bewusste Genuss beim Essen können an sich schon einen therapeutischen Effekt haben, der sich oft auf andere Lebensbereiche auswirkt. Ich hoffe, dass dieser lebensbejahende Ansatz, der Krebserkrankung mit der täglichen Nahrung Paroli zu bieten, in Ihnen Energien, Freude und Appetit aufs Leben weckt.

Das Kontrollierbare kontrollieren

Bedauerlicherweise haben wir derzeit wenig Möglichkeiten, unsere genetisch oder Umwelt bedingten Krebsrisiken zu senken. Deshalb sollten wir alles in unserer Macht Stehende tun, um das »Kontrollierbare zu kontrollieren«. Das heißt, unseren Lebensstil überall da, wo es uns möglich ist, gesünder zu gestalten, um zur Senkung unseres Krebsrisikos beizutragen. Dazu gehören: eine gesunde Ernährung, regelmäßige Bewegung, eine Verringerung unseres Stresspegels und ausreichend Schlaf.

Das renommierte *World Cancer Research Fund Network* (WCRF), eine internationale gemeinnützige Organisation, hat in seinem Expertenbericht 2007 eine Liste mit zehn Empfehlungen zur Krebsprävention[4] auf der Basis einer sorgfältigen Auswertung der Studien über den Zusammenhang zwischen Ernährung und Krebs veröffentlicht.

Schauen Sie sich die Liste an: Wie viele Empfehlungen setzen Sie bereits um? Überlegen Sie, welche zusätzlichen Maßnahmen Sie ergreifen möchten, und integrieren Sie sie Schritt für Schritt in Ihren Alltag. Dieses Buch soll Ihnen dabei helfen.

WCRF-Empfehlungen

1. Seien Sie so schlank wie möglich, ohne untergewichtig zu werden.
2. Seien Sie täglich mindestens 30 Minuten körperlich aktiv.
3. Schränken Sie den Verzehr von energiedichten Nahrungsmitteln ein (Lebensmittel, die viel Fett und/oder Zucker und/oder kaum Ballaststoffe enthalten), verzichten Sie auf Getränke mit Zuckerzusatz.
4. Essen Sie mehr (verschiedene) Gemüse- und Obstsorten, Vollgetreide und Hülsenfrüchte.
5. Schränken Sie den Verzehr von rotem Fleisch ein (Rind, Schwein und Lamm) und meiden Sie industriell verarbeitetes Fleisch.
6. Falls Sie Alkohol trinken, sollten Sie den Konsum auf höchstens zwei Gläser pro Tag (Männer) oder ein Glas (Frauen) beschränken.
7. Schränken Sie den Verzehr von salzigen oder gepökelten Lebensmitteln ein.
8. Zur Krebsvorbeugung brauchen Sie keine Nahrungsergänzungsmittel einzunehmen.

KAPITEL 1

Die Nahrung neu entdecken: Meine Geschichte

Wer an Krebs denkt, bringt diese Krankheit nicht unbedingt mit Ernährung in Verbindung. Doch eine Anti-Krebs-Kost kann unser Krebsrisiko deutlich senken.

Laut dem *World Cancer Research Fund* (WCRF) könnten bis zu 30 % aller Krebserkrankungen durch eine gesunde Lebens- und Ernährungsweise[1] verhütet werden. Andere schätzen, dass einige der häufigsten Krebsarten wie beispielsweise Brust-, Darm- und Prostatakrebs um bis zu 70 % und Lungenkrebs um bis zu 50 % zurückgehen könnten, wenn die Menschen eine krebshemmende Kost[2] zu sich nähmen. Außerdem weisen einige Studien darauf hin, dass sich die Heilungschancen derjenigen, die bereits an Krebs erkrankt sind, durch diese Art der Ernährung verbessern können.[3]

Ernährung kann sicher nicht als alleinige Behandlungsmaßnahme bei Krebs dienen, noch ist sie ein verlässliches Mittel zu seiner Verhütung. Moderne medizinische Behandlungsansätze sind ein unverzichtbarer Bestandteil jeder Krebstherapie. Dennoch kann das, was (und wie) Sie vor, während und nach der Krebsbehandlung essen, den Behandlungserfolg entscheidend beeinflussen.

Für Menschen, die zwar gesund sind, sich aber Sorgen um ihre Gesundheit machen – ohne Vorsorge erkrankt jeder zweite Mann und jede dritte Frau in den westlichen Industrieländern irgendwann an Krebs[4] – ist es wichtig zu wissen, dass eine Ernährungsumstellung das Zünglein an der Waage zu ihren Gunsten ausschlagen lassen kann.

Viele Menschen halten allerdings an der fatalistischen Einstellung fest, eine Krebserkrankung sei bereits in unseren Genen vorprogrammiert und man könne daher nichts dagegen tun. Andere glauben, die einzigen Faktoren, die unser Krebsrisiko erhöhen, seien das Rauchen, übermäßiger Alkoholgenuss und zu häufiger Aufenthalt in der Sonne. Nur wenige betrachten die Ernährung als etwas, das unser Krebsrisiko beeinflussen kann.

Nach einer Krebsdiagnose unterziehen sich die meisten Patienten der empfohlenen medizinischen Behandlung: Operation, Chemotherapie, Bestrahlung oder einer Kombination dieser Behandlungsmethoden. Die meisten Medizinstudenten erwerben während ihres Studiums nur die allernötigsten Grundkenntnisse der Ernährungswissenschaft und so geben nur wenige Ärzte Ernährungsempfehlungen. Und dennoch spielt die Ernährung eine so wichtige Rolle bei der Krebsvorbeugung und Heilung.

Gesundes Essen ist allerdings nicht nur etwas für Krebspatienten. Jede(r) profitiert von einer Nahrung, die den allgemeinen Gesundheitszustand verbessert und zur Steigerung des Wohlbefindens beiträgt. Da die Mittelmeerkost keinerlei negative Nebenwirkungen hat und tatsächlich sehr positive Auswirkungen haben kann, haben wir allen Grund, Ernährungsgewohnheiten anzunehmen, die bei der Verhütung oder Überwindung von Krebs ausschlaggebend sein können. Mögliche »Nebenwirkungen« sind mehr Energie, weniger Erkältungen und grippale Infekte, reinere Haut und bessere Verdauung – Auswirkungen, die die meisten Menschen sehr gerne in Kauf nehmen!

Dauerhafte Veränderungen

Viele von uns wissen, dass wir viel frisches Gemüse und Obst, Nüsse und Hülsenfrüchte, mageres Fleisch, öligen Fisch und Vollkornprodukte essen und den Konsum von Zucker, ungesunden Fetten und Alkohol dagegen einschränken sollten. Dennoch tun es in Wirklichkeit nur die Wenigsten.

Was hält uns davon ab, eine gesündere Wahl zu treffen? In den meisten Fällen sind es mehrere Gründe: langjährige Gewohnheiten, Zeitmangel, der Kostenfaktor und der Druck, den Menschen in unserem näheren Umfeld ausüben, um nur einige zu nennen.

Die Zubereitung gesunder Mahlzeiten muss nicht besonders zeitaufwendig sein. Bei den meisten Rezepten kommt man mit etwa 30 bis 45 Minuten aus (und sogar mit noch weniger, wenn der Partner, die Kinder oder Freunde dabei helfen). Mithilfe eines Mahlzeitenplansystems, gewissen Einkaufsstrategien und praktischen Küchenmaschinen, können Sie eine Menge Zeit sparen (siehe »Tipps, die Zeit sparen«, ab S. 117).

Ein weiterer Grund für eine schlechte Ernährung ist der Kostenfaktor. Die aggressive Werbung der Fertignahrungsproduzenten und Schnellimbissbetreiber hat in den Köpfen vieler Menschen die Überzeugung genährt, es sei preiswerter, Fertiggerichte zu essen, als Mahlzeiten selbst zuzubereiten. Die Klagen über die Kosten bestärken die Menschen häufig in den Glauben, gesunde Ernährung sei ein teurer Luxus.

Keineswegs! Viele einfache Gerichte – ein Salat aus geraspelten Karotten oder eine Portion selbst gemachte Tomatensoße – sind viel preiswerter als die entsprechenden Fertigprodukte. Durch die Verwendung frischer Zutaten enthalten sie auch mehr Nährstoffe als die entsprechenden kommerziellen Produkte und keine ungesunden Zusatzstoffe. Auch schmecken sie höchstwahrscheinlich besser.

Auch wenn einige Fertigprodukte tatsächlich etwas billiger sein mögen als hausgemachte Mahlzeiten, sind sie auf jeden Fall deutlich nährstoffärmer. Die Zutaten der Fertigmahlzeiten bestehen zum großen Teil aus fett- oder stärkehaltigen Füllstoffen mit geringem Nährwert – weshalb der Preis im Hinblick auf die Gesundheit sehr hoch sein kann.

Ein anderer weit verbreiteter Grund für schlechte Ernährungsgewohnheiten ist, dass sie einfach in Fleisch und Blut übergegangen sind. Gewohnheiten sind größtenteils unreflektierte Verhaltensweisen: Wir tun etwas einfach deshalb, weil wir und oft auch unsere Eltern es schon immer so gemacht haben. Um eine Gewohnheit abzulegen, müssen wir uns ihrer erst einmal bewusst werden. Nur dann können wir uns fragen: »Dient diese Angewohnheit meinem Wohl? Hilft sie mir, fit und gesund zu bleiben, und schützt sie meinen Körper vor Krankheiten?« Lautet die Antwort »Nein«, ist es an der Zeit, sie loszulassen.

Viele schlechte Ernährungsgewohnheiten halten sich hartnäckig aufgrund tieferer emotionaler Ursachen. Manche Nahrungsmittel, insbesondere solche mit hohem Zucker- und Fettgehalt, vermitteln innerhalb kurzer Zeit Wohlbefinden – und deshalb wählen wir sie aus.

Zucker ist ein besonders beliebter Wohlfühl-Stoff. Das Erste, was wir als Säuglinge zu kosten bekommen, ist der süße Geschmack der Muttermilch. Wir lernen, diese Süße mit Trost, Geborgenheit und Liebe in Verbindung zu bringen. Kinder bekommen oft Süßigkeiten, um sie aufzuheitern, wenn sie traurig sind, als Belohnung für ihre Tapferkeit in schwierigen Situationen oder dafür, dass sie brav sind, wenn die Eltern Ruhe brauchen. So wird zuckerhaltige Nahrung zu einer Belohnung, einem Anreiz oder einem Symbol für Liebe und verflicht sich untrennbar mit unserem emotionalen Befinden.

Als Erwachsene haben wir die Freiheit, ständig in ungesunden Genüssen zu schwelgen: Wenn wir einen guten Tag haben (Belohnung) oder einen schlechten (Trost), wenn wir uns etwas gönnen wollen (ein wohlverdienter Luxus) oder uns benachteiligt fühlen (eine seltene Köstlichkeit). Viele von uns benutzen Zucker, um einen abfallenden Energiepegel zu »pushen«, eine Angewohnheit, die von den vor Begeisterung sprühenden Werbeträgern der Nahrungsmittelindustrie über den »Energiespender« Zucker unterstützt wird.

Weil uns manche Nahrungsmittel ein so gutes Gefühl geben, werden wir emotional und biochemisch von ihnen abhängig – insbesondere von zucker-, stärke- und koffeinhaltigen Produkten. Solche Gewohnheiten sind nur schwer abzulegen, aber es gibt gewisse Strategien, die uns helfen können, diesen starken Impulsen zu widerstehen und neue, gesündere Essgewohnheiten anzunehmen. In diesem Buch mache ich konkrete Vorschläge, die Sie dabei unterstützen sollen, sich aus Gewohnheiten zu befreien, die Ihnen nicht wirklich guttun.

Der äußere Widerstand gegen Veränderungen

Manchmal stellen die Menschen in unserer unmittelbaren Umgebung ein Hindernis für eine Ernährungsumstellung dar. Ehepartner, Kinder,

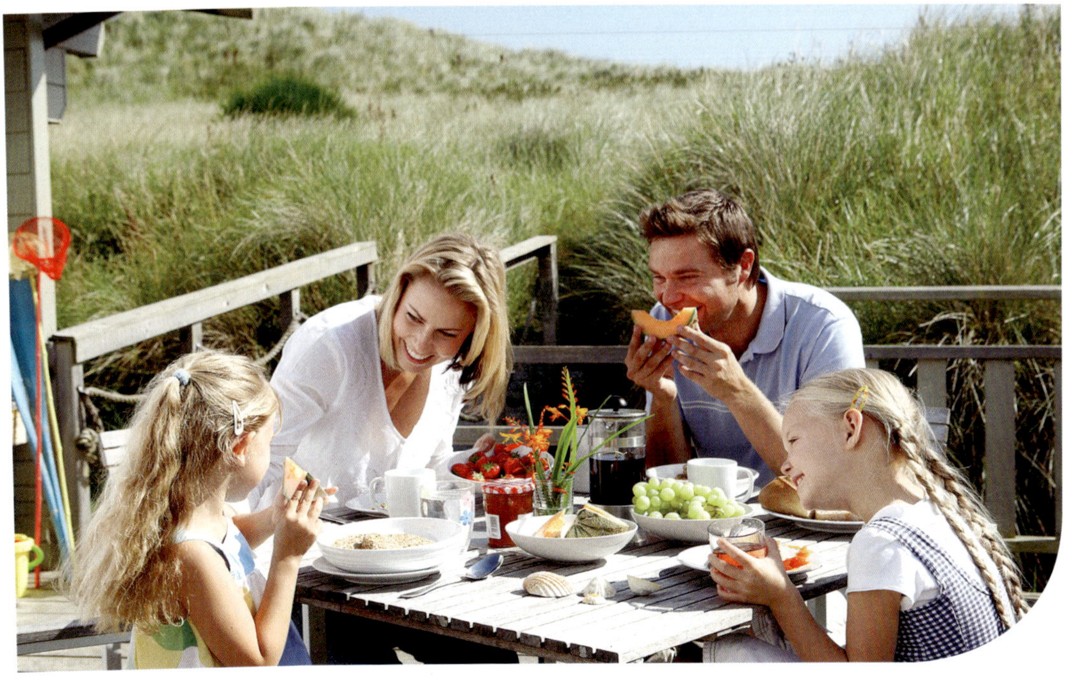

Eltern oder Freunde können, bewusst oder unbewusst, unsere Bemühungen sabotieren. Vielleicht fühlen sie sich durch unser neues Essverhalten herausgefordert, weil es ihre eigenen Ernährungsgewohnheiten infrage stellt.

Da kommt es dann schon mal vor, dass Ehepartner murren, weil sie weniger rotes Fleisch essen sollen oder sich ihrer gewohnten Dosis Zucker beraubt fühlen, und Kinder sich beklagen, weil sie Gemüse essen müssen. Eltern, insbesondere Mütter, fühlen sich zurückgewiesen, wenn wir Gerichte ablehnen, die sie für uns zubereitet haben (»Aber du hast doch meine Karamell-Sahnetorte früher immer so gerne gegessen!«). Kollegen oder Freunde machen sich vielleicht über unseren neuen »Fimmel« lustig und prophezeien, dass wir sowieso nicht durchhalten werden.

Angesichts solcher Herausforderungen müssen wir so viel Kraft und Selbstvertrauen aufbringen, wie wir nur können, und uns sagen: »Ich esse für mich, nicht für die anderen. Ich kenne die Bedürfnisse meines Körpers besser als irgendjemand sonst und ich will so essen, um gesund zu bleiben.«

Versuchen Sie nicht, Ihre Angehörigen oder Freunde zu zwingen oder auch nur zu überreden, Ihre Ernährungsweise zu übernehmen. Sie können sie nur klar, aber freundlich und ruhig darüber informieren, dass Sie von nun an anders essen möchten und dass Ihnen das wichtig ist. Beginnen Sie damit, indem Sie einige Rezepte aus diesem Buch nachkochen. Wenn die anderen dann sehen, wie entschlossen Sie sind, wie viel besser Sie sich aufgrund Ihrer Ernährungsumstellung fühlen und wie köstlich Ihre Mahlzeiten aussehen, duften und schmecken, könnte es sogar sein, dass sie sich Ihnen anschließen.

Selbst kochen

Viele von uns können nicht kochen – ein weiterer Aspekt, der uns daran hindert, uns gesünder zu ernähren. Natürlich kann man Kochen lernen; eine Möglichkeit, dies zu tun, wäre der Besuch von Kochkursen. Aber dieses Buch bietet noch einen einfacheren Weg: Rezepte, für deren Zubereitung man nur ein paar wenige Küchenutensilien, preiswerte Zutaten und etwas Interesse am Experimentieren und Lernen braucht.

Falls dies Ihre ersten Kochversuche sind, sollten Sie mit den einfachsten Rezepten beginnen und darauf aufbauen, wenn Ihr kulinarisches Selbstvertrauen gewachsen ist. Manche Leute eignen sich neue Fähigkeiten gerne in Gesellschaft an. Sie könnten also ein paar Freunde, Kollegen oder Familienmitglieder fragen, ob sie Lust haben, sich regelmäßig zu einem »Gesundheits-Kochclub« zu treffen. Die gemeinsame Zubereitung einer Mahlzeit, die anschließend in fröhlicher Runde verzehrt wird, kann eine sehr schöne Erfahrung sein.

Es ist gut, sich anfangs ziemlich genau an die Rezepte dieses Buches zu halten. Wenn Sie dann ein wenig geübter sind und sich mehr zutrauen, können Sie Zutaten nach Ihrem Geschmack ersetzen und irgendwann auch neue Rezepte auf der Basis der ursprünglichen entwickeln. Und wenn Ihnen dann die Ergebnisse Ihrer Bemühungen auf der Zunge zergehen, können Sie zu Recht stolz darauf sein, eine Mahlzeit von Anfang bis Ende selbst zubereitet zu haben – mit Ihrer Phantasie und Ihren eigenen Händen.

Stellen Sie Ihre Mahlzeiten schrittweise um

Eine Ernährungsumstellung geschieht nicht über Nacht. Es ist oft ein langer Weg, der Ihnen jedoch mit der Zeit immer leichter fallen wird. Manche Menschen sind schnell frustriert, wenn sie bei Ernährungsumstellungen auf Schwierigkeiten stoßen, und geben auf, bevor die neuen Essgewohnheiten merkliche Resultate gezeitigt haben.

Um das zu verhindern, sollten Sie liebevoll mit sich selbst umgehen und sich Zeit lassen. Sie müssen es nicht sofort »auf die Reihe kriegen«. Solange Sie an einer Verbesserung Ihrer Essgewohnheiten arbeiten, und sei es in ganz kleinen Schritten, senken Sie Ihr Risiko, an Krebs zu erkranken, und steigern Ihre Chancen auf einen allgemein guten Gesundheitszustand.

Der erste Schritt besteht darin, Ihrer gegenwärtigen Kost neue, gesunde Lebensmittel und Getränke *hinzuzufügen*. Wenn Sie sich damit erst einmal wohl fühlen, wird Ihnen der nächste Schritt – das Weglassen ungesunder Lebensmittel – viel leichter fallen.

Wenn Sie beispielsweise regelmäßig Fischstäbchen mit Kartoffelbrei aus der Tüte essen, könnten Sie dieser Mahlzeit zunächst eine Portion Brokkoli hinzufügen. Beim nächsten Schritt könnten Sie statt Fertig-Kartoffelbrei selbst gemachten Kürbisbrei oder gestampften Blumenkohl kochen. Und schließlich können Sie die Fischstäbchen aus der Packung durch eines der leckeren frischen Fischgerichte (alle drei siehe Rezeptteil, ab S. 126) ersetzen. Und ehe Sie sich's versehen, haben Sie die Qualität Ihrer Ernährung enorm verbessert und Ihr kulinarisches Repertoire erweitert!

Diese Art der allmählichen Ernährungsumstellung, die über einen Zeitraum von mehreren Wochen, Monaten oder sogar Jahren stattfinden kann, verhindert, dass Sie die Umstellung als Schock oder als Mangel empfinden. Auf diese Weise können Sie bei der Veränderung Ihrer Essgewohnheiten auf lange Sicht dauerhaftere Ergebnisse erzielen.

Inzwischen kann das Essen frischer, natürlicher Nahrung – idealerweise in einer entspannten Atmosphäre und in Gesellschaft von Menschen, die Sie mögen – eine sehr positive Entwicklung in Gang setzen. So kann eine gesündere Ernährung beispielsweise dazu führen, dass wir uns energiegeladener fühlen. Und das trägt wiederum dazu bei, dass wir uns mehr bewegen. Körperliche Bewegung in Verbindung mit gesunder, frischer Nahrung kann Ihre Schlafqualität verbessern. Und alle drei Dinge zusammen können dazu führen, dass Sie das Leben generell positiver betrachten. Indem Sie Ihre Gesundheit in die eigenen Hände nehmen, können Sie also nicht nur physisch, sondern auch emotional enorm profitieren.

Mein Weg zur Gesundheit

Ich schrieb dieses Buches mit der Absicht, die vielen Einsichten und Erfahrungen zu teilen, die mir geholfen haben, zu einem gesünderen und ausgewogeneren Essverhalten zurückzukehren. Im Laufe der Jahre, in denen ich meine Ernährungsweise verbesserte, wendete sich auch in anderen Bereichen meines Lebens vieles zum Positiven. Ich blieb nicht nur von ernsthaften Krankheiten verschont, sondern erfreue mich auch eines hohen Energiepegels und bin widerstandsfähiger und kreativer denn je.

Bei der Ernährungsumstellung folgte mein Lernverhalten dem Muster »zwei Schritte vorwärts, einen Schritt zurück.« Ich behaupte nicht, im Hinblick auf Ernährung ein Ausbund an Tugend zu sein, und ich weiß, welche Schwierigkeiten mit einer größeren Ernährungsumstellung einhergehen. Dennoch hoffe ich, dass dieses Buch Ihnen helfen kann, einige der Fallstricke zu umgehen, über die ich gestolpert bin, und die Belohnungen zu entdecken, welche die von mir hier empfohlene Ernährungsweise bereithält. Meine Entdeckungsreise durch die kulinarische Welt ist noch lange nicht zu Ende, und ich möchte Sie einladen, sich mir anzuschließen.

Neu essen lernen

Ich hatte das Glück, dass meine Mutter noch auf eine traditionelle, »altmodische« Art kochen lernte. Sie bereitete in großen Töpfen nahrhafte Kraftbrühen mit Markknochen, Kräutern und Gemüse zu, sie kochte Marmelade und aromatisches Früchtekompott ein und machte stets einen großen Bogen um Lebensmittelkonserven und Fertignahrung. Da ihr Budget recht begrenzt war, kaufte meine Mutter Gemüse und Obst direkt beim Erzeuger. Im Großen und Ganzen kam ich als Kind also in den Genuss einer gesunden Ernährung, obwohl es bei uns auch regelmäßig Süßigkeiten, Gebäck und Cornflakes gab. Auch geräucherte Fleischwaren, Käse und Kuhmilch kamen täglich auf den Tisch – Lebensmittel, die ich inzwischen nur noch selten esse.

Von meinem achtzehnten Lebensmonat an litt ich an einem hartnäckigen Ekzem, das fast meinen ganzen Körper bedeckte. Kein Arzt konnte eine Erklärung für meine Hautkrankheit finden, sodass die einzige Lösung Kortisonsalbe war.

Als ich älter wurde, kamen etliche andere Beschwerden hinzu, wie peinliche Verdauungsprobleme, eine chronische Nebenhöhlenentzündung, lähmende Müdigkeitsattacken und ständige Pilzinfektionen. Wenn ich zurückblicke, kann ich mich nicht daran erinnern, mich als Jugendliche und junge Erwachsene jemals völlig gesund gefühlt zu haben. Da ich noch nichts von Naturheilkunde gehört hatte und als »unheilbar« galt, ging ich davon aus, dass ich mein Leben lang unter quälendem Juckreiz, Blähungen und Schnupfen zu leiden haben würde.

Etwa zehn Jahre später verschlechterte sich mein ohnehin fragiler Gesundheitszustand durch intensiven beruflichen Stress. Ich lebte in London, hatte einen anstrengenden Job als Journalistin bei der *Financial Times* und war ständig erschöpft.

Meine Ernährung war katastrophal: Wenn ich das Frühstück nicht gleich ganz ausfallen ließ, spülte ich auf dem Weg zur Arbeit im Zug ein süßes Hefeteilchen oder einen Donut mit einem Kaffee im Styroporbecher herunter. Mein Mittagessen bestand gewöhnlich aus einem fertig gekauften Sandwich. Zwischendurch knabberte ich regelmäßig Kekse oder Kartoffelchips und trank den ganzen Tag über Kaffee. Abends aß ich dann oft Nudeln mit Fertigsoße oder holte mir eine Kleinigkeit im indischen oder chinesischen Schnellimbiss. Gemüse fand sich nur selten, fast zufällig, auf meinem Teller und mein vollgepackter Arbeitstag machte es schwierig, einzukaufen und zu kochen.

Wegen meiner gesundheitlichen Probleme konsultierte ich im Laufe der Jahre viele Spezialisten – nicht nur schulmedizinisch ausgebildete Fachärzte, sondern auch Homöopathen, Naturheilkundler, Akupunkteure und sogar einen Gesundbeter. Niemand konnte mir helfen. Eines Tages interviewte ich für einen Artikel einen Arzt, der seine Praxis ganz in der Nähe meiner Arbeitsstelle hatte. Wir sprachen über die Auswirkungen von chronischem Stress und mangelhafter Ernährung auf die Gesundheit. Während ich ihm zuhörte, dämmerte mir, dass eine Änderung meiner Ernährungsgewohnheiten mir vielleicht helfen könnte. Kurz darauf besuchte ich ihn ein zweites Mal, diesmal als Patientin. Nachdem er mich gründlich untersucht und ich ihm meine Ernährung beschrieben hatte, empfahl er mir, drei Monate lang auf Milchprodukte, Weizen, Hefe und Zucker zu verzichten, meinen Verzehr von Gemüse drastisch zu erhöhen und weniger Kaffee zu trinken. Stellen Sie sich mein Entsetzen vor, als ich hörte, dass ich etwa 80 % meiner gewohnten Lebensmittel würde aufgeben müssen!

Die Umstellung meiner Essgewohnheiten war ein Kampf, aber schon bald begann ich, mich besser zu fühlen als seit Jahren. Ich hatte mehr Energie, verlor überschüssige Pfunde, meine Haut wurde klar, meine Nebenhöhlen frei und ich fühlte mich gesünder und war glücklicher als je zuvor. Die Verbesserung meines allgemeinen Befindens begeisterte mich derart, dass ich beschloss, meinen Job als Journalistin an den Haken zu hängen und mich zur Ernährungstherapeutin ausbilden zu lassen.

Ein paar Jahre später, im Alter von 33 Jahren, hatte ich mir eine gesündere, aber keineswegs ideale Ernährungsweise angewöhnt und mein Stresspegel blieb extrem hoch, da ich versuchte, die Erziehung meines dreijährigen Sohnes, meine Ehe, meine Ernährungsstudien und meine Teilzeitbeschäftigung als Journalistin unter einen Hut zu bringen. An einem sonnigen Junimorgen rief mich mein Gynäkologe am Arbeitsplatz an und ich konnte an seiner Stimme hören, dass irgendetwas nicht in Ordnung war. Mein Routine-Abstrich wies eindeutige Zellveränderungen auf und ein Folgetest ergab ein Karzinom in situ: Krebswucherungen am Gebärmutterhals.

Ich hatte großes Glück, dass der Krebs noch nicht gestreut hatte. Die Wucherungen wurden operativ entfernt und mir blieb die traumatische Behandlung erspart, der ich mich wahrscheinlich hätte unterziehen müssen, wäre die Diagnose ein paar Monate später gestellt worden. Aber der durch die Diagnose ausgelöste Schock war mein Weckruf, und ich beschloss, drastische Veränderungen vorzunehmen.

Obwohl meine Erkrankung hauptsächlich auf eine Infektion mit dem humanen Papillomavirus (HPV) zurückzuführen war, hatten meine nachlässige Ernährung und mein stressiger Lebensstil ihr den Boden bereitet. Und so fing ich schließlich an zu essen, als ob mein Leben davon abhinge.

Meine Ernährung auf dem Prüfstand

Es hat zwar Jahre gedauert, aber heute ernähre ich mich völlig anders als früher. Inzwischen bevorzuge ich Obst und Gemüse, Lebensmittel, die ich heute aus purem Vergnügen esse und nicht, weil ich »muss«. Zucker- und stärkehaltige Nahrungsmittel habe ich fast vollständig von meinem Speisezettel gestrichen. Ich esse relativ wenig Fleisch, dafür aber mindestens zweimal pro Woche frischen, möglichst fetten Fisch. Kuhmilch habe ich größtenteils durch Nuss- und Mandelmilch ersetzt, Kuhkäse durch Ziegen- und Schafskäse.

Mein Gemüse kaufe ich hauptsächlich bei einem Bauern vor Ort oder auf unserem Wochenmarkt ein. Das Fleisch kommt von hiesigen Biobauern oder von einem lokalen Metzger, der Fleisch von Weidetieren verkauft. In unserem Garten scharren sechs Hühner, die sich von Schnecken und Würmern ernähren und ab und zu ein paar Körner bekommen. Sie legen die schmackhaftesten Eier, die ich je gegessen habe. Und ich ernte die Früchte meines geänderten Lebensstils. Meine Haut- und Nebenhöhlenprobleme gehören der Vergangenheit an, mein Energiepegel ist außerordentlich hoch, ich bekomme in der Regel höchstens noch einmal im Jahr eine Erkältung, mein Verdauungssystem arbeitet reibungslos und meine gynäkologischen Vorsorgeuntersuchungen fallen jedes Mal negativ aus.

Permanente Änderungen des Lebensstils

Natürlich bin auch ich in Bezug auf meine Ernährung keine Heilige. Manchmal, besonders wenn ich gestresst oder müde bin, bekomme ich Heißhunger auf süsse oder kohlenhydratereiche »Trostnahrung« (beispielsweise Brot oder Schokolade), und wenn solche Dinge dann in Reichweite sind, kann ich mich kaum zurückhalten. Den Preis für solche »Sünden« zahle ich gewöhnlich innerhalb von Stunden in Form von Nebenhöhlenverstopfung, Blähbauch und Müdigkeit. Folglich habe ich im Laufe der Jahre ein paar Strategien entwickelt, um mich vor mir selbst zu schützen.

Die effektivste Maßnahme besteht einfach darin, keine übermäßig verlockenden Lebensmittel im Haus zu haben. Süßigkeiten, Kekse und Kartoffelchips wurden schon vor Jahren verbannt, und seit Kurzem achte ich auch darauf, nur eine kleine Menge Brot zur Hand zu haben (den Rest friere ich geschnitten ein, sodass es schnell aufzutauen ist). Die Schokolade, die ich kaufe, schmeckt so kräftig (80 % bis 90 % Kakaoanteil), dass ich nicht mehr als ein oder zwei Stück auf einmal essen kann.

Ich habe immer einen Vorrat an leckeren, gesunden Lebensmitteln im Haus, im Auto und in der Handtasche, sodass ich, sollte ich den dringenden Wunsch nach einem Snack verspüren, gezwungen bin, in die Obstschale zu greifen oder ein paar Nüsse zu essen – erstaunlich zufriedenstellend, wenn nichts anderes da ist! Ich achte auch auf regelmäßige, ausgewogene Mahlzeiten, um Heißhungerattacken zu den Essenszeiten oder zwischendurch vorzubeugen.

Eine weitere wichtige Veränderung stellte sich ein, als ich mit Anfang dreißig anfing, regelmäßig zu kochen. Meine ersten kulinarischen Selbstversuche während meiner Studentenzeit waren eine solche Katastrophe, dass ich diese Idee damals wieder verwarf. Doch nachdem ich mein erstes Kind bekommen hatte, wurde mir bewusst, dass ich nicht nur für meine eigene Ernährung verantwortlich war, sondern auch für die eines schnell wachsenden Kindes, das wichtige Nährstoffe für sein Wachstum brauchte, und so fing ich wieder mit dem Kochen an.

Ich kaufte ein paar Kochbücher und begann in der Küche zu experimentieren. Mein Selbstvertrauen wuchs und meine lebenslange Lust auf leckeres, abwechslungsreiches Essen spornte mich an, neue Gerichte und Zutaten auszuprobieren.

Das Internet erwies sich als wahre Fundgrube für Informationen über besondere, mir bis dahin unbekannte Lebensmittel, die mir ganz neue kulinarische Horizonte eröffneten. Es bietet auch eine großartige Plattform, um Ideen und Rezepte mit anderen auszutauschen, die sich ähnliche Gedanken über gesunde Ernährung machen.

Eine weitere Strategie, die ich im Hinblick auf gesundes Essen im Laufe der Jahre entwickelt habe – ich nenne sie »Substitutionstherapie« – erlaubt es mir, Lebensmittel zu essen, die wie süßes, fettiges »Junkfood« *schmecken*, aber gesund sind. Das funktioniert so: Ich ersetze Zutaten wie Butter, Zucker oder Weißmehl durch gesündere Alternativen wie Olivenöl, Akazienhonig und gemahlene Mandeln. So kann ich meinen Körper überlisten, der sich fühlt, als hätte er eine schnelle »Zuckerdröhnung« bekommen, während ich in Wirklichkeit eine nährstoffreiche Zwischenmahlzeit zu mir genommen habe, die mir noch stundenlang Energie gibt.

Auf langen Autofahrten oder Flugreisen kann ich es mithilfe meiner kulinarischen »Notration« vermeiden, minderwertige Snacks und Sandwiches zu essen. Zu dieser gehören eine Dose mit Nüssen, Samenkörnern und getrockneten Früchten, ein hart gekochtes Ei, stoßfeste frische Früchte wie Äpfel und Orangen oder ein selbst gemachtes Sandwich aus Vollkornbrot und gesunden Füllungen wie zum Beispiel

Oliventapenade (siehe S. 132) mit Ziegenfrischkäse. Das ist nicht nur lecker und gesund, sondern auch viel preiswerter als die Snacks aus industriell verarbeiteten Zutaten, wie sie auf Flughäfen und Raststätten angeboten werden.

Meine Freunde und Angehörigen haben mich bei meiner Ernährungsumstellung unterstützt. Mein Mann, ein leidenschaftlicher Verfechter gesunder Ernährung, reagierte begeistert auf meine kulinarischen Experimente. Unsere Kinder beschweren sich nur selten über das gesunde Essen und scheinen die meisten von mir zubereiteten Gerichte zu mögen. Oft staune ich selbst darüber, was für einen Weg ich zurückgelegt habe: Seit meinen bescheidenen Anfängen vor zehn Jahren habe ich unglaublich viel dazugelernt und gebe heute Vollwert-Kochkurse für Menschen, die ihre Ernährungsgewohnheiten ändern wollen, aber nicht wissen, wo sie anfangen sollen.

Im Laufe der Jahre habe ich gelernt, auf meinen Körper zu hören und seine Signale zu deuten. Ich kann jetzt zwischen einer durch einen niedrigen Blutzuckerspiegel verursachten Müdigkeit (bleiern, betäubend, übermächtig) und der »normalen« Müdigkeit unterscheiden, die von einem anstrengenden Tag oder Schlafmangel herrührt (brennende Augen, Gähnen). Ich nehme wahr, wann mein Wunsch, etwas zu essen, durch echten Hunger ausgelöst wird (ein nagendes Gefühl in der Magengrube) oder durch Langeweile oder Frustration (die Gedanken kreisen zwanghaft um Schokolade und Brot).

Nachdem ich meinen Körper viele Jahre ignoriert hatte, wurde ich nicht über Nacht mit ihm vertraut. Viel geduldiges, aufmerksames Nachspüren und ein längerer Prozess von »Versuch und Irrtum« waren nötig, um herauszufinden, was funktioniert und was nicht. Im Laufe der Zeit habe ich gelernt, dass das bewusste Erkennen und Erfüllen der Bedürfnisse meines Körpers nach der richtigen Nahrung sowie nach Bewegung und Ruhe Hand in Hand geht mit einem zunehmenden Selbst-gewahr-Sein und ja – mit Selbstliebe.

In diesem Licht betrachtet, kann gesunde Ernährung viel mehr sein als die bloße Aufnahme vollwertiger Nahrungsmittel: Sie ist ein Weg, das eigene innere Wesen zu nähren, zu trösten und ihm zu geben, was es braucht.

KAPITEL 2

Die Mittelmeerkost

Der Begriff »Mittelmeer-Diät« oder »Mittelmeerkost« ist heutzutage zu einem Modewort geworden, aber diese Ernährungsweise existiert schon seit Tausenden von Jahren. Anders als viele anderen modernen Diäten oder Ernährungsstile wurde die Mittelmeerkost nicht extra entwickelt, um Gesundheit und Langlebigkeit zu fördern. Und man sollte sie auch nicht als zeitlich begrenzte »Diät« zur Gewichtsabnahme betrachten. Die Mittelmeerkost ist einfach eine traditionelle Art, sich zu ernähren, die sich ganz natürlich und organisch in Anpassung an die klimatischen und ökologischen Bedingungen im Mittelmeerraum entwickelt hat.

Durch die unterschiedliche Beschaffenheit der Bodenqualität und des Mikroklimas in den verschiedenen Mittelmeerländern ist eine enorme Vielfalt an Nahrungsmitteln und Aromen entstanden. Und so hat jede Region ihre besonderen Spezialitäten hervorgebracht: beispielsweise Kräuter, Oliven und Sommergemüse aus der Provence, Schafskäse, Oregano und Olivenöl aus Griechenland, Hartweizen und Parmesan aus Italien, Knoblauch, Bohnen und Mandeln aus Spanien, aromatische Gewürze, Bohnen, Kichererbsen und eine Fülle an frischen und getrockneten Früchten aus Nordafrika und dem Mittleren Osten – um nur einige zu nennen.

Trotz der Vielfalt der Zutaten und Zubereitungsmethoden in der Mittelmeerregion gibt es viele Ähnlichkeiten in den Ernährungsweisen. Da aufgrund der natürlichen Gegebenheiten keine intensive Tierhaltung möglich war, verzehrten die Bewohner der Mittelmeerländer traditionell viel Pflanzenkost: Gemüse und Früchte, Kräuter, Wurzeln und Beeren, Nüsse und Samen aus Wildsammlung sowie Bohnen und Hülsenfrüchte.

Die verschiedenen Getreidearten wurden in ihrem natürlichen (nicht industriell verarbeiteten) Zustand verzehrt, zumeist in Form von Brot (aus grob gemahlener Gerste oder Dinkelmehl, mit Sauerteig gebacken) oder als Haferbrei, der mit Wasser gekocht wurde. Zucker spielte kaum eine Rolle und es gab praktisch keine raffinierten oder industriell verarbeiteten Lebensmittel.

Aufgrund des hohen Anteils an Pflanzennahrung war die vorindustrielle Mittelmeerkost im Grunde genommen vegetarisch, was noch durch bestimmte religiöse Praktiken unterstützt wurde, die die Ernährungsgewohnheiten in dieser Region bis vor zwei oder drei Jahrzehnten beeinflussten.

Insbesondere die östlich-orthodoxe, die katholische und die armenische Kirche schränkten den Fleischkonsum ein. Der Verzehr jeglicher tierischer Nahrungsmittel – manchmal sogar der von Eiern und Milchprodukten – war 40 Tage vor Weihnachten und zehn Tage danach sowie 40 Tage vor Ostern, 15 Tage vor Maria Himmelfahrt am 15. August und an jedem Mittwoch und Freitag verboten.

Die bescheidenen Mengen an tierischem Eiweiß, die man zu sich nahm, stammten hauptsächlich von Fisch, der im Meer oder in Flüssen und Seen gefangen wurde, von Ziegen- oder Schafsmilch, die auch zu Käse oder Joghurt verarbeitet wurde, von Eiern, vom Fleisch freilaufender Hühner und gelegentlich von Ziegenfleisch, Feldhasen und Wildgeflügel wie Gänsen, Enten, Fasanen oder Wachteln, deren mageres, schmackhaftes Fleisch den Gemüseeintöpfen und Suppen Aroma verlieh.
Schnecken und Frösche, (eine ausgezeichnete Quelle für gesunde Fette und Proteine) sind in Frankreich bis heute beliebt.
Unter all diesen leckeren und gesunden Zutaten ist Olivenöl im Mittelmeerraum seit Jahrtausenden die Hauptquelle an Nahrungsfett – beliebt und geschätzt wegen seines vollen Aromas und seines hohen Nährwertes.
Zur zusätzlichen Anregung der Geschmacksknospen wurden im Mittelmeerraum schon immer reichlich Knoblauch, aromatische Kräuter wie Oregano, Thymian, Petersilie und frisches Korianderkraut sowie Gewürze wie Gelbwurz, Ingwer, Kreuzkümmel und gemahlener Koriander verwendet.

Auch Sie können sich wie ein Bewohner des Mittelmeerraumes ernähren

Vielleicht fragen Sie sich nun, wie Sie die Mittelmeerkost genießen können, ohne nach Griechenland oder Italien zu ziehen. Die gute Nachricht ist: Sie können sich ortsungebunden auf diese Weise ernähren!
Mit Zutaten, die überall leicht erhältlich, einfach zuzubereiten und schmackhaft sind, kann man die Ernährungsweise der Mittelmeerländer in jedem Land der Welt praktizieren und an die lokalen Gegebenheiten (Jahreszeiten, heimische Gemüse- und Obstsorten) anpassen. Tatsächlich leben viele Anhänger der Mittelmeerkost in Nordeuropa, in den USA oder in Australien und genießen täglich deren Vorzüge.[1]

Die »Top Ten« der Mittelmeerkost

1. Hoher Konsum von Gemüse und Obst
2. Hoher Konsum von Olivenöl
3. Hoher Konsum von Hülsenfrüchten, Nüssen, Samen und Vollkorngetreide
4. Häufige Verwendung aromatischer Kräuter und Gewürze
5. Regelmäßiger Konsum von Fisch und Eiern

6. Moderater Konsum von Milchprodukten, überwiegend in Form von Joghurt und Käse
7. Moderater Konsum von Fleisch und Fleischprodukten
8. Moderater Konsum von Wein zu den Mahlzeiten (in Ländern, in denen Alkoholkonsum erlaubt ist)
9. Keine massenproduzierten, industriell verarbeiteten Lebensmittel; niedriger Konsum von Zucker, Weißmehl und industriell verarbeiteten, raffinierten Fetten
10. Die zentrale Rolle der Geselligkeit: Gemeinsames Essen mit Familie und Freunden

Einer der verlässlichsten Hinweise auf die positiven gesundheitlichen Auswirkungen der Mittelmeerkost ist bedauerlicherweise die Tatsache, dass sich die Gesundheit jener Bevölkerungsgruppen deutlich verschlechtert, die diese Ernährungsweise aufgeben. Heutzutage ernähren sich im Mittelmeerraum viele Menschen nicht mehr auf die traditionelle Art und Weise, sondern haben sie durch Fastfood von minderer Qualität ersetzt und zahlen den Preis dafür mit nachlassender Gesundheit, vor allem in Form der deutlich zunehmenden Fettleibigkeit.

Die optimale Ernährung zur Krebsvorbeugung

Das Erstaunlichste an der Mittelmeerkost ist, dass fast alle Lebensmittel, denen eine Schutzwirkung gegen Krebs zugeschrieben wird – beispielsweise Knoblauch, Zwiebeln, Kohl, Beeren, Pilze, Olivenöl, fetter Fisch, Nüsse und Samen, Hülsenfrüchte, aromatische Kräuter, Gewürze und eine große und bunte Vielfalt an Gemüse- und Obstsorten – ein integraler Bestandteil der mediterranen Küche sind, ganz gleich in welcher Region.

Aus einer rein biologischen Perspektive, das heißt unter dem Gesichtspunkt des Nährstoffangebots betrachtet, ist die vorindustrielle Mittelmeerkost wahrscheinlich die Ernährungsform, die einer optimalen Anti-Krebs-Diät am nächsten kommt.

Es ist zwar nicht vollständig geklärt, ob die mediterrane Ernährung tatsächlich die Bildung von Krebszellen verhindert oder ob ihre Schutzwirkung darin besteht, dass sie Mikro-Tumore daran hindert, sich zu voll ausgebildeten, lebensbedrohlichen Krebsgeschwüren zu entwickeln. Ungeachtet der Mechanismen, die hier am Werk sind, schätzen Experten, dass bis zu 25 % der Magen-Darm-Krebsfälle, 15 % der Brustkrebsfälle und 10 % der Prostata-, Bauchspeicheldrüsen- und Gebärmutterkrebsfälle schon allein dadurch verhütet werden könnten, wenn die Menschen in den westlichen In-

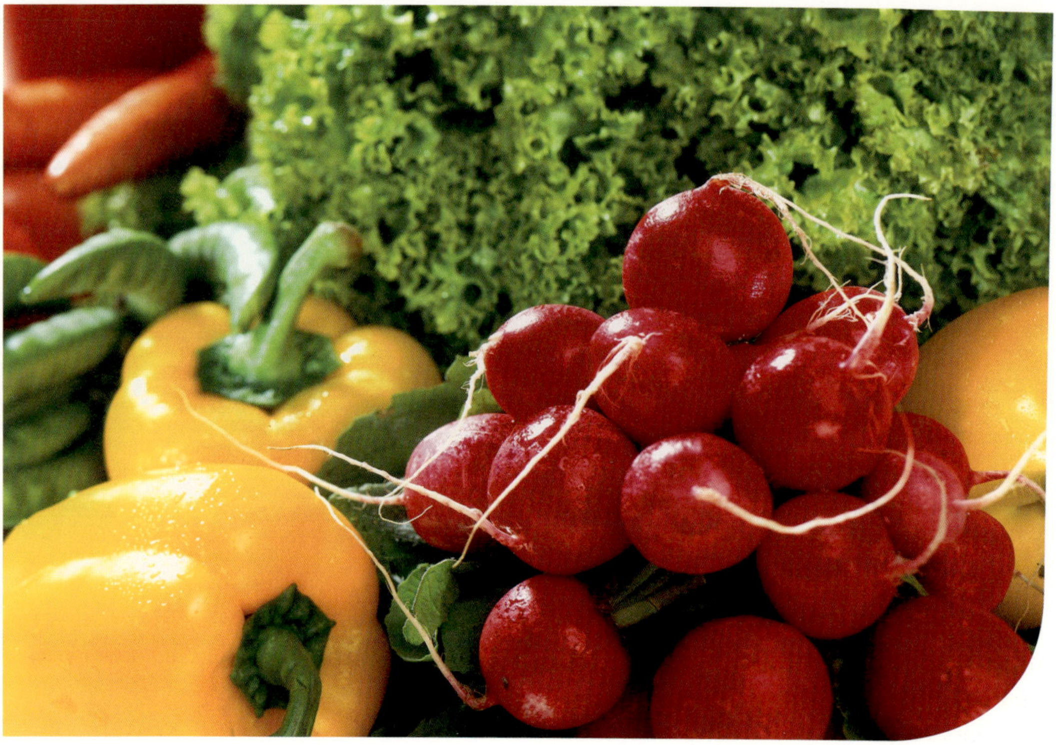

dustriestaaten sich von Mittelmeerkost ernährten.[2]

Es wird vermutet, dass die krebshemmende Wirkung umso größer ist, je konsequenter man sich an die Mittelmeerkost hält.

Im Rahmen einer in Griechenland Ende der 1990er-Jahre durchgeführten Studie zeigte sich, dass das strikte Festhalten an nur zwei Elementen der Mittelmeerkost – zum Beispiel, viel Gemüse und wenig Fleisch – einen zwölfprozentigen Rückgang bei allen Krebsarten zur Folge hatte.[3] Je mehr Bestandteile der Mittelmeerkost übernommen wurden, desto größer war die Schutzwirkung. Das bedeutet, dass durch das Festhalten an vier Elementen – beispielsweise, indem man zusätzlich zu den beiden oben genannten noch deutlich mehr Früchte und Hülsenfrüchte isst – die Krebsrate um bis zu 24 % gesenkt werden könnte.

Kombiniert man dies mit weiteren gesunden Lebensgewohnheiten, so kann die Mittelmeerkost sogar eine noch größere Schutzwirkung entfalten. Eine große, europaweit über zwölf Jahre durchgeführte Langzeitstudie ergab: Menschen, die sich mit Mittelmeerkost ernährten, 15 Jahre oder länger nicht geraucht hatten, sich regelmäßig bewegten und nur geringe Mengen Alkohol tranken, hatten mit 65-prozentiger Wahrscheinlichkeit eine höhere Lebenserwartung als Menschen, die keine dieser gesunden Lebensgewohnheiten pflegten. Darüber hinaus hatte die erste Gruppe ein um 60 % geringeres Risiko, an Krebs zu erkranken.[4]

Die einzige kontrollierte humane Interventionsstudie, die bisher über die gesundheitlichen Auswirkungen der Mittelmeerkost durchgeführt wurde, ergab ähnliche Resultate. Die Lyoner Ernährungs- und Herzstudie[5] zeigte, dass der Verzehr von Mittelmeerkost die 605 Studienteilnehmer nicht nur vor Herzkrankheiten, sondern auch vor Krebs schützte. Die Patienten der Untersuchungsgruppe wurden angehalten, eine Diät einzuhalten, die reich an Früchten, Gemüse und Vollkornprodukten ist. Außerdem sollten sie einen Teil des Fleisches durch Fisch ersetzen, gesunde Öle und Fette verwenden (insbesondere Fette, die reich an Omega-3-Fettsäuren sind, siehe »Die Fette, die wir essen«, S. 51) und ungesunde Fette meiden. Zusätzlich durften die Studienteilnehmer geringe Mengen Rotwein zu den Mahlzeiten trinken. Nach vier Jahren war ihr Risiko, an Krebs zu erkranken, um 61 % geringer als das der Mitglieder der Kontrollgruppe, die sich an die von der *American Heart Association* empfohlene sogenannte Vorsorge-Diät hielten!

Gibt es eine »Wunder-Zutat?«

Seit Jahrzehnten diskutieren Wissenschaftler über die Frage, was genau denn die Mittelmeerkost so gesund macht. Ist es der Rotwein? Das Olivenöl? Das Gemüse? Der Knoblauch? Die Tomaten oder der fette Fisch?

Ein wichtiger Schutzfaktor der Mittelmeerkost ist natürlich der reichliche Verzehr von Gemüse, Obst und Hülsenfrüchten. Zusätzlich zu den Vitaminen, Mineral- und Ballaststoffen enthalten diese Lebensmittel bioaktive Stoffe, sogenannte Phyto-Chemikalien (»phyto« ist das griechische Wort für »Pflanze«). Man geht davon aus, dass uns diese sekundären Pflanzenstoffe vor vielen Krankheiten, einschließlich Krebs, schützen.

Auch wenn die wissenschaftlichen Nachweise für die Schutzwirkungen von Obst und Gemüse widersprüchlich sind – einige Studien wiesen eine größere Schutzwirkung nach als andere – kann eine Ernährung, die reich an naturbelassener Pflanzenkost ist, mit hoher Wahrscheinlichkeit das Krebsrisiko senken, und sei es nur dadurch, dass sie die ungesünderen Nahrungsmittel, die wir ansonsten essen würden, von unserem Speisezettel verdrängt.

In vielen Mittelmeerländern ist der Gemüse- und Obstkonsum deutlich höher als in anderen europäischen Ländern. Die Griechen essen beispielsweise bis zu 550 Gramm Gemüse und 335 Gramm Obst pro Tag.[6]

Zum Vergleich: Dem Deutschen Fruchthandelsverband zufolge liegt der Pro-Kopf-Verzehr an Obst und Gemüse in Deutschland bei gerade einmal 250 Gramm am Tag.[7] Deutschland liegt damit in Europa auf dem fünftletzten Platz. Weniger Obst und Gemüse isst man nur noch in Estland, Finnland, Irland und Litauen.

In Griechenland beispielsweise werden vor allem Gemüsearten wie Kopfsalat, Kohl, Wildkräuter, Tomaten, grüne Bohnen, Auberginen, Artischocken, Gurken, Zwiebeln, Knoblauch und Hülsenfrüchte (Linsen, Bohnen, Kichererbsen und andere) verwendet. Zitrusfrüchte, Äpfel, Birnen, Pfirsiche, Honigmelonen, Wassermelonen und Kirschen gehören zu den am häufigsten verzehrten Früchten.

Olivenöl gilt als weiterer Schutzfaktor bei der Mittelmeerkost. Natives, kalt gepresstes Olivenöl enthält sogenannte Antioxidantien, Stoffe, die die Körperzellen vor Krebs erzeugenden sogenannten freien Radikalen schützen. Freie Radikale sind kurzlebige Molekülfragmente, die wichtige Zellkomponenten angreifen und so in unserem Körper zu problematischen Zellveränderungen führen können.

Der geringe Fleischverzehr, ein typisches Merkmal der traditionellen mediterranen Küche, könnte ein weiterer Schutzfaktor gegen Krebs sein, denn der häufige Verzehr von rotem, industriell verarbeitetem oder konserviertem Fleisch wird mit der Entstehung von Krebs in Verbindung gebracht – insbesondere Darmkrebs, aber auch Speiseröhren-, Lungen-, Gebärmutter- und Bauchspeicheldrüsenkrebs.[8]

So halten, einer Untersuchung zufolge, Menschen, die mehr als 160 Gramm pro Tag zu sich nahmen, hatten ein um 35 % höheres Risiko, an Darmkrebs zu erkranken, als diejenigen, die weniger als 20 Gramm pro Tag verzehrten.[9]

Im Gegensatz dazu könnte der Genuss von Fisch, eine beliebte Proteinquelle in Ländern wie Spanien, Italien und Nordafrika, weiteren Schutz bieten. Das gilt besonders für Fischarten, die reich an Omega-3-Fettsäuren sind, wie beispielsweise Sardinen, Hering, Makrele, Lachs und Anchovis.

Im Rahmen einer groß angelegten europäischen Studie fand man kürzlich heraus, dass Menschen, die täglich nur 80 Gramm Fisch zu sich nahmen (nur ein bisschen mehr als eine halbe Büchse Sardinen) ihr Darmkrebsrisiko im Vergleich zu denjenigen, die kaum oder gar keinen Fisch aßen, um 30 % senkten.[10]

Vielfalt ist tatsächlich die Würze des Lebens: Nährstoffsynergie

Während viele einzelne Lebensmittel, die traditionell in der Mittelmeerregion gegessen werden, wichtige Schutzfaktoren gegen Krebs enthalten, gehen die Vorzüge der mediterranen Ernährungsweise weit über die Summe ihrer Teile hinaus.

Erst die *Kombination* dieser Lebensmittel und ihre sich gegenseitig verstärkenden Effekte machen diese Art der Ernährung so gesund. Wissenschaftler bezeichnen eine solche Wechselwirkung, bei der ein Lebensmittel die Wirkung eines anderen verstärkt, als »Nährstoffsynergie«. Dadurch entsteht ein größerer gesundheitlicher Nutzen als beim separaten Verzehr dieser Speisen.

In der Vergangenheit konzentrierte sich die Ernährungsforschung überwiegend auf die Auswirkungen einzelner Nährstoffe – beispielsweise von Proteinen, Ballaststoffen oder Vitamin C – auf die Gesundheit des Menschen. Isolierte Bestandteile, die unter Laborbedingungen untersucht werden, verhalten sich jedoch unter Umständen anders als beim Verzehr des ganzen Lebensmittels oder einer Kombination verschiedener Lebensmitteln.

In vielen Studien konnte beispielsweise kein positiver Gesundheitseffekt von Ballaststoffen oder Betakarotin in Form von Nahrungsergänzungsmitteln nachgewiesen werden (tatsächlich wiesen manche auf ein *erhöhtes* Krebsrisiko im Zusammenhang mit bestimmten Nahrungsergänzungsmitteln hin). Das bedeutet natürlich nicht, dass Ballaststoffe oder Betakarotin unwichtig für die Gesundheit sind, sondern, dass sie ihre positive Wirkung nur dann optimal entfalten, wenn sie im ganzen Nahrungsmittel und zusammen mit anderen Nährstoffen verzehrt werden.

Die Vorzüge der mediterranen Ernährung liegen also vielleicht nicht so sehr an den einzelnen Lebensmitteln, aus denen sie sich zusammensetzt, sondern an der Tatsache, dass man sie *zusammen* in vielen verschiedenen Kombinationen und Zubereitungsarten isst: manche roh, andere gekocht, einige getrocknet, manche fermentiert, andere in Olivenöl oder Zitronensaft mariniert, manche geraspelt, andere im Ganzen, in verschiedenen Reifegraden und zu unterschiedlichen Tages- und Jahreszeiten.

Mehrere Studien haben gezeigt, dass uns der Verzehr einer abwechslungsreichen Kost aus gesunden Lebensmitteln vor einer ganzen Reihe von Krebserkrankungen schützen kann, insbesondere vor bösartigen Tumoren des Verdauungstraktes, vom Mund bis zum Mastdarm[11] sowie vor Brustkrebs[12]. Der gesundheitliche Nutzen einer abwechslungsreichen Ernährung ist besonders bemerkenswert im Hinblick auf den Verzehr von Obst und Gemüse; zwischen verschiedenen Fleisch- oder Getreidesorten abzuwechseln, hat anscheinend keine merklichen positiven Auswirkungen. (Mehr zum Thema Nährstoffsynergie finden Sie in Kapitel 4, »Essen fürs Leben«, S. 61).

Jenseits von Molekülen: Die mediterrane Esskultur

Bis hierher haben wir uns nur mit den biologischen Faktoren beschäftigt, die die Mittelmeerkost so gesund machen. Doch neben den Lebensmitteln, die diese Kostform beinhaltet, existiert in dieser Region eine einzigartige Esskultur: Nicht nur, *was* die Menschen essen, sondern auch, *wie* sie essen, unterscheidet die mediterrane Ernährungsweise von anderen Esskulturen.

Abgesehen von regionalen Unterschieden und noch relativ unberührt von jüngeren Veränderungen in den Ernährungsgewohnheiten gibt es auch heute noch eine grundlegende mediterrane Esskultur, die von drei Elementen lebt: Vielfalt, Qualität und Geselligkeit.

Vielfalt, Qualität und Geselligkeit: Die »Heilige Dreifaltigkeit« der mediterranen Küche

Vielfalt: Auf französischen, italienischen oder spanischen Esstischen findet man eine große Vielfalt an Nahrungsmitteln und Zutaten. Bei einer traditionellen Mahlzeit werden beispielsweise Gemüsesuppe oder Fleischbrühe als Vorspeise serviert, gefolgt von einem gemischten Salat oder einer kleinen Portion Pasta, Fleisch oder Fisch und Gemüse, abgerundet von einer Käseplatte oder einem Obstteller. Die Portionen sind eher bescheiden, aber die Vielfalt der Zutaten in den einzelnen Gängen liefert eine Fülle an Nährstoffen.

Qualität: Auf einem französischen oder italienischen Markt fällt einem als Erstes auf, wie sorgfältig und kritisch die Einkaufenden ihre Produkte auswählen. Schlapper Salat, überreife Aprikosen oder Käse, der nicht den perfekten Reifegrad aufweist, werden links liegen gelassen. Man scheut sich auch nicht, nachzufragen, wie die Nahrungsmittel angebaut wurden, oder Waren zurückzugeben, die nicht ihren hohen Ansprüchen genügen. Dieses Beharren auf Qualität stellt sicher, dass die angebotenen Nahrungsmittel ein Optimum an Nährstoffen und Aromen liefern.

Geselligkeit: Der am stärksten lebensbejahende Aspekt der mediterranen Esskultur ist sicher die Geselligkeit, die eine zentrale Rolle spielt: die Freude, das Essen mit anderen zu teilen und gemeinsam kulinarische Traditionen zu pflegen. Ohne sie wäre auch die Mittelmeerkost nur eine weitere »Gesundheitsvorschrift«. Die Geselligkeit aber macht diese Ernährungsweise zu einem Lebensstil.

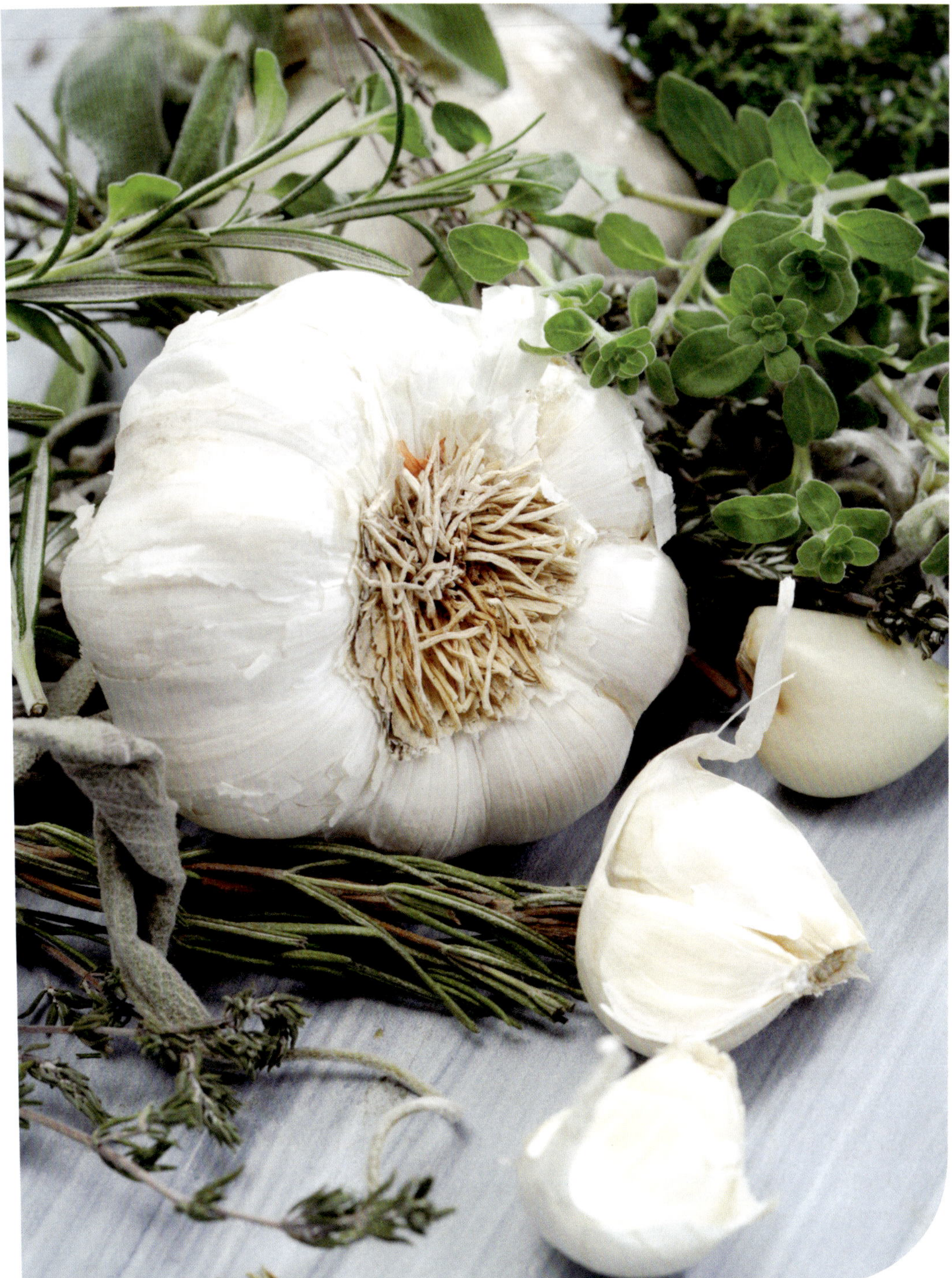

In Gemeinschaft genießen

Es entspricht unserer menschlichen Natur, in unserem Bedürfnis nach Sicherheit, Kameradschaft und Geborgenheit die Gemeinschaft mit anderen Menschen zu suchen.

Das gemeinsame Essen in fröhlicher Runde setzt weder teure Zutaten noch komplizierte Zubereitungsarten voraus. Das schlichteste Dorffest kann eine Gelegenheit zu ungetrübtem Genuss an einem Essen sein, das gemeinsam zubereitet und verzehrt wird. In Frankreich gibt es beispielsweise unzählige gastronomische Feste, bei denen Dörfer oder ganze Landstriche ihre heimischen landwirtschaftlichen Erzeugnisse hochleben lassen – manchmal mehrere Tage lang.

Im Städtchen Buis les Baronnies in der Provence werden jedes Jahr im Januar die berühmten schwarzen Nyons-Oliven im Rahmen eines zwei bis drei Tage dauernden Festes gewürdigt. Zum Fest gehören eine Segnung der neuen Olivenöl-Ernte, Olivenöl-Verkostungen, Workshops, bei denen man die Herstellung von *Tapenade* (Rezept »Oliventapenade«, Seite 132) lernen kann, eine Aioli-Verkostung (Aioli ist eine Knoblauchmayonnaise; siehe »Fischsuppe mit Knoblauchmayonnaise«, Seite 162) und viel Fröhlichkeit beim Wettbewerb im Olivenkern-Weitspucken.

Auch in Italien wimmelt es nur so vor kulinarischen Festen, und jede Jahreszeit hat ihren Höhepunkt: Im Sommer feiert das Dörfchen Sissa bei Parma die Wassermelonen-Weltmeisterschaft, und in Montanesi wird die Aubergine gewürdigt; im Herbst werden im Piemont Weintrauben und Haselnüsse gefeiert. Im Winter werden Trockenobst und Getreide zelebriert, wie zum Beispiel in Pordenone im Friul, wo die Dorfbewohner zusammenkommen, um im Holzofen gebackenes Feigen-Rosinenbrot mit selbst gemachtem Rotwein gemeinsam zu genießen. Der Frühling bringt das Gnocchi-Fest in Teolo bei Padua, das Artischockenfest im römischen Ladispoli und das Fischerfest im Mittelmeerhafendorf Camogli bei Genua, wo zum Dank an San Fortunato, dem Schutzheiligen der Fischer, im Licht von Lagerfeuern und Feuerwerken kostenloser Bratfisch an alle Besucher verteilt wird.

Auch in anderen Mittelmeerländern – wie zum Beispiel Spanien oder Griechenland – wird das Essen gefeiert; man könnte ein ganzes Buch darüber schreiben!

In Südwestfrankreich wird in der »Knoblauchstadt« Cadours jedes Jahr im August ein dreitägiges Fest zu Ehren des dort wachsenden, einzigartigen violetten Knoblauchs gefeiert. Dabei erfreuen sich Menschen von nah und fern an Knoblauchschäl-Demonstrationen, kunstvoll arrangierten Knoblauchskulpturen und dem Verkauf der in Olivenöl eingelegten Knoblauchzehen. Bei den vergangenen Festivals wurden stets auch deftige Wettbewerbe im Knoblauchzehen-Weitspucken abgehalten und eine Knoblauchkönigin gewählt, die natürlich mit einem Kranz aus Knoblauch gekrönt wurde.

Der kulinarische Höhepunkt des Knoblauchfestivals von Cadours ist der *tourin à l'ail* (Rezept »Französische Knoblauchsuppe«, siehe Seite 146), ein 150 Liter fassender Kessel mit Knoblauchsuppe, die kostenlos an alle verteilt wird, die daran gedacht haben, einen Suppenteller und einen Löffel von zuhause mitzubringen (und die, die es vergessen haben, bekommen Einweggeschirr, denn es darf niemand mit leerem Magen weggeschickt werden). In der lauen, vom Knoblauchduft erfüllten Abendluft sitzen Fremde an Biertischen unter dem Dach der 200 Jahre alten Markthalle aus roten Ziegelsteinen zusammen, machen einander bekannt und lachen miteinander, während sie dieses einfache Gericht aus Knoblauchsuppe, knusprigem Brot und einem Glas des heimischen Rotweins genießen.

Dieses Fest für die Sinne und der dankbare, unbefangene Genuss sind typisch für eine mediterrane Mahlzeit. Sich die Zeit zu nehmen, das Essen bewusst zuzubereiten und zu verzehren, ohne Ablenkung oder schlechtes Gewissen, und es, wenn möglich, zusammen mit Freunden oder Angehörigen zu zelebrieren, ist mit das Beste, was wir sowohl für unser körperliches als auch unser emotionales Wohlbefinden tun können.

Wenn Mahlzeiten durch Zwischenmahlzeiten ersetzt werden

Sie müssen noch nicht einmal Ihre Wohnung verlassen und auch nicht viel Geld ausgeben, um Momente der Geselligkeit genießen zu können. Sie brauchen dazu nicht mehr als die Gesellschaft von ein oder zwei Menschen, einen Tisch, ein paar Stühle (es genügt sogar eine Picknickdecke) und ein paar einfache, schmackhafte Lebensmittel.

Während dies die nahe liegende Definition einer normalen Mahlzeit zu sein scheint, ist es eine traurige Tatsache, dass sich immer mehr Menschen durch den Tag »snacken« und immer seltener Mahlzeiten am Esstisch einnehmen. Stattdessen essen sie im Auto, am Schreibtisch, im Bus oder Zug oder beim Schaufensterbummel. Schon die kleinsten Kinder »snacken« sich durch den Tag, stets mit Knabberstangen, Reiswaffeln oder Nuckelflaschen ausgerüstet, damit ja kein Hunger – oder Unmut – aufkomme. Selbst wenn man allein ist, tut es gut, sich an einem angenehmen Ort in Ruhe zum Essen zu setzen und sich selbst Gesellschaft zu leisten.

In unserer leistungsorientierten, hektischen modernen Welt opfern wir jedoch oft das, was uns zum Menschen macht und worauf unsere Gesellschaft beruht: unser grundlegendes Bedürfnis nach Nahrung und nach der Gemeinschaft mit anderen, die diesem Bedürfnis entsprang. Die heute übliche Art der Nahrungsaufnahme kann den Menschen nicht die biologische oder emotionale Grundlage geben, auf der sie gut gedeihen können.

Ich möchte Sie deshalb ermutigen, die Freuden wiederzuentdecken, die das Essen in Muße, an einem Tisch mit Besteck und idealerweise in Gesellschaft von Menschen, bei denen Sie sich wohl fühlen, mit sich bringt.

Gemeinsame, entspannte Mahlzeiten sind viel mehr als ein bloßes »Auftanken« des Körpers. Sie sind ein »einzigartiger menschlicher Brauch, bei dem unsere Spezies die Sprache entwickelte und das, was wir als Kultur bezeichnen«, schreibt der amerikanische Autor Michael Pollan in einem leidenschaftlichen Plädoyer für eine Rückkehr zu den traditionelleren Essgewohnheiten.[13] »Die gemeinsame Mahlzeit erhebt das Essen über den rein mechanischen Akt der Versorgung unseres Körpers mit Nahrung zu einem Ritual der Familie und Gemeinschaft – über die rein animalische Biologie zu einem kulturellen Akt.«

Eine mediterrane Haltung zum Essen einnehmen

Mit der Empfehlung der Mittelmeerkost möchte ich daher über das Paradigma »Nahrung-als-Medizin« hinausgehen, bei dem Nahrungsmittel lediglich als bestimmte Verbindungen von Molekülen betrachtet werden, die die Körperfunktionen unterstützen und die körperliche Gesundheit fördern.

Ich vertrete stattdessen die ganzheitlichere Sichtweise der mediterranen Kulturen, in denen das Essen auch eine Quelle für spirituelle Nahrung, Genuss, Vergnügen, Trost und Vitalität ist – ein Feiern des Lebens im wahrsten Sinne des Wortes.

Soziologen haben die in den Mittelmeerländern vorherrschende kulturelle Einstellung zum Essen mit der in den USA, Großbritannien und Deutschland verglichen und kamen zu faszinierenden Ergebnissen. Im Rahmen einer internationalen Untersuchung wurden Menschen zu ihrer Einstellung zur Ernährung und Nahrungsaufnahme befragt: Sie sollten beschreiben, was für sie eine »gesunde Ernährung« ausmacht.[14]

Während für die befragten Amerikaner, Briten und Deutschen im Hinblick auf die gesundheitlichen Aspekte Begriffe wie »Proteine«, »Kohlenhydrate« und »Fette« im Vordergrund standen, waren es für die überwältigende Mehrheit der Italiener und Franzosen das Vergnügen und der Genuss. Tatsächlich erwähnten die Franzosen während der Diskussionen in Kleingruppen die Wörter »Vergnügen« und »Freude« 79-mal, während diese Begriffe in der amerikanischen Gruppe nur 16-mal fielen.

Auch in Bezug auf Geselligkeit wichen die Einstellungen der Teilnehmer stark voneinander ab: Auf die Frage, was für sie eine gesunde

Ernährung ausmache, nannten Franzosen und Studienteilnehmer aus der französischen Schweiz spontan Stichworte wie »Familienmahlzeiten« oder »Essen mit Freunden«. In der französischsprachigen Gruppe fiel das Wort »Familie« 39-mal, das Wort »Freunde« 51-mal, das Wort »Geselligkeit« 79-mal und das Wort »Teilen« 38-mal.

Das steht in krassem Gegensatz zur Englisch sprechenden Gruppe, in der »Familie« 8-mal erwähnt wurde, »Freunde« 4-mal und »Teilen« nur 3-mal. Und während die Engländer, Amerikaner und Deutschen das »gesellige Beisammensein« nur zu besonderen Anlässen zu schätzen wussten, gaben insbesondere die Franzosen an, dass dies für sie zum täglichen Leben gehöre.

Zusätzlich zu ihrer Vorliebe für Gemeinschaft und Geselligkeit, hielten sich die französischen und italienischen Studienteilnehmer ziemlich strikt an bestimmte Regeln in Bezug auf die Essenszeiten (drei Mahlzeiten zu festen Zeiten), die Portionsgrößen (bescheiden), die Tischmanieren (keine Telefonate, kein Fernsehen während des Essens), Snacks zwischen den Mahlzeiten (verboten), Nachschlag (verpönt), abwechslungsreiche Kost (wichtig), Umfeld und Atmosphäre (Tische, echtes Geschirr und Besteck; nicht im Auto, im Gehen oder am Schreibtisch essen).

Als Fazit aus dieser Studie können wir ziehen: Die »mediterrane« Anti-Krebs-Ernährung hat nicht nur mit dem Essen gesunder Lebensmittel zu tun. Es geht vielmehr auch darum, bewusst eine *gesundheitsfördernde Haltung zum Essen* zu entwickeln.

Wenn ich Ihnen also den mediterranen Ernährungsstil empfehle, beziehe ich daher auch die dahinterstehende Philosophie ein und nicht nur spezielle krebshemmende Zutaten. Ich spreche von frischen Lebensmitteln, die in der näheren Umgebung in fruchtbarer Erde gewachsen sind, unter freiem Himmel, vom Regen benetzt, von der Sonne gereift: von Lebensmitteln voller essentieller Nährstoffe, die auf einfache Weise zubereitet und in entspannter Atmosphäre und Stimmung verzehrt werden.

Das steht tatsächlich ganz im Einklang mit dem Geist der mediterranen kulinarischen Traditionen, in denen Gerichte weniger nach feststehenden Regeln oder Rezepten zubereitet wurden, sondern eher auf eine instinktive, organische Art und Weise zustande kamen: abhängig von den Zutaten, die die Natur gerade zur Verfügung stellte, und dem Erfindungsreichtum des Kochs, der sie in eine einfache, aber schmackhafte Mahlzeit verwandelte.

Die mediterrane Küche ist im Grunde eine »Anti-Rezept«-Küche und deshalb sind die Rezepte, die ich in dieses Buch aufgenommen habe, auch weniger als starre Vorgaben zu verstehen, an die man sich halten muss, sondern vielmehr als Empfehlungen, denen man ganz nach Belieben folgen kann.

KAPITEL 3

Eine Krebsepidemie

Es gibt zwei Fakten über Krebs, die ich unermüdlich wiederhole.

Erstens: Niemand ist gegen Krebs gefeit. Jeder Mensch hat Krebszellen im Körper, aber nur einige von uns entwickeln dieses Krankheitsbild. Die Nahrung, die wir zu uns nehmen, die körperliche Aktivität, die wir uns gönnen, die Chemikalien und Schadstoffe, denen wir ausgesetzt sind, sowie unsere Reaktionen auf physischen und, emotionalen Stress haben einen Einfluss darauf, ob sich diese Krebszellen zu lebensbedrohlichen Tumoren entwickeln oder ob unsere körpereigene Abwehr sie ohne Eingriffe von außen unschädlich machen kann.

Zweitens: Krebs ist nicht vorrangig eine erbliche Krankheit. Genetische Faktoren tragen bei etwa 5 bis 10 % der Krebsfälle zur Entstehung der Krankheit bei und selbst bei Menschen mit einem genetisch bedingten erhöhten Krebsrisiko kann die Ernährungs- und Lebensweise die Entstehung (oder Vermeidung) von Krebs beträchtlich beeinflussen.

Es gibt also eine schlechte und eine gute Nachricht: Wir alle leben mit dem Risiko, an Krebs zu erkranken, aber es ist kein vorherbestimmtes Schicksal, in das wir uns resigniert fügen müssen. Je eher wir das verstehen, desto besser sind wir gegen diese Krankheit gewappnet. In diesem Kapitel beschreibe ich die verschiedenen Ernährungsaspekte, die unser Krebsrisiko erhöhen können, und im nächsten Kapitel folgen die Möglichkeiten, uns durch das, was wir essen, vor Krebs zu schützen.

Die körpereigene Abwehr stärken

Ein Tumor entwickelt sich gewöhnlich in einem bestimmten Organ oder Körperbereich. Während seines Wachstums kann er auf andere Organe oder Gewebe übergreifen und deren Funktionstüchtigkeit beeinträchtigen. Oft dauert es Jahre oder sogar Jahrzehnte, bis sich Krebs im Körper ausbreitet und klinische Symptome verursacht. In diesem Stadium kann er lebensbedrohlich sein und erfordert oft ein drastisches medizinisches Eingreifen mit potenziell schweren Nebenwirkungen.

Krebs entwickelt sich (zumeist langsam) in einer Reihe von Stadien: vom Anfangsstadium (Initiation) über die Weiterentwicklung (Promotion) und Ausbreitung (Progression) bis hin zum metastasierenden Krebs. Daher können wir an verschiedenen Punkten dieser Entwicklung eingreifen und versuchen, diesen Prozess zu verlangsamen oder zu stoppen. Während wir die Bildung von Krebszellen also nicht verhindern können, können wir uns einen Lebensstil angewöhnen (beispielsweise mit einer gesunden Ernährung, regelmäßiger körperlicher Bewegung, Strategien zur Stressreduktion und ausreichend Schlaf), der dazu beiträgt, die körpereigenen Kräfte zu stärken, damit diese Krebszellen nicht lebensbedrohlich werden.

Der menschliche Körper ist dabei mit einer ganzen Reihe von komplexen Mechanismen ausgestattet, die verhindern sollen, dass sich aus beschädigten Körperzellen gefährliche Tumore entwickeln. Unsere vordersten Verteidigungslinien sind das Immun- und das Lymphsystem. Diese können unerwünschte Elemente wie Krebszellen identifizieren und zerstören.

Doch unser Immunsystem kann seine Arbeit nur tun, wenn wir optimal genährt sind. Viele Nährstoffe, wie die Vitamine A, C, E, die B-Vitamine sowie die Mineralstoffe und Spurenelemente Selen, Zink, Mangan und Kupfer sind lebensnotwendig für ein gut funktionierendes Immunsystem. Darüber hinaus kann unsere Immunabwehr gestärkt werden durch andere Faktoren wie regelmäßige Bewegung, ausreichend Ruhe- und Entspannungsphasen, die Unterstützung durch Familie und Freunde und eine positive Lebenseinstellung.

Entzündungen: Die »Handlanger« des Krebses

Das Immunsystem arbeitet Hand in Hand mit einem anderen Schlüsselmechanismus – der Entzündung. Sie ist die gesunde Reaktion des Körpers auf jede Art von Trauma. Sobald das Immunsystem eine Verletzung registriert, werden Entzündungsprozesse ausgelöst, um den Schaden zu reparieren.

Während dies im Grunde eine gute Sache ist, erhöhen häufige oder lange andauernde (chronische) Entzündungen das Krebsrisiko, weil Entzündungen auch die Produktion von Krebszellen anregen sowie deren Wachstum und Ausbreitung im Körper fördern können. Außerdem blockieren Entzündungen die Apoptose (den genetisch programmierten Zelltod, wenn eine Zelle nicht mehr gebraucht wird), was es den Krebszellen leicht macht, sich ungehindert zu vermehren. Und schließlich können chronische Entzündungen die Angiogenese begünstigen (die Entwicklung neuer Blutgefäße zur Versorgung des Tumors).

Chronische Entzündungen, bei denen sich ein Organ oder Körperteil jahrein, jahraus in einem unterschwelligen Reizzustand befindet, erhöhen das Risiko für die unterschiedlichsten Krebsarten, einschließlich Gebärmutterkrebs (durch die Infektion mit dem humanen Papillomavirus), Magenkrebs (durch die Infektion mit dem Bakterium Helicobacter Pylori) oder Speiseröhrenkrebs (durch die Entzündung der Speiseröhre aufgrund von chronischem Magensäure-Reflux).

Mehrere Faktoren können Entzündungsprozesse verstärken. Dazu gehören physischer oder emotionaler Stress, ein Mangel an körperlicher Bewegung und Schlaf sowie die Aufnahme von Giftstoffen wie beispielsweise Tabak.

Eine Schlüsselrolle bei Entzündungsprozessen spielt allerdings die Ernährung. Ein Mangel an Nährstoffen wie Vitamin A, Folsäure, Vitamin B12, C, Eisen, Selen und Zink kann dazu führen, dass der Körper Entzündungsprozesse nicht mehr in Schach halten kann. Darüber hinaus besteht der Verdacht, dass bestimmte Nahrungsfette, Zucker und stark verarbeitete Kohlenhydrate Entzündungen anheizen. Andere Nahrungsmittel wiederum, beispielsweise bestimmte Gewürze, Kräuter, Gemüse, Früchte und gesunde Fette, haben nach heutigem Erkenntnisstand eine entzündungshemmende Wirkung.

Ein Verteidigungswall aus Antioxidantien

Eine weitere potenzielle Ursache eines erhöhten Krebsrisikos sind jene gefährlichen Moleküle, die wir »freie Radikale« nennen. Sie greifen die Zellmembranen an, zerstören sie und die genetische Information in der DNA, was zu einer fehlerhaften Zellreproduktion und schließlich zur Entstehung von Krebs führen kann.

Manche freie Radikale werden durch natürliche Stoffwechselvorgänge im Körper freigesetzt: Unsere Immunzellen produzieren sie gezielt, um Viren und Bakterien zu neutralisieren. Durch Umweltverschmutzung, chemische Giftstoffe, Strahlung, Zigarettenrauch und Pestizide kommt es ebenfalls zur Bildung freier Radikale. In Nahrungsmitteln entstehen freie Radikale durch Anbrennen, Grillen, Räuchern und Ranzigwerden (von Fetten und Ölen).

Freie Radikale können durch Antioxidantien neutralisiert werden: Das sind entweder, Enzyme, die der Körper selbst produziert, oder Nährstoffe, die man in vielen naturbelassenen Lebensmitteln findet. Zu diesen zählen unter anderem die Vitamine A, C und E, die Beta-Karotine, die Mineralstoffe und Spurenelemente Selen, Kupfer, Zink und Mangan.

Alle diese Stoffe sind besonders in Pflanzennahrung enthalten: in Obst und Gemüse, Nüssen und Samen. Sie wirken am besten im Verbund, denn sie unterstützen einander in ihrer Funktion – ein weiterer Punkt, warum eine vielfältige, abwechslungsreiche Kost aus naturbelassenen Lebensmitteln so wichtig ist. Am besten ist es allerdings, umwelt- oder ernährungsbedingte Ursachen für die Entstehung freier Radikale so weit wie möglich auszuschalten, denn durch die Aufnahme von Antioxidantien können nicht alle Schäden behoben werden.

Das heißt zum Beispiel: nicht rauchen, Entzündungen behandeln, giftige Chemikalien meiden, keine angebrannten oder geräucherten Lebensmittel oder hocherhitzen Fette zu sich nehmen, von langen Sonnenbädern absehen und Strategien zur Stressreduktion erlernen.

Unsere Nahrung: Das zweischneidige Schwert

Fast jeder von uns ist schon einmal direkt oder indirekt mit Krebs konfrontiert worden. Im Jahre 2007 starben weltweit 7,9 Millionen Menschen an Krebs, und bis zum Jahre 2030 wird sich die Zahl der Todesopfer nach Schätzungen der Weltgesundheitsorganisation WHO auf 13,2 Millionen jährlich erhöhen.[1] Ohne Vorsorgemaßnahmen werden jeder zweite Mann und jede dritte Frau in den westlichen Industriestaaten irgendeine Krebserkrankung entwickeln.[2] Krebs scheint in der Tat epidemische Ausmaße angenommen zu haben.

Epidemien kommen nicht aus dem Nichts, sondern stehen oft in Zusammenhang mit Veränderungen der Lebensumstände vieler Menschen. Besonders in den westlichen Industriestaaten hat sich der Lebensstil im Laufe der vergangenen 70 Jahre rasant verändert – eine der Begleiterscheinungen war ein Anstieg der Krebsfälle.

Dabei muss man natürlich bedenken, dass die Erhöhung der Fallzahlen in der Krebsstatistik teilweise auf die zunehmende Anwendung verfeinerter Screening-Methoden zurückzuführen ist, mit denen man Krebs in sehr frühen Stadien entdecken kann (in denen er glücklicherweise besser behandelbar ist).

Die gestiegene Lebenserwartung trägt ebenfalls zum Anstieg der Krebsfälle bei, denn je älter wir werden, desto höher ist unser Risiko, irgendwann an Krebs zu erkranken.

Doch auch bei jungen Menschen kann man zwischen 1978 und 1997 eine Erhöhung der Krebserkrankungen feststellen. Bei europäischen Kindern und Jugendlichen stieg die Krebsrate um 1,1 % beziehungsweise 2 % pro Jahr[3] – und das hat ganz offensichtlich nichts mit dem Altwerden zu tun! Auch in Ländern wie Indien und China, die bisher signifikant niedrigere Krebsraten hatten als der industrialisierte Westen, nehmen bestimmte Krebsarten deutlich zu, während dort die ökonomische Entwicklung voranschreitet und die Menschen westliche Lebensgewohnheiten und Ernährungsweisen übernehmen.

Seit dem Zweiten Weltkrieg haben sich viele Aspekte des westlichen Lebensstils dramatisch verändert, aber eine der bedeutsamsten Veränderungen der letzten 70 Jahre betrifft zweifellos unsere Ernährung. Laut Schätzungen von Wissenschaftlern sind durch das Aufkommen der industrialisierten Landwirtschaft und Nahrungsmittelproduktion in den westlichen Gesellschaften inzwischen 57 % der aufgenommenen Kalorien frei von Nährstoffen: sogenannte »leere Kalorien«, aus raffiniertem Zucker, Weißmehl und industriell verarbeiteten Pflanzenölen.[4]

Krebszellen lieben Zucker

Eine der wichtigsten Veränderungen der Ernährungsweise in den westlichen Industrieländern ist der rasante Anstieg des Konsums von raffiniertem Zucker und Weißmehl innerhalb der vergangenen 200 Jahre. In den USA stieg der Verbrauch von raffiniertem Zucker von 5 Kilo pro Person und Jahr im Jahre 1830 auf etwa 70 Kilo im Jahr 2000.[5] In den Ländern der Europäischen Union lag der Zuckerkonsum im Jahr 2008 bei 41,2 Kilo pro Person.[6]

Der Verzehr von raffinierten Kohlenhydraten kann unser Krebsrisiko auf mehreren Wegen erhöhen. Zum einen tragen raffinierter Zucker und Weißmehl zur Gewichtszunahme bei, insbesondere in Verbindung mit dem sitzenden Lebensstil, der typisch für viele »Westler« ist. Wissenschaftler haben herausgefunden, dass Körperfett eine Ursache für Krebserkrankungen der Speiseröhre, der Bauchspeicheldrüse, des Dickdarms, des Mastdarms, der Brust (nach den Wechseljahren), der Gebärmutterschleimhaut und der Nieren ist.[7]

Darüber hinaus regt der Genuss von Zucker und raffinierten Kohlenhydraten die Produktion von Hormonen an, die die Entstehung von Krebs begünstigen. Wenn wir Zucker und Weißmehl essen, steigt unser Blutzucker (Glukose)-Spiegel an. Um den Blutzuckerspiegel wieder zu stabilisieren, produziert unsere Bauchspeicheldrüse ein Hormon, genannt Insulin. Das Insulin unterstützt als Wachstumsfaktor nicht nur die Vermehrung und Verbreitung von Krebszellen, sondern auch die Ausschüttung eines weiteren Hormons, des insulinähnlichen Wachstumsfaktors 1 (IGF-1), von dem angenommen wird, dass er das Zellwachstum[8] weiter anregt und die Apoptose (den genetisch programmierten Zelltod) hemmt.

Einige Studien weisen auf einen Zusammenhang zwischen dem Brustkrebsrisiko und einem hohen Zucker- und Weißmehlkonsum hin, insbesondere bei Frauen, die sich wenig bewegen[9]. Im Rahmen einer Studie fand man beispielsweise heraus, dass die Darm- und Mastdarmkrebsrate bei Menschen, die eine zuckerarme Ernährung bevorzugten, 30 % bis 40 % niedriger war.[10]

Eine weitere Studie deutete darauf hin, dass das Risiko, an Eierstockkrebs zu erkranken, durch eine solche Ernährung um bis zu 70 % verringert werden könnte.[11] Und erst kürzlich zeigte sich bei einer groß angelegten europaweiten Studie, dass ein hoher Blutzuckerspiegel das Risiko, an verschiedenen Krebsarten zu erkranken, unabhängig vom Körpergewicht erhöhen kann.[12]

Kohlenhydrate: Der Lieblingskraftstoff des Körpers

Natürlich müssen wir nicht völlig auf Kohlenhydrate verzichten, wie manche Diät-Gurus empfehlen. Kohlenhydrate sind eine wertvolle Energiequelle und tragen dazu bei, dass unser Körper – insbesondere unser Gehirn – gut funktioniert. Doch es gibt Kohlenhydrate, die gesundheitsfördernd sind, und solche, die die Gesundheit untergraben.

Nährstoffreiche Kohlenhydrate finden wir in frischem Gemüse, in Früchten, Hülsenfrüchten und in Vollkorngetreide. Sie liefern Energie, Vitamine, Mineralstoffe, Wasser und eine Reihe wichtiger sekundärer Pflanzenstoffe.

Obst, Gemüse, Hülsenfrüchte und Vollgetreide sind auch die wichtigsten Quellen für Ballaststoffe, die der Körper für einen ausgeglichenen Blutzuckerspiegel und gesunde Verdauung benötigt.

Nährstoffarme Kohlenhydrate wie weißer Zucker, Weißmehl, weiße Nudeln, weißer Reis und konzentrierte Fruchtsäfte wurden von ihrem natürlichen, ganzheitlichen Zustand in eine Form umgewandelt, der sie haltbarer macht. Sie sehen »schöner« aus, benötigen weniger Kochzeit und schmecken oft süßer, haben aber ihren Nährstoffgehalt zum größten Teil verloren.

Im Körper werden alle Kohlenhydrate gleich behandelt: Das Verdauungssystem zerlegt sie in Glukose, die Hauptenergiequelle der Körperzellen. Ganze, nicht industriell verarbeitete und nicht raffinierte Kohlenhydrate sind ein ausgezeichneter »Treibstoff«. Weil sie Proteine, Fette und Ballaststoffe enthalten, wandelt sie der Körper nur nach und nach in Glukose um. So wird über viele Stunden ein konstantes Energieniveau aufrechterhalten. Stellen Sie sich einen großen, kompakten Eichenholzscheit vor, der langsam in einer Feuerstelle herunterbrennt und nur wenige Flammen hervorbringt, aber stundenlang gleichmäßig Wärme abgibt: Das ist ein gutes Bild für ein nährstoffreiches Kohlenhydrat, das nach und nach seine Energie an Ihren Körper abgibt.

Im Gegensatz dazu verbrennen raffinierte, industriell verarbeitete Kohlenhydrate wesentlich schneller, weil sie aller Nährstoffe beraubt wurden und außer der Energie (Kalorien) nichts mehr enthalten. Sie erinnern an Seidenpapier, das im Feuer für ein paar Sekunden hell und heiß auflodert, um dann rasch zu Asche zusammenzufallen: Man braucht ständig Nachschub, um das Feuer am Brennen zu halten.

Verschiedene zuckerhaltige Lebensmittel und aus Weißmehl hergestellte Backwaren können so einen drastischen Blutzuckeranstieg verursachen und damit die Insulinausschüttung forcieren. Zu diesen Nahrungsmitteln zählen auch solche, die manchmal fälschlicherweise als gesund betrachtet werden, wie beispielsweise

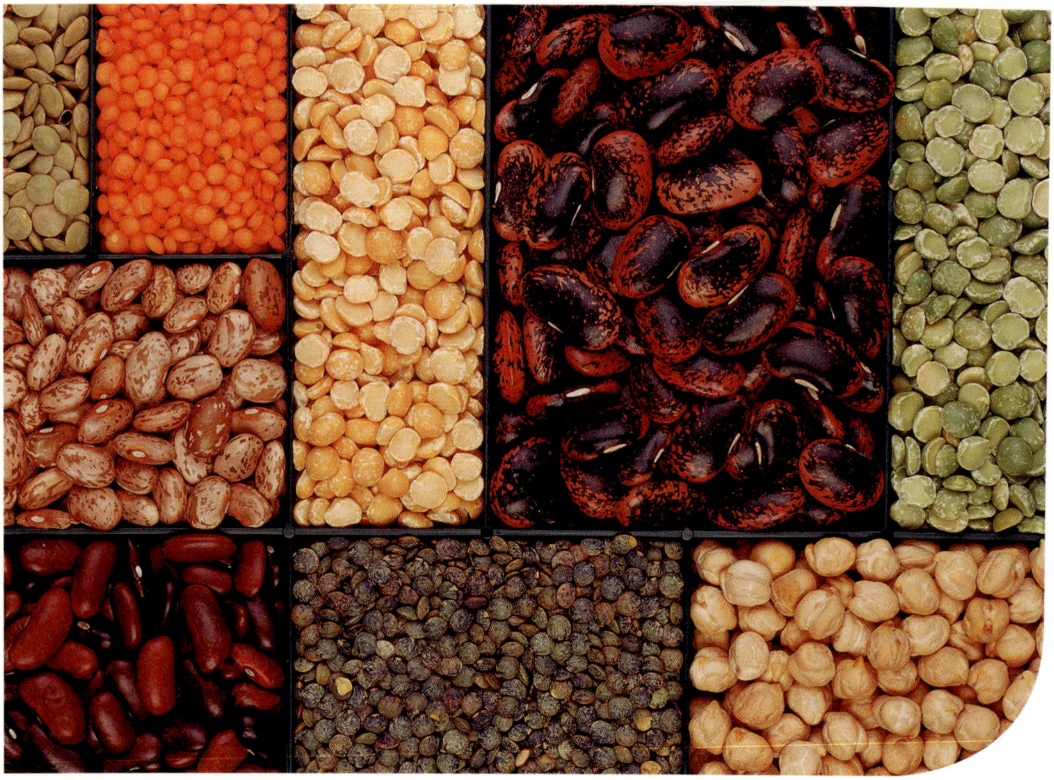

Energiedrinks, Reiswaffeln, Cornflakes oder Müsliriegel.

In den 1980er-Jahren entwickelten Wissenschaftler ein Klassifizierungssystem, anhand dessen man Kohlenhydrate nach ihrer Wirkung auf den Blutzuckerspiegel bewerten kann: den »glykämischen Index« (GI). Nahrungsmittel mit einem hohen GI (70 oder höher) verursachen gewöhnlich deutliche Spitzen bei den Glukose- und Insulinwerten. Nahrungsmittel mit einem niedrigen glykämischen Index (50 oder niedriger) werden langsamer absorbiert und verursachen daher einen weniger drastischen Anstieg der Glukose- und Insulinspiegel. Ein GI zwischen 50 und 70 gilt als moderat.

Dieses Bewertungssystem wurde Ende der 1990er-Jahre verfeinert, als Experten das Konzept der »glykämischen Last« (GL) entwickelten. Nahrungsmittel mit einem GL-Wert über 20 entsprechen einer hohen glykämischen Belastung, während solche mit einem Wert unter 10 als niedrige glykämische Last betrachtet werden. Nahrungsmittel mit einem GL zwischen 10 und 20 gelten als moderate glykämische Belastung.

Die GI- und GL-Werte sind nützliche Instrumente zur Beurteilung des potentiellen Einflusses eines Lebensmittels auf den Anstieg der Blutzucker-, Insulin- und IGF-1-Werte.[13]

Die Aufnahme von Kohlenhydraten mit niedrigen oder moderaten GI- und GL-Werten ist die beste Möglichkeit, die Blutzucker-, Insulin und IGF-1-Spiegel konstant zu halten.

GI- und GL-Werte von häufig verzehrten kohlenhydratreichen Lebensmitteln

Lebensmittel	GI	GL	Portionsgröße (in g oder ml)
Brot, Backwaren			
Baguette, Weißmehl	95	14	30
Weizenweißbrot	73	11	30
Weizenvollkornbrot	68	7	30
Pizza, Käse	60	16	30
Pittabrot, Weißmehl	57	10	30
Pittabrot, Vollkorn	56	8	30
Sauerteigweizenbrot	54	8	30
Sauerteigroggenbrot	48	6	30
Nudeln, Reis und Getreide			
Sushi-Reis	85	33	150
Weißer Reis	73	30	150
Vollkornreis	66	22	150
Langkornreis	56	24	150
Basmatireis, weiß	57	23	150
Couscous	69	23	150
Buchweizennudeln	58	25	150
Quinoa	53	13	150
Maiskörner, Konserve	46	13	150
Spaghetti, Weißmehl	42	20	180
Spaghetti, Vollkorn	42	17	180
Gerste, geschält, gekocht	22	9	150
Frühstücksgetreide, Cornflakes			
Kellogg's Rice Crispies	82	22	30
Haferbrei, Instant	83	18	250
Kellogg's Special K	69	14	30
Haferbrei, Kernige	42	9	250

Lebensmittel	GI	GL	Portionsgröße (in g oder ml)
Müsli	59	11	30
Haferflocken, roh	59	11	30
Obst, frisch, aus der Dose und getrocknet, (Werte abhängig vom Reifegrad)			
Datteln, getrocknet	31–62	11–16	60
Kirschen, roh	63	9	120
Mango, roh	41–60	9	120
Ananas, roh	51–66	6–8	120
Trauben, blau	59	11	120
Rosinen, getrocknet	66	28	60
Aprikosen, roh	34–57	3–5	120
Aprikosen, getrocknet	30	8	60
Äpfel, roh	28–44	4–6	120
Birnen, roh	34–42	4–5	120
Wassermelone, roh	72–80	4–5	120
Zuckermelone, roh	65–70	4	120
Orangen, roh	31–51	3–6	120
Pfirsich, roh	28–56	4–5	120
Zwetschgen, roh	25–53	3–6	120
Backpflaumen, getrocknet	29	10	60
Heidelbeeren, Wildsammlung, roh	54	5	120
Erdbeeren, roh	40	1	120
Milchprodukte und »Pflanzenmilch«			
Vollmilch	34	4	250
Fettarme Milch	34	4	250
Magermilch	48	6	250
Sojamilch, natur	44	8	250
Reismilch	79–92	17–29	250
Joghurt, natur, fettarm	35	12	200

Lebensmittel	GI	GL	Portionsgröße (in g oder ml)
Erdbeerjoghurt, fettarm	61	18	200
Eiscreme, Schokolade	68	10	50
Bohnen und Hülsenfrüchte			
Rote Kidney-Bohnen, gekocht	51	12	150
Bohnen in Tomaten-sauce, Konserve	40	6	150
Grüne Bohnen, gekocht	31	9	150
Kichererbsen, gekocht	31	9	150
Schwarze Bohnen, gekocht	30	7	150
Linsen, grün, gekocht	22	1	150
Linsen, rot, gekocht	18–31	3–6	150
Sojabohnen, gekocht	15	1	150
Hummus (Kichererbsenpaste)	6	0	30
Stärkehaltige Gemüse und Knollengemüse			
Kartoffelbrei, Instant	97	19	150
Salzkartoffeln	96	24	150
Kartoffelbrei	83	17	150
Kartoffelsalat mit Essig und Olivenöl	67	13	150
Pommes Frites	64	21	150
Ofenkartoffel m. Schale	69	19	150
Gekochte Kart. m. Schale (Nicola)	58	9	150
Rote Beete, gekocht	64	4	80
Möhren, roh	16	1	80
Möhren, gekocht	33–49	2	80
Süßkartoffeln, gekocht	46	15	150
Kürbis, gekocht	51	3	80

Lebensmittel	GI	GL	Portionsgröße (in g oder ml)
Getränke			
Isotonische Getränke, Orangengeschmack	89	13	250
Fanta	68	23	250
Bier	66	5	250
Coca Cola	63	16	250
Limonade	54	15	250
Orangensaft	46	12	250
Apfelsaft	44	13	250
Möhrensaft	43	10	250
Snacks			
Mars-Riegel	68	27	60
Snickers-Riegel	68	23	60
Marshmallows	62	24	30
Kartoffelchips	60	12	50
Twix-Riegel	44	17	60
Milchschokolade	45	15	50
Zartbitterschokolade	23	6	50
Tortilla-Chips	72	21	50
Süßungsmittel			
Traubenzucker	100	10	10
Haushaltszucker	60	6	10
Honig	35–87	6–18	10
Akazienhonig	32	7	20
Fruchtzucker	11	1	10
Agavensirup	11	1	10

Quelle: University of Sydney, Australien; The Glycemic Index Foundation, www.glycemicindex.com

Die Fette, die wir essen

In der modernen Tierhaltung geht es heutzutage vielen Tieren ähnlich wie uns: Sie leiden unter Bewegungsmangel, essen kalorienreiche Nahrung, die nicht an ihren Bedarf angepasst ist, und überleben dank regelmäßiger Verabreichung von Antibiotika in beengten Verhältnissen. In der heutigen Tierhaltung zählen fast nur noch Ertrag und Effizienz. Der Nährwert der Nahrungsmittel hat dagegen kaum mehr Relevanz. Das führt dazu, dass viele Tierprodukte nicht mehr wie einst die Nährstoffe liefern, die unser Körper braucht.

Wenn beispielsweise Kühe frei auf der Weide grasen, nehmen sie vom Gras und den Kräutern, die sie fressen, gesunde Fette auf, die sogenannte Omega-3-Fettsäuren enthalten. Diese gesunden Fette gelangen in ihre Milch und in die daraus hergestellten Milchprodukte wie Käse, Butter, Sahne oder Joghurt. Omega-3-Fettsäuren finden sich auch im Fleisch von Weidetieren und in den Eiern von frei laufenden Hühnern, die sich von Gras, Würmern und anderen Kleinlebewesen ernähren anstatt ausschließlich von Körnerfutter.

In den vergangenen 50 Jahren stieg die Nachfrage nach günstigen Milchprodukten, Fleisch, Eiern und Geflügel in einem Maße, dass die Bauern Wege finden mussten, die Produktion zu beschleunigen. Mais und Soja – die Hauptnahrung der Tiere in der Intensivhaltung – enthalten nur geringe Mengen an Omega-3-Fettsäuren und sind reich an Omega-6-Fettsäuren, die im Übermaß zu einer ganzen Reihe von Gesundheitsproblemen beitragen. Das bedeutet, dass sich die Fettzusammensetzung bei Tieren in der Intensivhaltung verändert hat. Es mag sein, dass ihre Milch, ihr Fleisch und ihre Eier noch genauso *schmecken* wie die ihrer grasenden oder frei laufenden Artgenossen, aber das Verhältnis der Fettsäuren in diesen Nahrungsmitteln hat sich – zu unserem Nachteil – signifikant verändert.

Tierische Fette: Die lebenswichtige Balance

Unser Körper funktioniert am besten, wenn unsere Nahrungsfette zwei Arten von lebenswichtigen Fettsäuren in einem ausgewogenen Verhältnis enthalten: die Omega-6- und Omega-3-Fettsäuren. Wie viel wir von diesen Fettsäuren jeweils aufnehmen, wenn wir Tierprodukte essen, hängt davon ab, welches Futter die Kühe und Hühner bekamen.

Menschen müssen Omega-6- und Omega-3-Fettsäuren in einem relativ festgelegten Verhältnis zu sich nehmen (man spricht hier vom Omega-6-zu-Omega-3-Verhältnis).[14] Das spiegelt sich auch in der Zusammensetzung der Muttermilch wider, die Omega-6- und Omega-3-Fettsäuren im Verhältnis 2:1 enthält (doppelt so viel Omega-6 wie Omega-3). Dies gilt als das ideale Verhältnis zur Gesunderhaltung des menschlichen Körpers.[15]

Doch die meisten Menschen in den westlichen Industrieländern nehmen heutzutage deutlich mehr Omega-6-Fettsäuren als Omega-3-Fettsäuren zu sich. Und das kann zu einem Problem werden, denn Omega-6-Fettsäuren befeuern Entzündungsprozesse, die zum Wachstum und zur Verbreitung von Krebszellen beitragen. Omega-3-Fette dagegen können Entzündungsprozesse dämpfen. Man vermutet außerdem, dass sie die Wirkung bestimmter Chemotherapien und Strahlenbehandlungen unterstützen, das Tumorwachstum verlangsamen und dem Kräfteverfall (Kachexie) bei Krebspatienten entgegenwirken.

Das Verhältnis von Omega-6- zu Omega-3-Fettsäuren im Fleisch, in den Milchprodukten und Eiern von Tieren, die auf »moderne Weise« gefüttert wurden, ist weit entfernt von der idealen 2:1-Balance. Während Eier von freilaufenden Hühnern, die sich von Insekten und Wildkräutern ernähren, in etwa ein Omega-6- zu Omega-3-Verhältnis von 2:1 aufweisen, können Eier aus der Massenproduktion bis zu 20-mal mehr Omega-6-Fettsäuren als Omega-3-Fettsäuren enthalten (20:1).[16]

Inzwischen zeigte ein in Dänemark durchgeführter Vergleich der Milch von Kühen aus der Intensivhaltung mit der von Weidetieren, dass letztere eine hohe Konzentration an antioxidativ wirkenden Vitaminen (Beta-Karotin und Vitamin E) und ein Omega-6- zu Omega-3-Verhältnis von 1:1 aufwies (das heißt, die Milch enthielt Omega-6- und Omega-3-Fettsäuren in gleicher Menge). Im Gegensatz dazu enthielt die Milch konventionell gehaltener Kühe, die mit der üblichen Mischung aus Rapssamen, Sojamehl und Mais-Silage (Gärfutter) gefüttert worden waren, 30 % bis 60 % weniger antioxidative Vitamine und wies ein Omega-6- zu Omega-3-Verhältnis von 4,7:1 auf.[17]

Die Milch von Weidekühen enthält außerdem bis zu doppelt so viel konjugierte Linolsäure wie die Milch konventionell gehaltener Kühe. Linolsäure ist eine in Milch, Käse, Butter und Eiern enthaltene Fettart, der eine krebshemmende Wirkung besonders im Hinblick auf Brustkrebs, Prostatakrebs, Darmkrebs, Magenkrebs und Gehirntumore zugeschrieben wird.[18]

Industriell verarbeitete Pflanzenfette verstärken Entzündungsprozesse

Aber nicht nur unsere tierischen Nahrungsfette haben sich drastisch verändert. Seit dem Zweiten Weltkrieg ist der Konsum von Margarine und teilgehärteten Pflanzenfetten sprunghaft angestiegen.

Wenn Pflanzenöle gehärtet werden, findet bei hohen Temperaturen eine chemische Reaktion statt, die sie fest werden lassen. Teilgehärtete Fette werden dabei zum einen normalerweise aus Ölen hergestellt, die schon an sich reich an entzündungsfördernden Omega-6-Fettsäuren sind, wie beispielsweise Sonnenblumenöl, Distelöl, Mais- und Sojaöl.

Zum anderen enthalten teilgehärtete Fette zusätzlich zu ihrem hohen Omega-6-Gehalt eine Fettsäure, die als »Transfett« bezeichnet wird und die beim Prozess des Härtens entsteht. Transfette werden im großen Stil bei der industriellen Lebensmittelproduktion verwendet (Fertigmahlzeiten, Brot und Backwaren, Snacks u.s.w.). Sie stehen im Verdacht, Entzündungsprozesse zu verstärken und die Aufnahme gesunder Nahrungsfette wie Omega-3-Fettsäuren zu blockieren.

Pestizidrückstände in Nahrungsmitteln

Doch das ist längst nicht alles. Zu unserer sich stetig verschlechternden Lebensmittelqualität sind wir zunehmend synthetischen Chemikalien ausgesetzt. Die Produktion solcher Chemikalien ist in den vergangenen 70 Jahren dramatisch gestiegen: von 1 Million Tonnen im Jahr 1930 auf 400 Millionen Tonnen im Jahr 2001.[19] Gegenwärtig werden etwa 100 000 verschiedene synthetische Chemikalien verwendet, deren Gefahrenpotenzial für unsere Gesundheit größtenteils unbekannt ist. Allein in der Landwirtschaft kamen im Jahr 2001 weltweit rund 2500 Tonnen solcher Chemikalien als Pesti- und Herbizide zum Einsatz.[20]

Viele dieser Chemikalien sind in Nahrungsmitteln enthalten, die wir täglich essen (in Form von Pestizid- oder Herbizidrückständen oder künstlichen Lebensmittelzusätzen) sowie in Küchenutensilien und Lebensmittelverpackungen. Sie befinden sich in der Luft, die wir atmen, in der Kleidung, die wir tragen, in den Möbeln, die wir in unsere Wohnungen und Büros stellen, in den Kosmetika, die wir auf unsere Haut auftragen, und im Wasser, das wir trinken.

Manche Leute behaupten, die Bedenken bezüglich der Gesundheitsrisiken synthetischer Chemikalien seien übertrieben und unnötige Panikmache. Sie argumentieren, dass das Krebsrisiko durch Rauchen, Infektionen, Übergewicht, Fehlernährung und sitzende Lebensweise viel höher sei als durch Chemikalien, die in der Landwirtschaft oder zuhause verwendet werden.

Natürlich sind Rauchen, Infektionen und Übergewicht wichtige Risikofaktoren, aber auch Chemikalien können eine große Rolle spielen. Es hat Jahrzehnte gedauert, bis der Zusammenhang zwischen Rauchen und Krebs allgemein akzeptiert wurde. Auch hochgiftige Pestizide wie DDT und Lindan wurden einst von den Behörden als sicher betrachtet, bis sie schließlich, als ihre Gefährlichkeit offensichtlich wurde, verboten wurden. Vielleicht werden wir in 20 Jahren besser verstehen, auf welche Weise synthetische Chemikalien zur Erhöhung des Krebsrisikos beitragen.

Gesichert ist: Der direkte Kontakt mit Pestiziden durch Berühren oder Einatmen im Haushalt oder in der Landwirtschaft erhöht das Krebsrisiko. Menschen, die mit Pestiziden umgehen müssen, sollten stets Schutzkleidung und Atemmasken tragen. In Heim und Garten sollte man grundsätzlich auf den Einsatz von synthetischen Pestiziden verzichten.

Im März vergangenen Jahres hat die Umweltorganisation Greenpeace Daten der deutschen Lebensmittelüberwachung und der Greenpeace-Pestizidtests von Experten bewerten lassen. Sie untersuchten hierfür mehr als 22 000 Proben aus den Jahren 2009 und 2010.

Das Ergebnis: Rund 80 % des konventionell erzeugten Obstes und mehr als 55 % der Gemüseproben enthielten Pestizide. Der in der EU gültige Pestizid-Höchstgehalt wurde beim Obst in 3,1 % der Fälle überschritten, beim Gemüse waren es 4,8 %.

Früchte aus Deutschland und EU-Ländern schnitten mit einer Quote von Höchstgehaltsüberschreitungen von etwa 2 % besser ab als Lebensmittel, die außerhalb der EU produziert wurden.[21]

Das Fazit der Umweltschützer: Wer Pestizide im Essen vermeiden will, sollte Bio-Ware wählen oder auf das Herkunftsland von Obst und Gemüse achten.

Die Verfechter von Anbaumethoden, die den Einsatz von Pestiziden erlauben, argumentieren, dass es sich bei den gefundenen Rückständen stets um verschwindend geringe Mengen handelt, die vom Gesetzgeber als unbedenklich eingestuft werden. Darüber hinaus vertreten sie die Ansicht, dass der menschliche Körper über Entgiftungssysteme verfügt, mit deren Hilfe er sowohl natürliche als auch vom Menschen hergestellte, synthetische Giftstoffe neutralisieren kann.

Die Kritiker der Agrochemikalien warnen allerdings, dass angesichts der ständig steigenden Anzahl von Umweltgiften sogar geringe Pestizidrückstände Risiken bergen können – insbesondere für Ungeborene und Kleinkinder. Auch wenn die Chemikalienrückstände in den Produkten gering sein mögen, weisen die Kritiker warnend darauf hin, dass die Landwirte oftmals mehrere verschiedene Pestizide auf denselben Feldern einsetzen und dass völlig ungewiss ist, wie sich dieser Chemiecocktail auf unsere Gesundheit auswirkt.

Laut der internationalen Krebsforschungsorganisation WCRF liegt kein epidemiologischer Nachweis vor, dass die gegenwärtig verwendeten Pestizide beim Menschen Krebs auslösen. Dennoch empfiehlt sie »einen vorsichtigen Umgang (…) für Frauen im gebärfähigen Alter, da die Anfälligkeit während der embryonalen

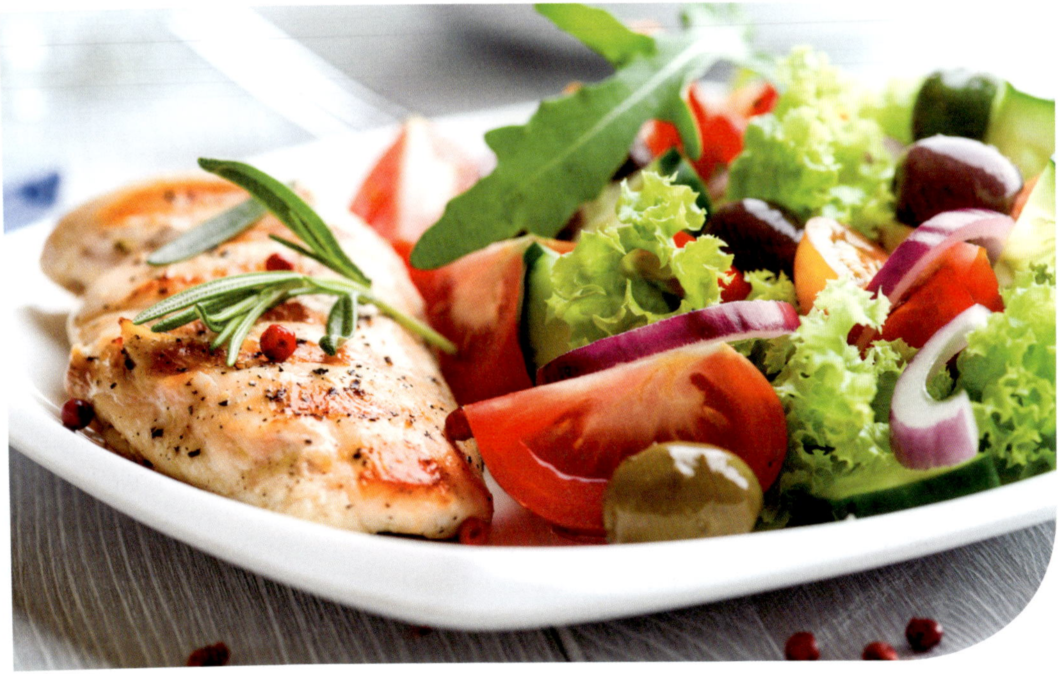

Entwicklungsphasen erhöht ist und ein früher Kontakt eventuell in späteren Jahren ein höheres Risiko mit sich bringen kann.[22]

Manche Menschen ziehen es vor, auf der sicheren Seite zu sein und essen nur noch ökologisch angebaute Nahrungsmittel. Eines ist klar: Diejenigen, die ausschließlich Bio-Kost verzehren, nehmen weniger Pestizide auf als Menschen, die konventionell angebaute Nahrung essen. Dies zeigte ganz klar eine amerikanische Studie, bei der Kinder in zwei Gruppen eingeteilt wurden. Die eine Gruppe bekam drei Tage lang biologisch angebaute, die andere konventionell angebaute Lebensmittel zu essen. Bei der anschließenden Messung der Pestizidbelastung im Urin der Kinder fanden die Forscher heraus, dass diese bei den »Bio-Kindern« deutlich unter dem von der US Umweltschutzbehörde festgelegten oberen Grenzwert lag und nur ein Sechstel der Belastung der »Nicht-Bio-Kinder« betrug. Bei einigen Kindern, die die konventionell angebaute Nahrung erhalten hatten, betrug die Pestizidbelastung das Vierfache des offiziellen Grenzwertes.[23]

Da der größte Teil der Pestizidrückstände in der Nahrung auf das Konto von Obst und Gemüse geht – insbesondere in der Baby- und Kindernahrung – ist es wichtig zu wissen, was am stärksten belastet ist. In der oben genannten Greenpeace-Untersuchung schnitten neben deutschen Produkten auch Lebensmittel aus der EU besser ab als vergleichbare Ware aus der Türkei und Übersee. Tafeltrauben, Paprika, Birnen, Zucchini und Grapefruit aus der Türkei lagen mit ihren Pestizidrückständen besonders häufig über den in der EU gültigen Höchstwerten. Exotische Sorten wie Okra oder Chilischoten aus Indien und Thailand gehörten ebenfalls zu den Problemfällen. Aber auch Kopfsalat wies eine hohe Giftkonzentration auf. Die belasteten Proben stammten aus Belgien, Holland und Italien.

Tröstlich war immerhin, dass die Ware in den deutschen Supermärkten deutlich weniger Pestizid-Rückstände enthielt als im letzten Test vom Jahre 2007.[24]

Ich möchte Sie mit diesen Informationen keineswegs davon abhalten, frisches Obst und Gemüse zu essen, denn sie sind mit die besten Quellen für natürliche krebshemmende Stoffe, und die Vorteile eines regelmäßigen Verzehrs einer abwechslungsreichen Pflanzenkost wiegen die möglichen Nebenwirkungen vorhandener Pestizidrückstände auf. Aber wenn Sie sich Sorgen über Pestizidrückstände machen, können Sie die Emfehlungen der Greenpeace Studie befolgen, um das Belastungsrisiko auf ein Minimum zu reduzieren.

Vorsicht beim Fleischkonsum

Der beste Weg, unsere Ernährung zu optimieren, besteht darin, informiert und kritisch einzukaufen und zu konsumieren: Das Wissen um die Risikofaktoren bezüglich unserer Ernährung kann uns helfen, eine gesündere Wahl zu treffen. Beim Fleisch kommen viele dieser Risikofaktoren zusammen.

Wissenschaftler diskutieren seit Jahren darüber, welche Rolle Fleisch im Hinblick auf das Krebsrisiko spielt. Laut dem WCRF ist »rotes Fleisch eindeutig an der Entstehung von Darmkrebs beteiligt« und trägt möglicherweise auch zur Entstehung von Speiseröhrenkrebs, Bauchspeicheldrüsenkrebs und Gebärmutterkrebs bei.[25]

Der WCRF fand außerdem überzeugende Belege dafür, dass industriell verarbeitetes Fleisch (beispielsweise Fleisch, das durch Salzen, Pökeln, Räuchern oder durch den Zusatz von Konservierungsstoffen wie Nitrit haltbar gemacht wurde, wie Schinken und Wurstwaren) eine der Ursachen für Dickdarmkrebs ist. Darüber hinaus gibt es Hinweise, dass solche Fleischprodukte bei der Entstehung von Speiseröhren-, Lungen-, Magen- und Prostatakrebs eine Rolle spielen.

Was genau diese Risiken verursacht, bleibt unklar – möglicherweise ist es eine komplexe Wechselwirkung verschiedener Faktoren. Ein Risikofaktor könnte der hohe Eisengehalt des roten Fleisches sein. Rotes Fleisch und Innereien wie Leber, Leberpastete und Blutwurst sind die Nahrungsmittel mit dem höchsten Eisengehalt. Hühnerfleisch und Fisch enthalten dagegen vergleichsweise wenig Eisen. Zwar benötigt der Körper Eisen zur Produktion von lebenswichtigen roten Blutkörperchen, zu hohe Eisenspiegel können aber zu Schädigungen durch freie Radikale führen.

Eine Möglichkeit, das Risiko einer zu hohen Eisenaufnahme zu senken, besteht darin, rotes Fleisch mit kalziumreichen Nahrungsmitteln zu kombinieren, da dieser Mineralstoff die Eisenaufnahme aus der Nahrung hemmt. (Nach einer Mahlzeit mit rotem Fleisch könnte man beispielsweise ein Stück Käse oder einen Becher Naturjoghurt essen). Die Polyphenole in pflanzlichen Nahrungsmitteln oder Getränken (beispielsweise in Rotwein, grünem Tee oder Kakao) binden ebenfalls Eisen und hemmen seine Aufnahme.

Konservierte Fleischprodukte wie Aufschnitt, Wurst oder Speck enthalten oft zugesetzte Nitrat- und Nitritsalze, die eine Ausbreitung von Bakterien verhindern und dem Fleisch eine appetitliche rote Farbe verleihen sollen. Beim Erwärmen oder im Magen bilden diese Zusätze sogenannte Nitrosamine, die zur Entstehung bestimmter Krebsarten, insbesondere Magenkrebs, beitragen können.

Antioxidantien, vor allem die Vitamine C und E und schwefelhaltige Substanzen im Knoblauch können die Umwandlung von Nitrit in Nitrosamin hemmen. Sie sind überwiegend in Pflanzennahrung wie Obst und Gemüse, Nüssen und naturbelassenen Pflanzenfetten enthalten; dies ist wahrscheinlich ein Grund für das verringerte Krebsrisiko bei Menschen, die viel Pflanzennahrung zu sich nehmen. Die in der Pflanzennahrung enthaltenen Ballaststoffe beschleunigen außerdem den Verdauungsprozess, sodass die potenziell schädlichen Substanzen aus dem Fleisch nicht so lange in Kontakt mit der Darmschleimhaut bleiben – eine weitere Möglichkeit, das Krebsrisiko zu senken.

Diverse Fleischzubereitungsmethoden können weitere Gesundheitsrisiken bergen. Ein Schadstoff (polyzyklisch aromatische Kohlenwasserstoffe, auch PAKs genannt) entsteht zum Beispiel beim Grillen, wenn das Fleischfett in die Glut tropft und der aufsteigende Rauch daraus entstehende krebserregende Giftstoffe auf das Grillfleisch überträgt. Das Grillen sollte daher gemieden werden.

Wird Fleisch bei hohen Temperaturen gegrillt oder gebraten, können sich außerdem heterozyklische aromatische Amine (HAA) bilden. Diese erhöhen das Risiko für die Entstehung von Darmkrebs, Magenkrebs, Lungenkrebs, Bauchspeicheldrüsenkrebs, Brustkrebs und Prostatakrebs. Sie finden sich im Muskelfleisch vom Rind, Schwein, Geflügel oder Fisch, das bei Temperaturen über 150 °C gegart wurde.

Im Backofen wird Fleisch meistens bei niedrigeren Temperaturen gegart, sodass sich hierbei weniger HAAs bilden. Geschmort, gekocht oder pochiert wird Fleisch bei Temperaturen um 100 °C, die dabei entstehenden HAA-Mengen sind daher vernachlässigbar. Andere Eiweißquellen (Milch, Eier, Tofu und Innereien wie Leber) bilden beim Kochen keine HAAs.

Wenn man Fleisch mit Gewürzen und Kräutern mariniert, bilden sich auch bei hohen Temperaturen weniger HAAs. Bei einer Studie zeigte sich, dass Rindersteaks, die eine Stunde lang in einer »karibischen« Marinade aus Thymian, Rosmarin, rotem und schwarzem Pfeffer, Piment und Schnittlauch eingelegt und bei einer Temperatur von 204 °C gegart wurden, 88 % weniger HAAs enthielten als nicht mariniertes Fleisch.[26] Falls Sie also gelegentlich Fleisch grillen oder braten, könnte eine Marinade das durch die hohen Temperaturen entstehende Gesundheitsrisiko senken.

Auch durch das Räuchern von Lebensmitteln entstehen Risiken, denn auch dieser Prozess, bei dem Fleisch, Fisch oder Wurst dem Rauch von Holz ausgesetzt wird, kann zur Bildung von PAKs (polyzyklischen aromatischen Kohlenwasserstoffen) führen. Leider bieten mit synthetischem Rauchgeschmack aromatisierte Lebensmittel keine gesunde Alternative: die europäische Lebensmittelsicherheitsbehörde EFSA hat erst letzten Sommer wieder ihre Sicherheitsbedenken zu gewissen in der EU verwendeten Raucharomen veröffentlicht.[27]

Letztlich ist es am besten, man verzichtet weitgehend auf gepökeltes, gebeiztes oder geräuchertes Fleisch und Fisch. Diese Zubereitungen dienten zur Konservierung von Lebensmitteln, als es noch keine modernen Kühltechniken gab; dank der allgemeinen Verbreitung von Kühl- und Gefrierschränken und der verbesserten Versorgung mit frischem Obst und Gemüse, Fleisch und Fisch sind dergleichen Konservierungsmethoden nicht mehr nötig.

Fasst man diese Informationen zusammen, so scheint es, dass nicht so sehr »das Fleisch« an sich, sondern dessen Qualität und die Art der Zubereitung Gesundheitsrisiken birgt. Kleine Mengen von qualitativ hochwertigem Fleisch – einschließlich rotem Fleisch von Weideland-Tieren, die mit Gras und Heu gefüttert wurden und deren Fleisch entsprechend gesunde Fettsäuren und Vitamine enthält –, das bei niedrigen Temperaturen mit Kräutern und Gewürzen gegart und drei bis vier Mal pro Woche zusammen mit viel Gemüse und Obst gegessen wird, stellen wahrscheinlich weniger ein Problem dar als dicke Scheiben von gegrilltem Fleisch aus der Massentierhaltung, das mit Pommes Frites und industriell hergestellter Mayonnaise verzehrt wird!

Da wir gerade von Pommes Frites und der Zubereitung von Lebensmitteln bei hohen Temperaturen sprechen: Es gibt einen weiteren Risikofaktor, der nichts mit Fleisch zu tun hat – das Acrylamid. Diese Substanz findet man in industriell verarbeiteten, stärkehaltigen und stark erhitzten Lebensmitteln wie Kartoffelchips, Salzstangen, industriell hergestellten Frühstücksflocken, Pommes Frites, Brot, Knäckebrot sowie löslichem Kaffee oder Ersatzkaffeegetränken.

Obwohl die Studienergebnisse im Hinblick auf den möglichen Zusammenhang zwischen Acrylamid und Krebserkrankungen beim Menschen widersprüchlich sind, verursachte dieser Stoff bei Labortieren Krebs. Daher ist nach

Ansicht der Internationalen Agentur für Krebsforschung – eine Einrichtung der Weltgesundheitsorganisation – Acrylamid als »wahrscheinlicher Krebserreger beim Menschen« einzuschätzen.[28]
Einen weiteren ernährungsbedingten Risikofaktor für Krebserkrankungen stellen die sogenannten Aflatoxine dar, giftige Substanzen, die von bestimmten Schimmelpilzen gebildet werden und Leberkrebs verursachen können. Aflatoxine finden sich in Getreideprodukten, Hülsenfrüchten, Samenkörnern und Nüssen (insbesondere Erdnüssen), die an warmen, feuchten Plätzen gelagert werden. Laut WCRF ist das Aflatoxin-Vorkommen in Europa und Australien relativ niedrig, in den USA etwas höher und in Ländern mit feuchtwarmem Klima, schlechten Lagerbedingungen und unzureichenden Aflatoxin-Kontrollen noch höher.
Um sein Aflatoxin-Risiko zu senken, ist es ratsam, Getreide und Nüsse (besonders Erdnüsse) so frisch wie möglich bei einem verlässlichen Händler zu kaufen, an einem kühlen, trockenen Ort zu lagern (am besten Kühl- oder Gefrierschrank), und innerhalb von zwei bis drei Monaten nach ihrem Erwerb zu verzehren. Keine Angst: Nicht alle Schimmelpilze sind schädlich. Gefahrlos sind zum Beispiel die gezüchteten sogenannten Edelschimmel (die weiße Rinde auf dem Camembert) oder die farbigen Schimmelpilze in Käsesorten wie Roquefort, Danish Blue und Gorgonzola.

Hüten Sie sich vor Kunststoffbeschichtungen

Eine Chemikalie mit besonders schlechtem Ruf ist das Bisphenol-A (BPA). Es wird bei der Herstellung von Plastikbehältern und Kunststoffbeschichtungen von Lebensmittel- und Getränkedosen verwendet und kann so in die Nahrung gelangen.
Es wird vermutet, dass BPA wie ein Xenoöstrogen wirkt (ein Fremdstoff mit östrogenartiger Wirkung) und dadurch möglicherweise die Hormonrezeptoren auf den Zellmembranen stimuliert, besonders in den östrogensensiblen Geweben von Prostata und Brust. Darüber hinaus wurde im Labor nachgewiesen, dass BPA bereits in sehr geringen Mengen die Wirkung einiger gängiger Chemotherapiepräparate auf Brustkrebszellen hemmt.[29]
BPA ist aber nicht das einzige Xenoöstrogen in unserer Nahrung: Der größte Teil der Kunststoffe, die gegenwärtig in der Nahrungsmittelindustrie verwendet werden – sei es als Beschichtung von Lebensmittel- oder Getränkedosen, Kunststoffverpackungen von Nahrungsmitteln und Sandwichtüten, Einwegplastikflaschen, Babyflaschen, luftdicht verschließbare Aufbewahrungsdosen, Verpackungen von Fertiggerichten, Küchenutensilien (Espresso-Maschinen, Wasserkocher, Wasserfilter usw.) – enthält chemische Stoffe, die in unsere Lebensmittel übergehen und sich gesundheitsschädlich auswir-

ken können. Einige dieser Stoffe sollen sogar eine noch stärkere östrogenartige Wirkung entfalten als BPA![30]

Die Experten sind uneins darüber, ab welchen Konzentrationen BPA schädlich ist. Bis man mehr über sichere Grenzwerte weiß, sollte man jedoch eher vorsichtig sein und den Kontakt mit BPA und Haushaltskunststoffen auf ein Minimum beschränken. Das gilt ganz besonders für Frauen im gebärfähigen Alter und für kleine Kinder.

Statt Plastik empfehle ich, in der Küche Glas- und Edelstahlbehälter zur Aufbewahrung von Nahrungsmitteln zu verwenden, und beim Kochen auf herkömmliche Materialien wie Keramik, Porzellan, Holz, Stein oder Bambus zurückzugreifen. Und anstatt Nahrungsmittel in beschichteten Konserven zu kaufen, greifen Sie besser zu frischen Produkten oder, wenn der Vorratskeller aufgestockt werden soll, konservierten Lebensmitteln im guten alten Weckglas Ihrer Urgroßmutter.

Und jetzt die guten Nachrichten!

Ich würde es Ihnen nicht verübeln, wenn sich bei Ihnen nach dem Lesen dieses Kapitels eine gewisse Niedergeschlagenheit einstellte. Aber nur Mut! Es gibt viele einfache Methoden, die oben beschriebenen Risiken zu umgehen und das Essen und Trinken weiterhin zu genießen. Zugegeben: Wenn Sie anfangen, alte Ernährungsgewohnheiten durch neue zu ersetzen, kann es sein, dass Sie von so vielen Veränderungen zunächst verwirrt sind. Allerdings kommen die meisten Menschen mit der Umstellung ihrer Ernährung und ihres Lebensstils, wie sie hier empfohlen wird, schnell zurecht, und zwar so gut, dass die Veränderungen schon bald zu neuen Gewohnheiten werden, die sich gegenseitig verstärken.

Das nächste Kapitel soll Ihnen helfen, diesen Übergang so sanft wie möglich zu gestalten. Ich beschreibe darin, wie man ungesunde Zuckerquellen und Fettarten durch gesunde ersetzen, wie man mehr Obst und Gemüse in den täglichen Speiseplan integrieren und wie man den Kontakt mit potenziell gefährlichen Substanzen minimieren kann. Sie werden sehen: Es ist alles machbar. Nehmen Sie sich einfach einen Schritt nach dem anderen vor.

KAPITEL 4

Essen fürs Leben

Während ich im vorhergehenden Kapitel viele Aspekte unserer Ernährung beschrieben habe, die uns krank machen können, wollen wir uns nun mit den vielen köstlichen Elementen beschäftigen, die uns gesund halten können.

Eins ist klar: Es gibt weder die eine »Wundernahrung«, die Krebs heilen kann, noch kann uns gesundes Essen allein vor dieser Krankheit bewahren. Genauso wichtig ist es, ein gesundes Körpergewicht zu haben, sich regelmäßig zu bewegen, aufs Rauchen zu verzichten, genug zu schlafen, und sich seelisch wohl zu fühlen. Dennoch liefert eine abwechslungsreiche Kost aus einer Vielfalt frischer, naturbelassener Lebensmittel – hauptsächlich pflanzlicher Herkunft – eine ganze Reihe von Nährstoffen, die tatsächlich dazu beitragen, uns vor Krebserkrankungen zu schützen.

Die Abwehrkräfte stärken

Im Rahmen normaler physiologischer Prozesse entwickeln sich bei den meisten von uns immer wieder mikroskopisch kleine Tumore, die wir gar nicht bemerken. In vielen Fällen erstickt unser Immunsystem diese Mikrotumore im Keim und hindert sie am Wachsen. Ist unser körpereigenes Abwehrsystem aber geschwächt, können sie sich zu lebensbedrohlichen Tumoren entwickeln. Hier kann die richtige Ernährung hilfreich sein.

Manchmal wird das als »ernährungsbasierte Chemoprävention« bezeichnet, ein Prozess, bei dem eine ganze Reihe von krebshemmenden Wirkstoffen pflanzlicher Herkunft, die im Laufe des Tages wiederholt aufgenommen werden, uns vor Krebs bewahren können, indem sie unsere Zellen schützen und Giftstoffe unschädlich machen, sodass sich die Krebszellen selbst zerstören oder daran gehindert werden, zu bösartigen Tumoren heranzuwachsen. So können wir also durch eine natürliche, nährstoffreiche Ernährung ein Milieu schaffen, das der Entstehung invasiver Tumore den Nährboden entzieht. Dieser Prozess wird manchmal mit einem »Ausschalter«[1] verglichen. Im Körper eines Menschen, der viele schützende Stoffe und wenig Krebs begünstigende Lebensmittel zu sich nimmt, können Mikrotumoren nicht gedeihen, sodass das Risiko, einen voll ausgebildeten Tumor zu entwickeln sinkt: Der Schalter wird auf »Aus« gestellt.

Bei Menschen, die dagegen eine ungesunde Kost essen, die arm an krebshemmenden Nährstoffen ist, wirkt diese Ernährung wie ein »Einschalter« für Krebs und schafft im Körper ein Milieu, welches das Wachstum und die Ausbreitung von Krebszellen fördert.

Krebs ist ein komplexes Geschehen mit verschiedenen Entwicklungsstadien, die sich oft über einen sehr langen Zeitraum hinziehen. Kein einzelnes Lebensmittel beinhaltet alle Stoffe, die notwendig wären, um allen Entwicklungsstadien entgegenzuwirken. Manche Lebensmittel wie Kohl oder Zitrusfrüchte unterstützen den Köper bei der Ausscheidung von krebserregenden Giftstoffen. Andere Pflanzenkost wie Grüntee, Beerenobst oder Soja kann in späteren Stadien die Neubildung von Blutgefäßen verhindern, welche der Tumor für sein Wachstum braucht. Von einigen Lebensmitteln – beispielsweise roten und blauen Beeren – wird angenommen, dass sie in mehreren Stadien der Krebsentwicklung eine krebshemmende Wirkung entfalten.

Dieses Kapitel enthält keine Liste mit »erprobten Anti-Krebs-Lebensmitteln.« In Anbetracht der Unsicherheiten, die in vielen Bereichen der Ernährungswissenschaft herrschen, könnte ich das gar nicht verantworten. Die intensive Erforschung vieler der hier vorgestellten Lebensmittel weist jedoch darauf hin, dass sie unsere körpereigenen Abwehrkräfte gegen den Krebs stärken können. Aus verschiedenen Gründen gelingt es den Wissenschaftlern allerdings bisher nicht, dies definitiv nachzuweisen.

Die Erforschung der krebsvorbeugenden Wirkung von Lebensmitteln findet zum großen Teil unter Laborbedingungen statt: an Zellkulturen oder kleinen Nagern. Auch wenn solche Studien oftmals positive Ergebnisse zeigen, kann man sie nicht eins zu eins auf den Menschen übertragen. Nimmt ein ausgewachsener Mensch einen bestimmten Stoff auf, entfaltet dieser in seinem Körper nicht unbedingt dieselbe Wirkung wie in dem einer Labormaus oder in einer Zellkultur im Reagenzglas.

Warum testen wir die Wirkungen von Lebensmitteln also nicht am Menschen unter realen Lebensbedingungen? Humane Interventionsstudien, die die Wirkung bestimmter Lebensmittel auf die menschliche Gesundheit untersuchen, sind, wie schon angedeutet, eine heikle Sache. Erstens, weil sie langwierig, arbeitsintensiv und teuer sind. Zweitens, weil Menschen sehr komplexe Wesen mit höchst unterschiedlichen Ernährungs- und Lebensgewohnheiten sind und es aus diesem Grund ziemlich schwierig sein kann, die Ergebnisse solcher Studien zu interpretieren. Es ist kompliziert, die Nahrungsaufnahme und den Lebensstil von Menschen über einen so langen Zeitraum zu kontrollieren, der nötig wäre, um beispielsweise die Auswirkungen des Kakaokonsums einer Person auf deren Krebsrisiko zu messen. Und letztendlich wäre es unethisch, an Menschen Nahrungsmittel zu testen, die sich möglicherweise negativ auf deren Gesundheit auswirken.

Bedeutungslos, bis die Wirkung nachgewiesen ist?

Weil die krebsvorbeugenden oder krebshemmenden Eigenschaften vieler Lebensmittel wissenschaftlich nicht zweifelsfrei nachgewiesen sind, vertreten Skeptiker die Ansicht, man solle niemanden dazu ermutigen, bestimmte Lebensmittel zu essen in der Hoffnung, dadurch eine Krebserkrankung verhüten oder überwinden zu können.

Eines möchte ich an dieser Stelle klarstellen: Ich empfehle Nahrungsmittel nicht als Krebsbehandlung, wenn sich die Krankheit bereits manifestiert hat, und ich rate Krebspatienten dringend, sich an die Behandlungspläne ihrer Ärzte zu halten. Außerdem befürworte ich keine einseitigen Diäten, die sich auf eine Handvoll sogenannter »Anti-Krebs-Lebensmittel« beschränken und andere gesunde Lebensmittel ausschließen.

Nach dem Motto »wenn ein bisschen davon gut ist, muss mehr noch besser sein«, essen manche Leute große Mengen von bestimmten Nahrungsmitteln, denen krebshemmende Eigenschaften zugeschrieben werden. Restriktive oder eintönige Ernährungsformen verdrängen aber nicht nur andere nahrhafte Lebensmittel vom Speisezettel, sondern können sogar Ihre Gesundheit gefährden.

So kann beispielsweise der Verzehr von großen Mengen von rohem Kohl[2] oder Sojaprodukten[3] Schilddrüsenprobleme verursachen.

Der völlige Verzicht auf Tierprodukte – wie Fleisch, Fisch oder Eier – kann zu einem Mangel an Eiweiß, Vitaminen und essentiellen Fettsäuren führen,[4] wenn man seine Ernährung nicht sehr sorgfältig zusammenstellt und keine Nahrungsergänzungsmittel einnimmt.

Kurkuma, der gelbe Farbstoff der Gelbwurz, gilt inzwischen allgemein als wirksames und unbedenkliches Mittel bei der Krebsprävention und -behandlung. Die Nachweise sind allerdings alles andere als eindeutig.[5] So wirkte sich Kurkuma bei verschiedenen Studien entweder verstärkend oder abschwächend auf die Wirkung der Chemotherapie aus, abhängig von der jeweiligen Dosis.[6] Darüber hinaus könnte es in hoher Konzentration möglicherweise das Erbgut der Zellen (DNA) schädigen[7] und die Eisenaufnahme aus der Nahrung hemmen, was bei Menschen mit niedrigem Eisenspiegel das Risiko eines Eisenmangels erhöht.[8]

Das soll nicht heißen, dass roher Kohl, Soja, vegane Kost oder Gelbwurz nichts auf unserem Speiseplan zu suchen hätten. Natürlich können sie Teil unserer Ernährung sein – aber nicht jeden Tag, nicht bei jeder Mahlzeit und nicht in großen Mengen.

Wir sollten uns bei unserer Ernährung auf den gesunden Menschenverstand besinnen. Damit meine ich, dass wir jeweils moderate Portionen einer Vielfalt von natürlich gewachsenen, naturbelassenen Gemüse- und Obstsorten der Saison sowie von Nüssen, frischem Fisch und magerem Fleisch, gesunden Fetten, Kräutern, Gewürzen und anderen, in diesem Buch vorgestellten Lebensmitteln zu uns nehmen und gleichzeitig stark verarbeitete Nahrungsmittel mit leeren Kalorien meiden sollten.

Pflanzenkraft

Pflanzennahrung ist eine unserer stärksten Verbündeten, wenn es darum geht, unsere Gesundheit und Vitalität zu erhalten. Sie ist reich an Nähr- und Ballaststoffen, kalorienarm und hilft, Übergewicht zu vermeiden: ein wichtiger Faktor bei der Krebsvorbeugung.

Der *World Cancer Research Fund* (WCRF) schätzt, dass in den westlichen Industrieländern nahezu 20 % aller Krebserkrankungen der Speiseröhre, der Bauchspeicheldrüse, der Gallenblase, des Darmes, der Brust, der Gebärmutter und der Nieren verhütet werden könnten, wenn die Menschen ein gesundes Körpergewicht hätten. Der WCRF empfiehlt daher, das Gewicht bei einem Body-Mass-Index (BMI) von 21 bis 23 zu halten.[9]

Eine Ernährung mit einem hohen Anteil an pflanzlicher Kost versorgt uns außerdem mit einer ganzen Reihe von Pflanzenchemikalien, die viele positive Auswirkungen auf unsere Gesundheit haben. Denn diese Pflanzenstoffe, mit denen sich viele Pflanzen vor Fressfeinden schützen, besitzen gleichzeitig eine Menge krebshemmende Eigenschaften.

Wie wir in Kapitel 3 gesehen haben, können freie Radikale die Erbinformationen unserer Zellen schädigen und ein unkontrolliertes Zellwachstum in Gang setzen. Diese Schäden können durch die in Obst und Gemüse vorhandenen antioxidativen Stoffe begrenzt werden.

Wunderbarer Kohl

Die Mitglieder der Kohlfamilie sind eine ausgezeichnete Quelle für gesundheitsfördernde Pflanzenstoffe. Es gibt eine große Vielfalt an Kohlsorten, aus der Sie wählen können, von den traditionelleren Arten wie Weißkohl, Grünkohl, Wirsing, Rotkohl, Blumenkohl, Brokkoli, Rosenkohl und Kohlrabi bis hin zu den seltener verzehrten Sorten wie Garten- und Wasserkresse, Brokkoli-Sprossen, Pak Choy, Daikon (japanischer Rettich), grüner Senfkohl, Steckrüben, weiße Rüben und deren Blätter, Meerrettich, Wasabi (japanischer Meerrettich), Kohlblätter und die würzigen grünen Blätter von Mizuna, Rübstiel und Rauke.

Man nimmt an, dass die Senföle, die den Kohlgewächsen ihre Schärfe verleihen, dazu beitragen, aus dem Körper Giftstoffe, die mit der Entstehung von Krebs in Zusammenhang gebracht werden, auszuleiten, und darüber hinaus die Selbstzerstörung mancher Arten von Krebszellen in Gang setzen.

Unter den Kohlsorten gilt Brokkoli als die beste Quelle für Senföle (Sulphoraphane). Brokkoli-Sprossen, die man in Naturkostläden kaufen, aber auch leicht zu Hause ziehen kann, liefern diesen Stoff in noch hö-

herer Konzentration: Sie enthalten 10- bis 100-mal so viel Senföl wie die ausgewachsene Brokkolipflanze.
Kohl kann man das ganze Jahr über essen: in Eintöpfen oder gedünstet in den kühleren Jahreszeiten und blanchiert oder roh während der wärmeren Monate (roher Kohl hat den besonderen Vorteil, dass er sich insbesondere in Saftform heilsam auf Entzündungen des Verdauungstraktes auswirkt). Brokkoli oder Blumenkohl können roh oder leicht gedünstet mit einem Dip oder in Salaten serviert oder einer Suppe oder Gemüsepfanne beigefügt werden.

Achtung: Roher Kohl kann die Schilddrüsenfunktion hemmen. Menschen, die an einer Schilddrüsenunterfunktion leiden, sollten also keinen rohen Kohl essen. Wer Probleme mit der Verdauung von rohem Kohl hat, sollte ihn zwei bis drei Minuten lang dünsten oder kurz in kochendem Wasser blanchieren, sodass er leichter verdaulich wird. Damit seine krebshemmenden Eigenschaften erhalten bleiben, sollte Kohl nur kurz gedämpft und nicht lange gekocht werden (falls man ihn kochen möchte, sollte er *al dente* und nicht weich sein).

Einige Studien ließen Zweifel an den krebshemmenden Eigenschaften von Gemüse und Obst aufkommen. So kam beispielsweise eine weithin beachtete europäische Untersuchung zu dem Ergebnis, dass jeweils zwei Portionen Obst und Gemüse pro Tag das Krebsrisiko nur um 2,5 % senken.[10]

Gemüseportionen

Die Deutsche Gesellschaft für Ernährung e.V. (DGE) empfiehlt, etwa 10 % der täglichen Kalorien in Form von Obst und Gemüse aufzunehmen. Bei einer Person die am Tag etwa 2 000 Kalorien isst, entspricht das 200 Kalorien: Das ist eine Gesamtmenge von ungefähr 625 g Obst und Gemüse – oder 2 Portionen Obst und 3 Portionen Gemüse.
Grob berechnet ist eine Portion die Menge, die in eine Hand passt. Große Hände bedeuten größere Portionen, bei Kinderhänden fallen die Portionen – entsprechend ihrer niedrigeren Nährstoffbedürfnisse – kleiner aus. Bei »losen« Nahrungsmitteln wie z.B. Beeren ist eine Portion das, was in zwei Hände passt, wenn man sie zu einer flachen Schale formt.
Was das konkret bedeutet, ist umseitig exemplarisch aufgeführt.

1 Portion Gemüse kann also bedeuten:

- 1 kleiner Kohlrabi, 1 Paprika oder 3 Tomaten
- 2 Hände voll Salat oder kleingeschnittener Möhren
- 1 kleine Dose Gemüse (ca. 125 g)
- 2 Hände voll TK-Brokkoli, -Spinat oder -Champignons (ca. 125 g)
- 1 Handvoll getrocknete Hülsenfrüchte wie Linsen oder Erbsen
- 1 Handvoll Sauerkraut oder sauer eingelegtes Gemüse
- 1 Glas Tomaten- oder Karottensaft

1 Portion Obst kann bedeuten:

- 1 Apfel, 1 Banane, 1 Orange oder 1 Pfirsich
- 2 Hände voll Erdbeeren, Himbeeren oder Trauben
- 4 EL Fruchtkompott ohne Zucker bzw. leicht gezuckert
- 2 Hände voll TK-Beerenmischung
- 5 Trockenpflaumen oder getrocknete Aprikosen
- 1 Glas Fruchtsaft mit 100 % Fruchtgehalt oder 1 Smoothie (selbst wenn Sie mehr davon trinken, zählt nur 1 Glas pro Tag zur Tagesration, denn Säfte und Smoothies enthalten wenig Ballaststoffe und mehr Zucker als das ganze Obst)
- ½ Handvoll Nüsse (ca. 25 g)

Oberflächlich betrachtet hätte diese Studie den Schluss nahe legen können, dass Gemüse und Obst fast keine Schutzwirkung gegen Krebs bieten. Weniger Aufmerksamkeit erhielt dabei jedoch die Entdeckung, dass die Studienteilnehmer, die am meisten Obst und Gemüse aßen (sechs oder mehr Portionen täglich) ein um fast 16 % niedrigeres Risiko hatten, an irgendeiner Krebsart zu erkranken, als diejenigen, die am wenigsten Pflanzennahrung verzehrten. Es könnte also sein, dass fünf Portionen Obst und Gemüse einfach nicht genug sind und dass mehr notwendig ist, um uns vor Krebs zu schützen.

Außerdem könnte das Ergebnis eventuell dadurch verzerrt worden sein, dass die Studie nicht zwischen den verschiedenen Arten von Krebserkrankungen unterschied und so ein ziemlich flaches Bild ergab. Betrachtet man die verschiedenen Krebsformen separat, scheint die Schutzwirkung von Obst und Gemüse ausgeprägter zu sein, wie die folgende Tabelle zeigt.

Prospektive Untersuchungen des Zusammenhangs zwischen dem Verzehr bestimmter Lebensmittel und der Krebshäufigkeit beim Menschen:[11]

Nahrungsmittel	Anzahl der Studienteilnehmer	Krebsart	Risikosenkung bei allen Teilnehmern in Prozent
Kohlgewächse	47090	Blase	50 %
Kohlgewächse	4309	Lunge	30 %
Kohlgewächse	29361	Prostata	50 %
Tomaten	47365	Prostata	25 %
Zitrusfrüchte	521457	Magen, Speiseröhre	25 %
Grüne Gemüse	81922	Bauchspeicheldrüse	75 %
Grüne Gemüse	11699	Brust	44 % (postmenopausal)
Lignane	58049	Brust	28 % (postmenopausal/ER+)
Karotten	490802	Kopf und Hals	46 %
Äpfel, Birnen, Pflaumen	490802	Kopf und Hals	38 %

Weil Gemüse und Früchte mit ihrer Nährstoffdichte, den sekundären Pflanzenstoffen und Ballaststoffen eine signifikante Schutzwirkung entfalten, ist es beunruhigend, dass viele Menschen in den Industrieländern nicht annähernd genug davon zu sich nehmen.
In den USA verzehrt nur ein Fünftel der Bevölkerung täglich die empfohlenen fünf Portionen Obst und Gemüse. Der durchschnittliche Verzehr liegt bei knapp über drei Portionen pro Tag.[12] In England ist die Situation noch trostloser: Dort schaffen es nur 12 % der Bevölkerung, fünf Portionen Obst oder Gemüse pro Tag zu essen, und fast 40 % nur eine Portion

oder weniger zu sich nehmen.[13] Im Durchschnitt essen die Briten etwa 2,5 Portionen Obst und Gemüse pro Tag.

In manchen Regionen des europäischen Kontinents ist Pflanzenkost beliebter. So essen beispielsweise französische Frauen 3,8 Portionen Obst und Gemüse pro Tag, gefolgt von französischen Männern mit 3,4 Portionen[14], aber selbst in Frankreich kommt der Verzehr nicht an die offiziellen »Fünf-pro-Tag«-Empfehlungen heran.

Schlechter sieht es in Deutschland aus, wo noch nicht einmal 10 % der Erwachsenen fünf Portionen Obst und Gemüse pro Tag zu sich nehmen.[15]

Dabei erbringen immer mehr Studien den Nachweis, dass Gemüse und Früchte eine deutliche Schutzwirkung besitzen. Gesundheitsexperten in vielen westlichen Ländern erhöhen ständig ihre Empfehlungen im Hinblick auf den Obst- und Gemüseverzehr. So setzte beispielsweise die US-Regierung ihre Empfehlung kürzlich auf 5 bis 13 Portionen pro Tag herauf. Menschen, die nur sehr wenig Obst und Gemüse essen, wird es nicht unbedingt leicht fallen, die Kluft zwischen dem niedrigen Verzehr und diesen empfohlenen Mengen zu schließen. Mit den Rezepten in diesem Buch möchte ich Ihnen dazu verhelfen, Ihren Gemüse- und Obstkonsum zu steigern.

Gemüse-Power

Während sich sowohl der Verzehr von Gemüse als auch von Obst sehr positiv auf die Gesundheit auswirkt, liefert Gemüse eine größere Vielfalt – und oft eine höhere Konzentration – von Nährstoffen und weniger Kalorien, da es weniger Zucker enthält als Obst.

Nicht nur gut gegen Vampire: Knoblauch & Co

Knoblauch, Zwiebeln, Lauch, Schalotten, Frühlingszwiebeln und Schnittlauch: Die Aromen aus der Familie der Zwiebelgewächse bringen die meisten Menschen mit der mediterranen Küche in Verbindung. Organische Schwefelverbindungen (Senföle) wie Diallylsulfid und ein Flavonoid, Quercetin, könnten helfen, die Entstehung oder das Fortschreiten bestimmter Krebsformen zu verhüten, insbesondere Magenkrebs, Darmkrebs, Kehlkopfkrebs und Speiseröhrenkrebs. Knoblauch besitzt entzündungshemmende, antivirale, antibakterielle und fungizide Eigenschaften, kann die Selbstzerstörung von Krebszellen in Gang setzen und die Neubildung von Blutgefäßen durch Tumore verhindern.

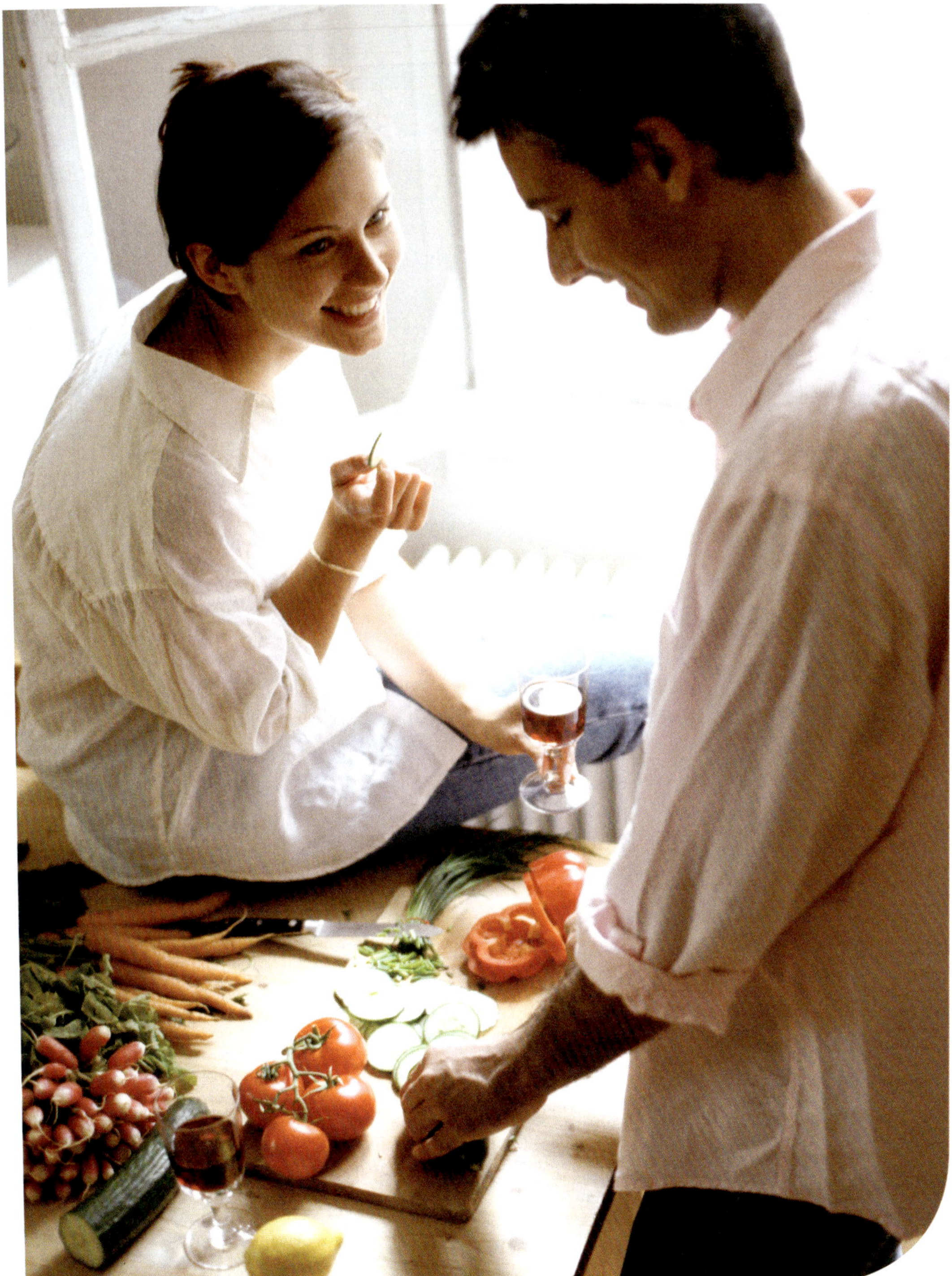

Roh und fein gehackt entfaltet Knoblauch seine positive Wirkung auf unsere Gesundheit am besten: Das Hacken oder Pressen löst eine Enzymreaktion aus, durch die Allicin freigesetzt wird, jener Stoff, der nicht nur für viele der gesundheitsfördernden Wirkungen des Knoblauchs verantwortlich ist, sondern auch für seinen durchdringenden Geschmack. (Lässt man gehackten oder durchgepressten Knoblauch vor der Verwendung 5 bis 10 Minuten ruhen, entfaltet das Allicin seine stärkste Wirkung.)
Dasselbe gilt für Lauch und Zwiebeln: Je stärker man sie zerkleinert und je intensiver der beißende Geruch, der die Augen tränen lässt, desto mehr dieser gesunden Stoffe kann man aufnehmen. Längere Kochzeiten verringern den Allicin-Gehalt, versuchen Sie also, Knoblauch und Zwiebeln zumindest ab und zu roh oder nur leicht gedünstet zu essen.

Obst (besonders das in den Supermärkten angebotene) wird heutzutage oft speziell so gezüchtet, dass es süß schmeckt und gut aussieht. Auf den Nährstoffgehalt wird weniger Wert gelegt. Aber auch unser »modernes« Obst ist der Gesundheit förderlich und tatsächlich enthalten manche Obstsorten (beispielsweise Beeren) mehr Nährstoffe als manche Gemüse (beispielsweise Eisbergsalat) und *jede* frische Frucht ist besser als ein Schokoriegel!
Ganz allgemein sollten wir darauf achten, die richtigen Obstsorten zu essen (nährstoffreich und mit einem moderaten glykämischen Index) und mehr Gemüse als Obst zu uns zu nehmen. Wenn man beispielsweise täglich neun Portionen Obst und Gemüse isst, ist ein Verhältnis von fünf bis sechs Portionen Gemüse zu drei bis vier Portionen Obst ideal.
Leider scheint Gemüse weniger beliebt zu sein als Obst. Einerseits, weil Obst leichter zu transportieren und zuzubereiten ist, aber vor allem, weil es dem angeborenen Verlangen des Menschen nach Süßem entgegenkommt. Außerdem mögen viele von uns kein Gemüse, weil sie als Kinder häufig gezwungen wurden, zerkochte, geschmacklose Gemüsegerichte zu essen. In meinen Kochkursen äußern die Teilnehmer am häufigsten den Wunsch, »zu lernen, Gemüse zu mögen« und appetitanregend und abwechslungsreich zuzubereiten.
Wie dem auch sei: Gemüse sollte an keinem Tag und bei keiner Mahlzeit auf unserem Teller fehlen. Je bunter und aromatischer, desto größer sein gesundheitlicher Nutzen, da die sekundären Pflanzenstoffe, die ihm seine Farbe und sein Aroma verleihen, oft auch jene Stoffe sind, die unsere Abwehrmechanismen gegen den Krebs stärken.

Fünf bis sechs Portionen Gemüse pro Tag sind anscheinend deutlich mehr, als die meisten von uns gewohnt sind, aber sie lassen sich auf recht einfache Weise im Laufe des Tages in den Speiseplan einbauen. Gemüse können wir beispielsweise in einer Frittata genießen oder in einem Omelett oder zum Frühstück (zur Zeitersparnis kann man Gemüsereste vom Vortag verwenden), als großen, gemischten Salat zum Mittagessen, in einer Suppe zum Abendessen und roh zwischen den Mahlzeiten.

Fisch und Fleisch können zum Mittag- oder Abendessen mit Gemüse kombiniert werden anstatt mit Nudeln, Reis oder Kartoffeln, die viel weniger Nährstoffe enthalten und fast ebenso viel Zubereitungszeit benötigen. Viele Gemüsesorten wie Spaghettikürbis, grüne Bohnen, Blumenkohl oder Spinat sind ein leckerer Ersatz für Nudeln und schmecken hervorragend mit jeder Soße, die Sie auch für Pasta verwenden würden, wie beispielsweise Bolognese, Pesto oder Tomatensoße.

Im Rezeptteil (ab S. 126) habe ich Ihnen vor allem Rezepte mit Gemüse zusammengestellt, damit Ihnen der Beginn Ihrer neuen Ernährungsweise leichter fällt. Sie werden sehen, Sie sind ganz einfach zuzubereiten.

Nicht zu verachten:
Die Schutzwirkung von Pilzen

Vielen Pilzen werden antioxidative, entzündungshemmende, immunstärkende, antivirale und sogar direkt krebshemmende Eigenschaften zugeschrieben. So sind etwa Shiitake-Pilze eine gute Quelle für Lentinan, einen Stoff, der das Immunsystem anregen und das Tumorwachstum verlangsamen oder sogar zum Stillstand bringen soll. Klinische Studien mit Krebspatienten weisen auf einen Zusammenhang zwischen der Aufnahme von Lentinan und einer höheren Überlebensrate, besseren Lebensqualität und geringeren Rückfallquote hin.[16]

Am bekanntesten für ihre medizinischen Wirkungen sind die asiatischen Sorten, beispielsweise Austernpilze, Maitake oder Shiitake. Sogar gewöhnliche Champignons können eine Schutzwirkung entfalten: Forscher der Universität von Perth fanden heraus, dass chinesische Frauen, die pro Tag durchschnittlich etwa 4 Gramm getrocknete Champignons zu sich nahmen, dadurch ihr Brustkrebsrisiko gegenüber Frauen, die keine Pilze aßen, um 47 % senkten. Frauen, die täglich 10 Gramm frische Pilze verzehrten, senkten ihr Risiko um 64 % und diejenigen,

die den Verzehr von Pilzen mit einem regelmäßigen Grünteekonsum kombinierten, konnten ihr Brustkrebsrisiko sogar um 89 % senken.[17]
Man nimmt an, dass Champignons sogar natürliche Aromatase-Inhibitoren enthalten, also Stoffe, die die Östrogenproduktion im Körper drosseln können. Dies schützt möglicherweise vor Brustkrebs und anderen hormonabhängigen Tumoren.
Roh verzehrt enthalten Pilze jedoch auch einen Stoff, der möglicherweise krebserregend wirkt, das sogenannte Hydrazin. Hydrazin wird durch Kochen, Trocknen oder Konservieren zerstört, weshalb man Pilze am besten gekocht verzehrt und zwischen Champignons und anderen Arten abwechseln sollte, wie beispielsweise Austernpilzen oder Shiitake, die zunehmend in Supermärkten und Naturkostläden angeboten werden.

Welche Früchte sind die besten?

Obst ist eine ausgezeichnete Quelle für Vitamine, Mineralstoffe, Wasser und Ballaststoffe. Frische Früchte strotzen geradezu vor gesundheitsfördernden Pflanzenstoffen und köstlichen Aromen. Der natürliche Fruchtzucker liefert Energie und ist gesünder als der in Limonaden, industriell hergestellten Keksen, Kräckern oder Schokoriegeln enthaltene Zucker.
Früchte verzehrt man am besten frisch, roh und im Ganzen. Essen Sie möglichst einheimisches Obst der Saison, das am Baum gereift ist. Es ist generell frischer, aromatischer und preiswerter als Früchte, die außerhalb der Saison importiert werden.

Beeren: Lassen Sie sich die Schutzwirkung auf der Zunge zergehen

Wenn Sie eine Pflanzenkost zu sich nehmen möchten, die den Gaumen mit köstlichen Aromen erfreut, gesunde Pflanzenstoffe liefert und nur wenige Kalorien enthält, sollten Sie Beeren und Steinobst wählen.
Ellagsäure, ein Polyphenol, das in Himbeeren, Erdbeeren und einigen Nusssorten wie Haselnüssen und Pekannüssen enthalten ist, soll das Wachstum und die Ausbreitung von Tumoren verlangsamen und den Körper bei der Ausscheidung giftiger und potenziell krebserregender Stoffe unterstützen. Kirschen, Pflaumen, Pfirsiche

und Nektarinen haben ähnlich leuchtende Farben und hohe Konzentrationen von Antioxidantien wie die Beerenfrüchte und sind oft noch preiswerter.
Es ist natürlich am besten, frische, rohe Beeren zu essen, doch weil die Wachstumsperioden in vielen Teilen der Welt recht kurz sind, kann man auch auf tiefgekühlte zurückgreifen. Da die verschiedenen Beerensorten unterschiedliche Mengen an Schutzstoffen enthalten, sollte man immer wieder abwechseln und beispielsweise an einem Tag Himbeeren essen, am nächsten Erdbeeren und am übernächsten Heidel- oder Preiselbeeren (Cranberries) und auch zwischen frischen, tiefgefrorenen und getrockneten Beeren abwechseln. (Achtung: manchen getrockneten Beeren werden Zucker und Sonnenblumenöl zugesetzt; diese sind besser zu meiden.)

Getrocknete Früchte sind zwar eine ausgezeichnete Ballaststoff-Quelle, verlieren aber während des Trocknungsprozesses viele Vitamine. Darüber hinaus enthalten Trockenfrüchte mehr Zucker und dadurch mehr Kalorien. Deshalb ist es besser, hauptsächlich frische Früchte zu essen und getrocknetes Obst nur als gelegentliche Nascherei zu genießen.
Fruchtsäfte können eher ungesunde Blutzucker- und Insulinschwankungen verursachen als ganze Früchte, weil die in der ganzen Frucht enthaltenen Ballaststoffe – das Fruchtmark, die Kerne und die Schale – entfernt wurden, sodass sich der Fruchtzucker schneller in Blutzucker umwandeln kann. Dennoch sind Fruchtsäfte den übermäßig gezuckerten Limonaden und Softdrinks allemal vorzuziehen und können bei der Entwöhnung von solchen Getränken hilfreich sein.
Wenn Sie Fruchtsaft trinken möchten, sollten Sie abgepackte Säfte meiden (viele sind gesüßt und aus Konzentrat hergestellt). Trinken Sie stattdessen selbst gepresste Säfte direkt nach dem Auspressen, denn die in den Früchten enthaltenen Vitamine gehen schnell verloren. Durch Verdünnen mit Wasser-können Sie die blutzuckersteigernde Wirkung von Fruchtsäften etwas abschwächen.

Sauer macht lebenslustig

Zitronen, Orangen, Grapefruits, Limetten und Mandarinen machen dem mediterranen »Anti-Krebs-Lebensmittelkorb« alle Ehre.
Verschiedene Studien weisen darauf hin, dass der Verzehr von Zitrusfrüchten das Risiko, an bestimmten Krebsarten, insbesondere der des Verdauungstraktes, zu erkranken, senken kann. Das könnte auf

eine Reihe unterschiedlicher Schutzstoffe im Saft und in der Schale von Zitrusfrüchten zurückzuführen sein (d-Limonen in der Zitronenschale, Tangeritin und Nobiletin in der Schale von Mandarinen, Hesperidin in den dünnen Häuten, die das Fruchtfleisch umgeben. Diese, so wird vermutet, unterstützen die Ausscheidung potenziell krebserregender Stoffe und hemmen das Wachstum der Krebszellen.
Gewöhnen Sie sich an, immer einen Grundvorrat an Zitrusfrüchten im Haus zu haben – insbesondere Zitronen und Limetten – deren Schalen vielen Gerichten ein zartes, frisches Aroma verleihen, ganz ohne Säure wie bei der Verwendung von Zitronensaft. Die Schale kann in Salatdressings, Saucen und Eintöpfe gerieben und zum Würzen von Fischgerichten, Desserts und Backwaren verwendet werden. Verwenden Sie nur die Schalen von unbehandelten Zitrusfrüchten (konventionell angebaute werden oft mit Chemikalien behandelt, um sie vor Insekten- und Pilzbefall zu schützen.)

Roh oder gekocht?

Obwohl eine reine Rohkostnahrung für manche Leute das Richtige sein mag, bekommt den meisten Menschen eine Mischkost aus rohen und gekochten Lebensmitteln am besten. Durch den Kochprozess werden harte Pflanzenfasern weich, was dem Kiefer, den Zähnen und den Verdauungsorganen die Arbeit erleichtert und weniger Energie kostet. Kochen vermindert auch die Gefahr bakterieller Infektionen, die durch rohe Lebensmittel übertragen werden können. All das ist wichtig für Menschen, deren Verdauungs- oder Immunsystem durch Krebs oder dessen Behandlung geschwächt ist.
Während einige Vitamine und Enzyme beim Kochen zerstört werden, liefern manche kurz gekochte oder gedünstete Gemüse sogar mehr Nährstoffe als im rohen Zustand. Beispielsweise Möhren: Weil die harten Zellwände durch den Kochvorgang aufgebrochen werden, liefern leicht gedämpfte Möhren ein Drittel mehr Betakarotin als rohe.[18] Dasselbe gilt für andere Gemüsesorten wie Spinat, Pilze, Spargel, Kohl und Paprika.
Auch die Kochtechnik ist wichtig: Laut einer kürzlich durchgeführten Studie bleiben beim Kochen und Dünsten von Möhren, Zucchini und Brokkoli mehr antioxidative Stoffe erhalten als beim Braten.[19]
Ein weiterer Nährstoff, der durch Kochen besser aufgeschlossen wird, ist das Lykopin, ein

Antioxidans, das man hauptsächlich in der Haut von Tomaten findet. Es wurde mit einer Senkung des Krebsrisikos in Verbindung gebracht (insbesondere von Prostatakrebs). Durch das Kochen lykopinreicher Nahrungsmittel steigt der Gehalt dieses wertvollen Nährstoffs: Ganze Tomaten, die eine halbe Stunde lang bei 88 °C gekocht werden, enthalten 35 % mehr Lykopin als rohe Tomaten.[20]
Tomatenmark aus gekochten und pürierten ganzen Tomaten ist eine besonders gute Lykopinquelle. Es überrascht also nicht, dass strikte Rohköstler bei einer in Deutschland abgehaltenen Studie niedrige Lykopinspiegel aufwiesen.[21]

Müssen wir sie täglich essen?

Obst und Gemüse sollten Sie tatsächlich täglich essen – im Idealfall bei jeder Mahlzeit und Zwischenmahlzeit. Sie sind die beste Quelle für wasserlösliche Vitamine (Vitamin C und alle B-Vitamine), die ganz wichtig für ein gesundes Immunsystem sind. Anders als fettlösliche Vitamine, die unser Körper speichern kann, werden wasserlösliche Vitamine ausgeschieden, wenn der Körper sie nicht nutzt, weshalb sie ständig aufs Neue zugeführt werden müssen.
Wenn Sie den Verzehr von Obst und Gemüse über den Tag verteilen, werden Sie staunen, wie einfach es ist, so viele Portionen zu sich zu nehmen, wie Sie brauchen!

Und so geht es:

(Rezepte im Rezeptteil, ab S. 126, ausführlich beschrieben)

- **Frühstück:** Eine Schale Bircher-Müsli mit einem großen, geriebenen Apfel und einer reichlichen Handvoll Beeren (2 Obstportionen)
- **Zweites Frühstück:** Eine rohe Möhre (1 Gemüseportion) mit Hummus-Dip
- **Mittagessen:** Eine Portion *Salade Niçoise* mit grünen Bohnen, rohem Fenchel, Paprikastreifen, Gurke, Tomate, fein gehackten Frühlingszwiebeln und Kopfsalat (3–4 Gemüseportionen)
- **Zwischenmahlzeit am Nachmittag:** Ein Himbeer-Smoothie (1 Obstportion) oder ein Apfel, eine Birne, eine Orange oder Mandarine (1 Obstportion) mit einer Handvoll Mandeln.
- **Abendessen:** Zwei Esslöffel Blumenkohlcouscous (1 Gemüseportion) als Beilage zu Fisch oder Hühnchen in Tomatensoße (1 Gemüseportion). Dazu einen grünen oder gemischten Salat (1 Gemüseportion).

So haben wir, bevor wir uns versehen, drei Portionen Obst und sieben Portionen Gemüse zu uns genommen! Gar nicht so schwer, nicht wahr? Und lecker obendrein! Der Trick besteht darin, nach Möglichkeiten zu suchen, Obst und Gemüse bei jeder Gelegenheit in die Mahlzeiten zu integrieren. Andernfalls können sich Brot, Nudeln, Pizza, Kuchen, Kekse und Schokoriegel leicht auf unserem Speisezettel »breitmachen« und die nährstoffreiche Pflanzennahrung verdrängen, nach der unser Körper so dringend verlangt.

Farbenspiel für die Gesundheit

Eine Möglichkeit, die ganze Nährstoffvielfalt von Obst und Gemüse aufzunehmen, besteht einfach darin, so oft wie möglich Pflanzennahrung unterschiedlicher Farben zu essen. Denn die verschiedenen Pflanzenstoffe verleihen den Früchten und Gemüsesorten ihre Farben und je mehr verschiedene Farben wir zu uns nehmen, desto mehr Pflanzennährstoffe nehmen wir auf.

Die sieben Farben der Gesundheit[22]

Farbe und aktiver Pflanzennährstoff	Nahrungsquellen	Physiologische Wirkungen
Rot (Lycopin)	Tomaten, rosa Grapefruit, Wassermelone; Tomatenprodukte (Tomatenmark, Ketchup, Tomatensuppe und -saft	Antioxidans, enthält Enzyme, die die Zellen vor karzinogenen Stoffen schützen; es wird eine Schutzwirkung gegen Prostata- und Lungenkrebs vermutet.
Rot/Violett (Anthocyanidine, Proanthocyanidine, Ellagsäure)	Rote Äpfel, rote Paprika, Brombeeren, Heidelbeeren, Rotkohl, Kirschen, Preiselbeeren (Cranberrys) oder Preiselbeersaft, Aubergine, rote Trauben oder Saft, rote Birnen, Zwetschgen, Granatäpfel, Trockenpflaumen, Erdbeeren, Rotwein	Antioxidans, verhindert das Wachstum neuer Blutgefäße in Krebsgeschwüren sowie die Bindung von karzinogenen Stoffen an die DNA; es wird eine Schutzwirkung gegen Krebs des Verdauungstraktes vermutet.

Farbe und aktiver Pflanzennährstoff	Nahrungsquellen	Physiologische Wirkungen
Orange (Alpha- und Betakarotine)	Möhren, Mangos, Aprikosen, Zuckermelone, Kürbis, Eichelkürbis, Hokkaido-Kürbis, Süßkartoffeln	Antioxidans, kann zur Verbesserung der Zellkommunkation beitragen; kann zur Verhütung von Lungenkrebs beitragen.
Orange/Gelb (Beta-Cryptothanxin, ein Carotinoid)	Orangensaft, Orangen, Mandarinen, Pfirsiche, Papayas, Nektarinen	Antioxidans, hemmt möglicherweise die Cholesterinsynthese, die zum Krebszellwachstum notwendig ist.
Gelb/Grün (Carotinoide, Lutein, Zeaxanthin)	Avocados, Paprika (grün oder gelb), Kohlblätter, Mais, Gurken, grüne Bohnen, Zuckermelone, Kiwi, Senfblätter, Erbsen, grüner Romasalat, Spinat, Rübenblätter, Zucchini (mit Schale)	Trägt zur Reparatur von DNA-Schäden bei, unterstützt die Bildung von Enzymen, die karzinogene Stoffe unschädlich machen.
Grün (Sulphoraphane oder Senföle, Indole)	Brokkoli, Rosenkohl, Pak Choy, Blumenkohl Mangold, Grünkohl, Wasserkresse	Regt die Bildung von Enzymen an, die krebserzeugende Stoffe unschädlich machen; wirkt vermutlich krebshemmend in frühen Krebsstadien.
Weiß/Grün (Allicin der Zwiebelgewächse; Flavonoide, Quercetin und Kaempferol)	Knoblauch, Zwiebeln, Lauch, Sellerie, Birnen, Endivien, Schnittlauch, Artischocken, Spargel, Pilze	Antioxidans, krebshemmend

Frisch oder tiefgefroren?

Manche Gemüse- und Obstsorten haben so kurze Wachstumsperioden, dass wir einiges verpassen würden, wenn wir darauf bestünden, sie nur in frischem Zustand zu essen. Tiefgefrorene Früchte und Gemüse können die Saison verlängern und uns das ganze Jahr über eine Vielfalt wertvoller Nährstoffe liefern. Auch wenn Tiefkühlware im Geschmack vielleicht nicht ganz an frisches Gemüse heranreicht, ist sie eine nährstoffreiche und praktische Alternative für Tage, an denen wir kein frisches Obst oder Gemüse im Haus haben (und keine Zeit zum Einkaufen).

Tiefgefrorenes Obst und Gemüse haben noch weitere Vorteile: Sie sind bereits gewaschen und geputzt, sodass sich die Zubereitungszeit verkürzt. Tiefgefrorene Gemüse benötigen auch weniger Kochzeit, weil sie normalerweise vor dem Einfrieren blanchiert werden. Außerdem bezahlen Sie beim Kauf von Tiefkühlgemüse nur für die essbaren Teile und nicht noch für eine Menge Blätter und Stängel, die Sie dann wegwerfen.

Wird Tiefkühlkost unter optimalen Bedingungen eingefroren und gelagert, kommt ihr Nährstoffprofil annähernd an die frische Ware heran, da das Gemüse/Obst normalerweise vollreif geerntet und unmittelbar nach der Ernte eingefroren wird. Doch auch Tiefgefrorenes sollte höchstens zwei bis drei Monate gelagert werden, da der Nährstoffgehalt nach und nach abnimmt. (Das gilt auch für tiefgefrorenen Fisch und für Fleisch.)

Tiefgefrorene Lebensmittel kauft man am besten bei spezialisierten Tiefkühlkostanbietern, die das Obst und Gemüse unter optimalen Bedingungen verarbeiten und große Mengen umsetzen. Diese liefern zumeist nach Hause. Wenn Sie im Laden einkaufen: Achten Sie beim Kauf auf das Mindesthaltbarkeitsdatum und sorgen Sie dafür, dass die Kühlkette auf dem Weg vom Geschäft zu Ihrer Kühltruhe nicht unterbrochen wird.

Die Würze des Lebens: Krebshemmende Kräuter und Gewürze

Eines der wichtigsten Merkmale der mediterranen Küche ist die großzügige Verwendung von Kräutern und Gewürzen. Früher wurden diese hauptsächlich zur Haltbarmachung von Lebensmitteln und für medizinische Zwecke verwendet und weniger als Aromen für den Gaumenkitzel. Unsere Vorfahren wussten, dass viele Kräuter und Gewürze antibakterielle und pilztötende Eigenschaften besitzen. Heute weiß man außerdem, dass sie eine Vielfalt von Antioxidantien und entzündungs- und krebshemmenden sowie entgiftenden Substanzen beinhalten.[23]

Darüber hinaus können wir durch die Verwendung von Kräutern und Gewürzen unseren Salzkonsum verringern, weil sie unsere Speisen mit einer Vielfalt von Aromen bereichern.

Die Auswahl und Aufbewahrung von Kräutern und Gewürzen

- Wenn Sie Kräuter ganz frisch genießen möchten, können Sie sie selbst ziehen. Das geht sogar auf dem Fensterbrett: In einem Blumenkasten findet eine Auswahl von Kräutern wie Thymian, Petersilie, Schnittlauch oder Bohnenkraut Platz.

- Wollen Sie frische Kräuter aufbewahren, sollten Sie sie unter fließendem Wasser abspülen, trocken tupfen und in einer mit Küchenpapier ausgelegten verschließbaren Plastikbox in den Kühlschrank stellen. So bleiben sie etwa eine Woche frisch.
- Wenn Sie mehr Kräuter einkaufen oder ernten, als Sie benötigen, können Sie sie waschen, abtrocknen, fein hacken und in kleinen Behältern einfrieren. Beschriften Sie die Behälter, denn tiefgefrorene Kräuter sehen alle gleich aus!
- Getrocknete Kräuter und Gewürze sollten Sie am besten in kleinen Mengen kaufen und so rasch wie möglich verbrauchen. Es ist nicht unbedingt sinnvoll zu versuchen, Geld zu sparen, indem man Großpackungen zum »Sonderpreis« kauft, deren Inhalt nach wenigen Monaten an Nährstoffen und Aromen einbüßt.
- Getrocknete Kräuter und Gewürze werden trocken, dunkel und kühl in fest verschlossenen Behältern aufbewahrt.

Die Kräuter aus der Familie der Lippenblütler wie Minze, Thymian, Majoran, Oregano, Basilikum und Rosmarin enthalten ätherische Öle mit entzündungshemmenden Eigenschaften, genannt Terpenoide. Man nimmt an, dass diese Stoffe in Krebszellen ein Selbstzerstörungsprogramm in Gang setzen und daher konventionelle Krebstherapien unterstützen können.

Die Apiaceae, eine Gruppe von Pflanzen, zu denen Petersilie, Sellerie und Knollensellerie gehören, enthalten antioxidative Stoffe wie das Apigenin, das unter Laborbedingungen krebshemmende Eigenschaften zeigte: Es verhinderte die Angiogenese, die Neubildung von Blutgefäßen, über die Tumore mit Nährstoffen versorgt werden.[24]

Andere Kräuter und Gewürze mit krebshemmenden Eigenschaften sind Cayennepfeffer und rote Chillischoten (Capsaicin), Fenchel, Bockshornklee, Ingwer, Rosmarin und schwarzer Kumin[25], Zimt, Koriander, Kumin, Lorbeerblätter, Salbei und schwarzer Pfeffer.

Die meisten frischen Kräuter sind empfindlich und verlieren ihre Farbe und ihr Aroma, wenn sie zu lange mitgekocht werden, weshalb man sie den Gerichten am besten erst zum Schluss hinzufügt. Dagegen entfalten die meisten getrockneten Kräuter ihr Aroma während des Kochens und können schon zu Beginn in den Topf gegeben werden. Getrocknete Kräuter werden im Allgemeinen durch Kochen »aufgeschlossen« und brauchen einige Zeit in einer heißen, feuchten Umgebung, bevor sie ihr volles Aroma entfalten.

Wenn man Gewürze vor dem Mahlen im Ganzen röstet – wie in der indischen Küche üblich – wird ihr Aroma noch intensiver. Zum

Rösten von Gewürzen erhitzt man eine Pfanne auf mittlerer Flamme, gibt die Gewürze unzerkleinert hinein und schwenkt sie in der Pfanne, bis sie nach etwa 30 Sekunden ein warmes Aroma verströmen. Dann werden sie in einem Mörser zerstoßen und dem Gericht anschließend hinzugefügt. Die Aromen lassen sich auch gut freisetzen, indem man die gemahlenen Gewürze kurz in Öl brät, bevor man die anderen Zutaten beimengt.

Beim Kochen mit Kräutern und Gewürzen sollten wir uns von unserem Einfallsreichtum und unserem Geschmack leiten lassen. Die mediterrane Küche ist bemerkenswert offen für verschiedenste Aromen und vereint eine große Vielfalt an Geschmacksrichtungen.

Goldene Göttin: Die Gelbwurz

Gelbwurz und im Besonderen Kurkuma, jener Stoff, der dieser Pflanze ihre goldene Farbe verleiht, wird in Indien von Ayurveda-Ärzten seit Jahrtausenden zur Behandlung einer ganzen Reihe von Beschwerden verwendet. Ihr werden viele krebsfeindliche Wirkungen zugeschrieben: So soll sie entzündungshemmend wirken, das schnelle Wachstum von Krebszellen verhindern, das Selbstzerstörungsprogramm von Krebszellen in Gang setzen und die Neubildung von Blutgefäßen, die Tumoren mit Nährstoffen versorgen, verhindern. Versuche mit Zellkulturen sowie Untersuchungen an Tieren und einige Studien mit Menschen wiesen auf die therapeutischen und präventiven Wirkungen von Kurkuma hin.

Kurkuma wird vom Körper nur schwer aufgenommen, die Aufnahme kann aber verbessert werden, wenn man es zusammen mit schwarzem Pfeffer oder Gemüse aus der Familie der Kreuzblütler (zum Beispiel Brokkoli und Kohlgemüse) isst. Auch die Kombination von Kurkuma und Zwiebeln scheint eine erhöhte Schutzwirkung zu haben, wie sich im Rahmen einer Studie zeigte: Nachdem Patienten mit Darmpolypen (die zu Krebs entarten können) täglich über einen Zeitraum von sechs Monaten die Nahrungsergänzungsmittel Quercetin und Kurkumin eingenommen hatten, waren über die Hälfte der Polypen verschwunden und die verbliebenen waren um etwa die Hälfte geschrumpft.

Frische Gelbwurz (erinnert an Ingwerwurzeln, nur etwas kleiner), die man in Naturkostläden bekommt, ist aromatischer als das Pulver. (Achtung: Frische Gelbwurz verursacht Verfärbungen auf der Haut und der Kleidung, tragen Sie also beim Verarbeiten Gummihandschuhe). Bewahren Sie frische Gelbwurz in einem luftdichten Behälter im Kühlschrank auf und das Kurkuma-Pulver in einem verschlossenen Gefäß an einem kühlen, trockenen Ort. Die reine Gelbwurz ist dem Curry-Pulver vorzuziehen, weil die handelsüblichen Curry-Mischungen oft nur sehr geringe Mengen an Kurkuma enthalten.

Bohnen – Gemüse oder Stärkenahrung?

Bohnen werden im Mittelmeerraum seit Jahrtausenden kultiviert und sind aus der Mittelmeerküche nicht wegzudenken. Weil Bohnen, Linsen und Kichererbsen – auch Hülsenfrüchte genannt – in Schoten an Büschen wachsen, werden sie gemeinhin als Gemüse betrachtet. Doch aufgrund ihrer einzigartigen Nährstoffzusammensetzung – sie sind relativ kohlenhydrat- und eiweißreich – gehören sie in eine andere Kategorie.

Bohnen enthalten verschiedene Arten von Pflanzenchemikalien, die möglicherweise eine Rolle in der Krebsprävention spielen, wie beispielsweise Saponine, Protease-Inhibitoren und Phytinsäure. Viele Hülsenfrüchte enthalten auch Stoffe, die milde östrogenähnliche Wirkungen entfalten (Isoflavone) und möglicherweise vor bestimmten Krebsarten schützen können, insbesondere vor Brust- und Prostatakrebs.[26]

Durch ihren hohen Ballaststoff- und Eiweißgehalt verstärken Bohnen das Sättigungsgefühl, indem sie den Verdauungsprozess verlangsamen. Außerdem sind sie trotz ihres hohen Stärkeanteils ein Nahrungsmittel mit niedrigem glykämischen Index (siehe die GI/GL-Tabelle ab Seite 47) und tragen so zu einem ausgeglichenen Blutzuckerspiegel bei. Dunkle Hülsenfrüchte wie schwarze oder dunkelrote Bohnen enthalten darüber hinaus antioxidative Stoffe, die sogenannten Anthocyanidine.

Wie man die »musikalische Frucht« zum Schweigen bringt

Was viele Leute davon abhält, Hülsenfrüchte zu essen, ist die Tatsache, dass sie peinliche Blähungen verursachen können. Wenn die in den Bohnen enthaltenen Kohlenhydrate, die sogenannten Oligosaccharide, von Darmbakterien verdaut werden, entstehen Gase im Darm. In vielen Rezepten werden Bohnen mit Anissamen, Fenchel- oder Koriandersamen, Bohnenkraut, Kreuzkümmel, Kümmel und Gelbwurz zubereitet, um diesen Effekt zu minimieren.

Es kann auch helfen, während des Essens (oder danach) immer wieder einen Schluck Fenchel-,

Anis-, Pfefferminz-, Koriander- oder Kamillentee zu trinken.
Man kann den Oligosaccharid-Gehalt reduzieren, indem man die Bohnen zwölf bis 24 Stunden einweicht, sie danach gründlich abspült und weich kocht. In der asiatischen Küche werden Bohnen oft zusammen mit einer bestimmten Algenart, der Kombu-Alge, gekocht, wodurch sich die Kochzeit verkürzt und der Oligosaccharid-Gehalt ebenfalls sinkt. Kombu-Algen sind in den meisten Naturkostläden erhältlich. Auch der Zusatz von Essig nach dem Kochen kann Hülsenfrüchte leichter verdaulich machen. Linsen und Kichererbsen sollen angeblich weniger blähend wirken als andere Bohnenarten.
Eine weitere Möglichkeit, Hülsenfrüchte besser verdaulich zu machen, besteht darin, sie vor dem Kochen keimen zu lassen. Durch den Keimprozess wird der Stärkeanteil der Bohnen in einfachere, leichter verdauliche Kohlenhydrate aufgespalten und gleichzeitig der Protein-, Vitamin- und Enzymgehalt erhöht, was den Nährwert der Hülsenfrüchte beträchtlich steigert.
Um Bohnen und Getreidekörner keimen zu lassen, weicht man sie über Nacht ein, spült sie dann ab und lässt sie in einem Sieb an einem halbdunklen, gut belüfteten Ort einen bis drei Tage stehen, bis sich die Keimlinge zeigen. Die Bohnen oder Körner dabei jeden Tag unter fließendem Wasser abspülen.
Und schließlich ist sorgfältiges Kauen wichtig. Wenn man jeweils nur eine kleine Portion in den Mund nimmt und diese 30 bis 40 Mal kaut, unterstützt das die Vorverdauung, sodass der Verdauungstrakt später weniger Arbeit hat. Denken Sie »mediterran«: Wenn Sie sich die Zeit nehmen, jeden einzelnen Bissen zu genießen, kann der Körper die Nahrung besser verdauen und aufnehmen, und peinliche Nebenwirkungen bleiben Ihnen dabei erspart.

Phytoöstrogene: Soja, Leinsamen und Co

Phytoöstrogene sind Pflanzenstoffe, die eine ähnliche Wirkung entfalten wie das von unserem Körper gebildete Sexualhormon Östrogen. Viele Nahrungsmittel enthalten solche Stoffe; Sojabohnen weisen den höchsten Gehalt an Phytoöstrogenen auf. Über die Vorteile einer Krebsvorbeugung durch Soja gehen die Meinungen auseinander. Einige Forscher vertreten die Ansicht, dass Phytoöstrogene – insbesondere die Isoflavone – dazu beitragen können, die Entstehung bestimmter Krebserkrankungen zu verhindern, insbesondere hormonabhängige Krebsarten wie Brust- und Prostatakrebs. Asiatische Frauen haben ein deutlich geringeres Brustkrebsrisiko als Frauen in westlichen Ländern, und einige Forscher führen das auf den höheren Sojakonsum in Asien zurück.[27]

Die Ergebnisse asiatischer Studien sind allerdings nicht unbedingt auf westliche Bevölkerungsgruppen übertragbar: Asiatische Frauen essen andere Sojaprodukte und beginnen in jüngeren Jahren mit dem Verzehr als Frauen im Westen. In Japan oder China sind außer Tofu, Sojabohnen und Sojamilch fermentierte Sojaprodukte wie Tempeh, Miso und Natto traditionell auf dem täglichen Speisezettel zu finden. Diese Nahrungsmittel sind im Westen nicht so beliebt. Dort stammen die meisten Nahrungsisoflavone aus stark verarbeitetem Sojamehl sowie von Sojaproteinen, die industriell hergestellten Backwaren und Konserven als Füllstoffe beigefügt werden.

Darüber hinaus sind sich die Forscher uneins in der Frage, ob der Verzehr von Sojaprodukten für Brustkrebsüberlebende sicher ist. Einige befürchten, dass Phytoöstrogene das Krebswachstum wieder anregen könnten.

Andererseits fand ein Forscherteam, das die Daten einer großen Shanghaier Studie über Brustkrebsüberlebende auswertete, kürzlich heraus, dass die Frauen, die die meisten Sojaproteine zu sich nahmen – bis zu 11 Gramm pro Tag – ein um 32 % niedrigeres Rückfall-Risiko hatten, als diejenigen, deren Sojakonsum am geringsten war.[28]

Bis weitere eindeutige Nachweise vorliegen, sollten Patienten, die an einer hormonabhängigen Krebsart erkrankt waren, Sojaprodukte eher in geringen Mengen verzehren (höchstens 1–2 Portionen pro Tag).

Falls Sie Sojaprodukte essen möchten, wählen Sie am besten minimal verarbeitete wie Naturtofu oder Tempeh und ungesüßte, nicht aromatisierte Sojamilch und Sojajoghurt. Verzichten Sie auf stark verarbeitete Sojaprodukte wie Burger, Bratlinge oder Sojawürste, die den Geschmack von Fleisch nachahmen sollen. Auch die Einnahme von isoflavonhaltigen Nahrungsergänzungsmitteln ist nicht zu empfehlen, weil diese oft Phytoöstrogene in zu hoher Dosierung enthalten.

Menschen, die Soja nicht mögen oder allergisch darauf reagieren, können Phytoöstrogene aus anderen Pflanzenstoffen aufnehmen: aus den sogenannten Lignanen. Lignane, die ebenfalls antioxidative Eigenschaften besitzen, werden von den Darmbakterien in östrogenähnliche Moleküle umgewandelt, obgleich sie unserem körpereigenen Östrogen nicht so stark ähneln wie die Soja-Isoflavone. Leinsamen ist eine gute Quelle für Lignane. Sie kommen in geringeren Mengen auch in Sesamsamen, Roggenvollkorn, Weizenvollkorn, Hafer und Gerste, Hülsenfrüchten, vielen Obstsorten (Beeren) und Gemüsesorten vor.

Leinsamen schützt möglicherweise vor Prostatakrebs: Bei an Prostatakrebs erkrankten Männern, die einen Monat lang täglich 30 Gramm (drei Esslöffel) gemahlenen Leinsamen verzehrten, stellte man ein verlangsamtes Krebszellenwachstum fest im Vergleich zu denjenigen, die keinen Leinsamen zu sich nahmen.[29]

In den meisten Ländern ist Leinsamen nicht Bestandteil der täglichen Ernährung, aber der regelmäßige Verzehr ist dennoch sehr zu empfehlen – und zwar nicht nur wegen des Lignan-Gehalts, sondern auch wegen des hohen Anteils an Omega-3-Fettsäuren und Ballaststoffen. Damit Leinsamen seine positiven Wirkungen auf die Gesundheit voll entfalten kann, sollte er vor dem Verzehr geschrotet oder fein gemahlen werden (eine elektrische Kaffeemühle ist dafür gut geeignet): So kann unser Körper im Vergleich zum ganzen Leinsamen das Zwei- bis Vierfache der enthaltenen Nährstoffe aufnehmen.[30] Geschroteter Leinsamen sollte im Kühlschrank aufbewahrt werden. Man kann Leinsamen bei moderaten Temperaturen auch zum Backen verwenden, da weder die Fette noch die Lignane besonders hitzeempfindlich sind.[31]

Vollkorn: In Maßen genießen

Getreide kann eine gute Nährstoffquelle sein, wenn das volle Korn verwendet wird, wenn also der Keim und die Kleie, in denen sich alle Vitamine, Mineralstoffe, Fette und Ballaststoffe konzentrieren, noch enthalten sind. Vollkorngetreide enthält auch das Antioxidans Vitamin E, die meisten Vitamine der B-Gruppe, die Mineralstoffe Magnesium und Zink sowie sekundäre Pflanzenstoffe wie Saponine und Lignane, denen eine krebshemmende Wirkung zugeschrieben wird.

Da bei der industriellen Verarbeitung von Getreide viele dieser wertvollen Inhaltsstoffe verloren gehen, sollten die Körner im Ganzen und so naturbelassen wie möglich verzehrt werden. Doch selbst ganze Getreidekörner sind nicht so nährstoffreich, wie allgemein vermutet wird. Beim Vergleich ihrer Nährstoffdichte mit der verschiedener anderer Lebensmittel fanden Ernährungswissenschaftler heraus, dass Vollkornbrot einen bestenfalls mittleren Nährwert hat.[32] Gemüse und Obst wie Spinat, Brokkoli, Tomaten, Erdbeeren und Heidelbeeren weisen einen beträchtlich höheren Nährstoffgehalt auf als Weizenvollkornbrot, bei gleichzeitig deutlich weniger Kalorien.

Laut Professor Loren Cordain von der *Colorado State University*, einem Experten für prä-agrare Ernährung, sind »Vollkorngetreide, gemessen am Kaloriengehalt, im Vergleich zu frischem Obst und Gemüse, magerem Fleisch und Meeresfrüchten eine ziemlich armselige Ballaststoff-, Mineralstoff- und B-Vitamin-Quelle«.[33] Er führt an, dass eine 1000-Kalorien-Portion von frischem Obst oder Gemüse 2- bis 7-mal so viele Ballaststoffe enthält wie eine vergleichbare Portion Vollkorngetreide.

Beim Mineralstoffgehalt schneidet Getreide noch schlechter ab: Laut Professor Cordain enthält eine 1000-Kalorien-Portion Vollkorngetreide 15-mal weniger Kalzium, 3-mal weniger

Magnesium, 2-mal weniger Kalium, 6-mal weniger Eisen und 2-mal weniger Kupfer als eine vergleichbare Portion von frischem Gemüse.

Getreide ist aber nicht nur nährstoffärmer als manche Obst- und Gemüsesorten: Einige Vollkornprodukte können auch schwer verdaulich sein, sodass der Körper ihre Nährstoffe nur schlecht aufnehmen kann. Im Gegensatz zu Obst und Gemüse, das fast ausschließlich verdauliche Ballaststoffe, die schonender für den Darm sind, enthält. Fermentierung der Körner (beispielsweise die Verwendung von Sauerteig), Keimen, Einweichen und Kochen kann hilfreich sein. So wurden Getreide von jeher im Mittelmeerraum zubereitet.

Menschen, die an einer Erkrankung namens Zöliakie leiden, reagieren sehr heftig auf Gluten, einen Eiweißstoff, der in Getreidearten wie Weizen und Roggen enthalten ist. Wenn diese Menschen nicht auf den Verzehr von glutenhaltigem Getreide verzichten (und auf eine ganze Reihe von glutenhaltigen verarbeiteten Gerichten, Saucen, Süßigkeiten und Snacks), haben sie ein erhöhtes Risiko, an Dünndarmkrebs zu erkranken.[34]

Bei anderen Menschen kann Weizen allergische Symptome wie Hautausschlag, Blähbauch oder Übelkeit auslösen, die rasch verschwinden, wenn das glutenhaltige Getreide vom Speiseplan gestrichen wird.

Da Weizen allgegenwärtig ist – er ist Bestandteil der meisten industriell verarbeiteten Lebensmittel, vom Brot über Getreideflocken bis hin zu Keksen, Saucen, Dressings und Snacks – kann man davon ausgehen, dass die meisten von uns recht viel davon zu sich nehmen.

Deshalb ist es ratsam, möglichst oft andere Getreidesorten zu essen und zumindest einen Teil des Weizens durch Getreide mit niedrigem Glutengehalt, wie beispielsweise Gerste, Dinkel oder Hafer und glutenfreie Körner wie Buchweizen, Reis, Amaranth, Hirse oder Quinoa zu ersetzen.

Stärkehaltige Lebensmittel: Auf den GI kommt es an

Wir müssen nicht alle süßen oder stärkehaltigen Lebensmittel von unserem Speisezettel streichen, aber es ist ratsam, solche Kohlenhydrate zu wählen, bei denen Blutzucker- und Insulinspiegel nicht zu schnell ansteigen.

Die glykämische Last senken

Folgende Maßnahmen können uns helfen, die glykämische Last von Kohlenhydraten zu reduzieren und den Blutzuckerspiegel stabil zu halten:

- Der glykämische Index und die glykämische Last von Kohlenhydraten können gesenkt werden, wenn man sie zusammen mit Eiweiß oder Fett verzehrt, weil diese die Verweildauer im Magen erhöhen. Deshalb verursacht eine Portion Nudeln mit Tomatensoße einen stärkeren Blutzuckeranstieg als eine Portion Nudeln mit Tomatensoße, die mageres Fleisch, Fisch oder Tofu enthält, über die man noch einen Teelöffel Olivenöl träufelt und etwas geriebenen Parmesankäse streut.
- Durch die Zugabe von Säuren wie Zitronensaft oder Essig kann man den glykämischen Index eines Gerichts ebenfalls senken. Bei einer Studie verringerte sich der GI einer stärkehaltigen Mahlzeit durch Essig von 100 auf 64.[35]
- Auch Fermentation kann den glykämischen Index eines Lebensmittels verbessern. Ein traditionell gebackenes Sauerteigbrot hat einen niedrigeren GI als ein mit industriell hergestellter Hefe gebackenes. Bei einer Studie hatte Sauerteigbrot einen GI von 68 während der GI bei einem mit industriell hergestellter Backhefe gebackenen Brot bei 100 lag.[36]
- Der Reifegrad eines Lebensmittels kann sich ebenfalls auf seinen glykämischen Index auswirken. Je reifer eine Frucht oder ein Gemüse ist, desto höher ist oft sein Zuckergehalt. Der GI von Bananen schwankt beispielsweise zwischen 30 (bei nicht ganz ausgereiften Früchten) und 70 (bei überreifen Exemplaren).[37]
- Auch der Ballaststoffanteil hat Einfluss auf den glykämischen Wert eines Lebensmittels. Verdauliche Ballaststoffe (z. B. in Äpfeln, Haferflocken und Hülsenfrüchten) verlangsamen die Freisetzung von Kohlenhydraten in den Blutstrom. Unverdauliche Ballaststoffe, beispielsweise Weizenkleie, haben kaum eine Schutzwirkung: Sehr fein gemahlenes Vollkorn wird fast so schnell verdaut und aufgenommen wie Auszugmehl (Weißmehl).
- Verschiedene Stärkearten haben einen unterschiedlich hohen GI-Wert, das heißt, manche werden schneller in Blutzucker umgewandelt als andere. Die Stärke von Kartoffeln, insbesondere von Kartoffelbrei (GI etwa 80) oder Ofenkartoffeln (GI etwa 90) wird schneller in Blutzucker umgewandelt als beispielsweise die von Süßkartoffeln (GI um 50), weil sich die Stärkearten unterscheiden. Die meisten Reissorten werden rasch in Blutzucker umgewan-

delt; ihre GI-Werte liegen zwischen 55 und 85 (siehe GI/GL-Tabelle ab Seite 47). Geschälte, gekochte Gerste, die wie Reis gegessen wird, enthält andere Stärkearten und wird daher langsamer aufgespalten (ihr GI-Wert liegt bei 22). Ersetzen Sie Reis möglichst oft durch Gerste. (Siehe Pilz-Orzotto, Seite 190.)

- Bestimmte Lebensmittel und Gewürze, die zusammen mit Kohlenhydraten mit höherem GI-Wert verzehrt werden, können deren glykämische Last senken. Dazu gehören Zwiebeln und Knoblauch, Heidelbeeren, Kirschen, Himbeeren und Zimt.

Den süßen Zahn ziehen

Menschen sind so »programmiert«, dass sie Süßes bevorzugen. Die erste Nahrung, die wir direkt nach der Geburt zu schmecken bekommen, ist die Milch unserer Mutter. Im Laufe der Evolution haben wir gelernt, dass süße Nahrung selten giftig ist, und wir lernten den Energieschub schätzen, der auf den Verzehr eines süßen Nahrungsmittels folgt. In der Natur signalisiert die Süße einer Frucht oder eines Gemüses oft den optimalen Reifezustand und Nährstoffgehalt, eine Tatsache, die unseren Vorfahren nicht entgangen sein kann.

Aus all diesen Gründen hat der zuckrige oder süße Geschmack den menschlichen Gaumen von jeher angesprochen. Solange Zucker rar war – in der Altsteinzeit nahm der Mensch höchstens zwei Kilo pro Jahr zu sich, und zwar in Form von mühsam gewonnenem wilden Honig und Früchten – stellte unsere Vorliebe für Süßes kein großes Gesundheitsrisiko dar. Doch heute, da Zucker und Süßstoffe im Überfluss vorhanden und billig sind, können wir nach Herzenslust unserem Verlangen nach Süßem nachgeben – mit katastrophalen Folgen für unsere Gesundheit.

Welche Arten von Zucker sollten wir also essen? Nun, auf diese Frage gibt es keine einfache, aber eine ehrliche Antwort: Keine Zuckerart ist wirklich gesund. Bis vor etwa 100 Jahren nahm niemand mehrmals am Tag konzentrierten (isolierten) Zucker zu sich, und unser Organismus ist auch nicht besonders gut darauf eingestellt. Dennoch richten einige Zuckerarten weniger Schaden an als andere. Es folgen einige Empfehlungen für die am wenigsten ungesunde Art, unsere Nahrung zu süßen.

Dem Zucker widerstehen

- **Entwöhnen Sie sich allmählich vom Zucker**
  Führen Sie ein Nahrungstagebuch, um sich bewusst zu machen, welche süßen Lebensmittel Sie essen, wie viel und wie oft. Senken Sie dann nach und nach Ihren Zuckerkonsum. Über einen Zeitraum von vier Wochen können Sie beispielsweise die Anzahl der Zuckerstückchen, die Sie in Ihren Kaffee tun, von vier auf drei, dann auf zwei, auf eins und schließlich auf null reduzieren.
  Gewöhnen Sie sich an, dunkle Schokolade zu essen: Wählen Sie anfangs Schokolade mit 60 % Kakaoanteil, dann mit 65 %, dann 75 % und schließlich mit 85 %. Nach einer Weile werden Sie feststellen, dass die süßen Dinge, die Sie früher so gerne gegessen haben, nun fast unerträglich süß schmecken.
- **Zucker überdeckt den Eigengeschmack von Speisen**
  Wenn Sie Ihren Zuckerkonsum reduzieren, werden Ihre Geschmacksknospen wieder sensibler für die angenehme natürliche Süße von Lebensmitteln. Nachdem Sie ein paar Wochen lang ganz bewusst wenig Zucker zu sich genommen haben, kann ein Apfel oder eine Birne wie das süßeste Ding der Welt schmecken! Auch Gemüse kann süß schmecken – beispielsweise auf kleiner Flamme geschmorte Paprikaschoten, langsam geschmorte Zwiebeln oder Kürbis, Erbsen, Rote Beete und Möhren.
- **Honig in Maßen**
  Eine der natürlichsten Zuckerquellen ist der Honig. Unsere Vorfahren verwendeten ihn nicht in erster Linie zum Süßen, sondern als Stärkungsmittel für Kranke und als heilige Medizin. Das überrascht nicht: Honig besitzt antioxidative, antibakterielle, krebshemmende und entzündungshemmende Eigenschaften. Verwenden Sie kalt geschleuderten (nicht wärmebehandelten) Honig. Sie finden ihn am ehesten im Naturkostladen.
  Im Gegensatz zu den meisten Honigsorten, die hohe GI-Werte haben, liegt Akazienhonig – der flüssig ist und ein mildes Aroma hat – mit einem GI von 32 im unteren Bereich.[38]
- **Natürliche Zuckerarten raffinierten vorziehen**
  Andere natürliche Zuckerarten, wie Rohrohrzucker oder Ahornsirup kommen mit ihrem GI-Wert ziemlich nah an

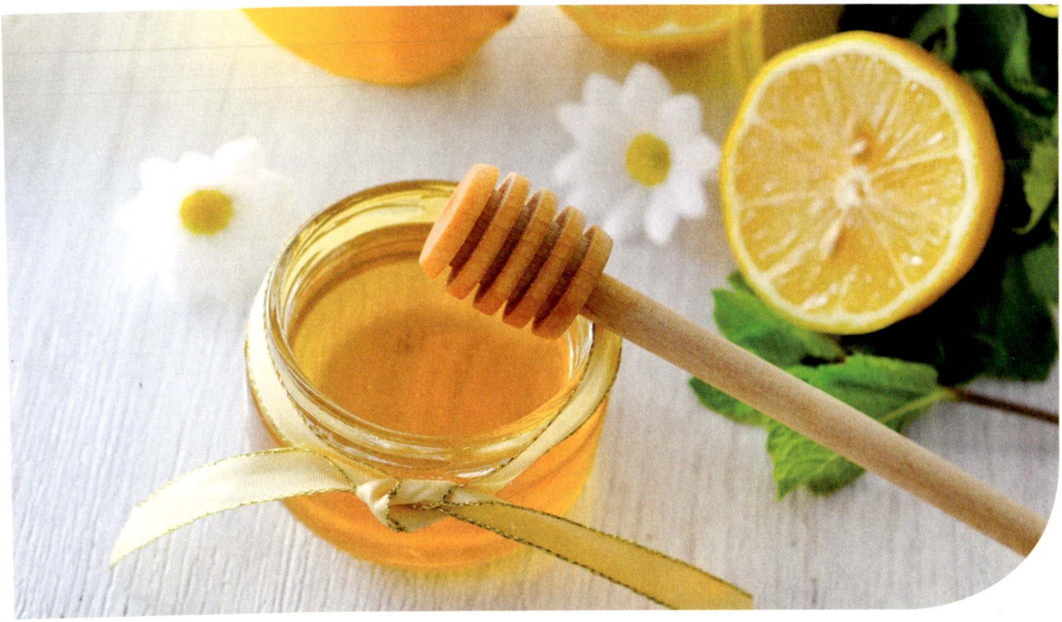

den üblichen Haushaltszucker heran. Sie können in Maßen genossen werden, haben aber keinen therapeutischen Wert.

- **Moderne Süßungsmittel vermeiden**
Agavendicksaft und Xylitol sind zwei moderne Süßstoffe mit sehr niedrigen GI-Werten. Beide werden aus Pflanzen gewonnen, werden aber, anders als Honig, stark verarbeitet. Und sie haben noch weitere Nachteile: So enthält beispielsweise Agavendicksaft 90 % Fruchtzucker, der, in großen Mengen genossen, zu Gewichtszunahme, Verdauungsproblemen und zur Entstehung von Herzkrankheiten beiträgt. Darüber hinaus ergab eine Studie, dass das Wachstum von Bauchspeicheldrüsenkrebszellen durch Fruktose genauso stark angeregt wird wie durch Glukose.[39]
Xylitol, ein aus der Birkenrinde gewonnener Zuckeralkohol, kann Blähungen verursachen und hat oft einen chemischen Nachgeschmack. Im Gegensatz zu Honig entfaltet keines dieser Süßungsmittel irgendeine Schutzwirkung gegen Krebs. Es sind lediglich Alternativen zum Haushaltszucker, die einen niedrigeren GI-Wert haben als dieser.
- **Auch Stevia ist keine Wunderpflanze**
Stevia ist ein weiterer beliebter Süßstoff pflanzlicher Herkunft. Etwa 300-mal süßer als Kristallzucker und dabei ohne Kalorien ist es beliebt bei gesundheitsbewussten Essern, die ihren Zuckerkonsum drosseln möchten. Lange Zeit litt Stevia unter dem Verdacht, krebserregend zu sein. Inzwischen stimmen die

Wissenschaftler jedoch überein, dass Stevia harmlos ist.
Die amerikanische Behörde für Lebensmittelzulassung und Arzneimittelüberwachung entschied 2008, dass Stevia keine Gesundheitsrisiken birgt.
Stevia – als grünes oder weißes Pulver, oder auch als Tropfen im Reformhaus erhältlich – hat allerdings einen leicht lakritzig-bitteren Nachgeschmack, der nicht allen gefällt.
Außerdem hilft uns die regelmäßige Zugabe von Stevia-Süße an Getränke und Gerichte nicht dabei, unseren süßen Zahn zu zähmen. Es ist also auch hier Mäßigung geboten.

- **Desserts als besondere Nascherei**
  Süße Nachtische sollten höchstens ein- bis zweimal pro Woche gegessen werden. Besser ist ein Obstsalat nach dem Essen. Als Zwischenmahlzeit eignen sich Früchte, Nüsse und Samenkörner. Ein Stück dunkle Schokolade (mindestens 75 % Kakao-Anteil) kann nach einer Mahlzeit das Verlangen nach Süßem stillen.
- **Den inneren Schweinehund zuhilfe nehmen**
  Eine effektive Strategie, um das Naschen nach dem Essen zu vermeiden, besteht darin, sich direkt nach der Mahlzeit gründlich die Zähne zu putzen und die Zahnzwischenräume mit Zahnseide zu reinigen. Diese aufwendige Prozedur wollen Sie doch sicher nicht wegen ein paar Süßigkeiten gleich noch einmal wiederholen, nicht wahr?
- **Ausreichend schlafen**
  Wenn wir uns morgens frisch und ausgeschlafen fühlen, verspüren wir weniger Verlangen danach, auf die Zuckerachterbahn zu steigen (süßen Kaffee, zuckrige Butterteilchen, gesüßte Frühstücksflocken, regelmäßige Heißhungerattacken) als wenn wir den Tag groggy und unausgeschlafen beginnen. Genauso ist es am Abend: Wenn wir das Verlangen nach einer nächtlichen Tafel Schokolade oder Tüte Chips verspüren, ist das wahrscheinlich der Ruf unseres Körpers nach Schlaf!

Fett ist nicht gleich Fett

Für viele Menschen klingt der Ausdruck »gesundes Fett« wie ein Widerspruch: Die weit verbreitete jahrzehntelange Fettphobie hat uns vergessen lassen, dass bestimmte Fette für

eine ganze Reihe von Körperfunktionen, einschließlich des Immunsystems und des Hormonhaushalts, unverzichtbar sind.
Fette sollten nicht mehr als ein Drittel unserer täglichen Kalorienaufnahme ausmachen. Davon kann wiederum ein Drittel aus gesättigten Fettsäuren bestehen, ein weiteres Drittel aus einfach ungesättigten Fettsäuren und der Rest aus mehrfach ungesättigten Fettsäuren (siehe Tabelle). Mehrfach ungesättigte Fettsäuren sind unsere Hauptquelle für Omega-3- und Omega-6-Fettsäuren, und wie wir bereits in Kapitel 3 gesehen haben, sollten wir diese in einem ausgewogenen Verhältnis zu uns nehmen (ungefähr 2:1 von Omega-6 zu Omega-3). Mehrfach ungesättigte Fette werden beim Kochen (oder bei industrieller Verarbeitung) durch Hitze, Licht oder Sauerstoff leicht zerstört. Dabei bilden sich sogenannte freie Radikale, die unsere Körperzellen angreifen und zu krebsartigen Veränderungen führen können. Um die Zerstörung (Oxydation) solcher Fette zu vermeiden, sollten kalt gepresste Öle an einem dunklen, kühlen Ort aufbewahrt und nicht zum Kochen oder Braten verwendet werden. Sie eignen sich am besten zur Zubereitung von Salaten, Obst- und Gemüse-Smoothies oder können direkt vor dem Servieren über ein Gericht geträufelt werden. Damit kann man das Gemüse tatsächlich aufwerten, denn durch die Zugabe von Olivenöl oder Butter können bestimmte Nährstoffe – beispielsweise Betakarotin oder Lycopin – besser vom Körper aufgenommen werden.[40]

Die Fette des Lebens

Fettart	Nahrungsquelle
Einfach ungesättigte Fettsäuren	Olivenöl, Rapsöl, Erdnussöl, Avocados, Nüsse und Samen
Mehrfach ungesättigte Fettsäuren (reich an Omega-3-Fettsäuren)	**Tierische Quellen:** Fette Fischarten (Sardinen, Lachs, Makrele, Anchovis und Hering); Eier, Milch und Fleisch von Tieren, die mit Omega-3-reichem Futter gefüttert wurden oder von Wild. **Pflanzliche Quellen:** Leinsamen, Walnüsse, Walnussöl, Rapsöl, grünes Blattgemüse, Portulak

Fettart	Nahrungsquelle
Mehrfach ungesättigte Fettsäuren (reich an Omega-6-Fettsäuren)	Die meisten Kernöle (Distelöl, Sonnenblumenöl, Maisöl, Sojaöl, Baumwollsamenöl); Nüsse und Samen
Gesättigte Fette	Tierprodukte (Fleisch, Geflügel, Meeresfrüchte, Eier, Milchprodukte, Schweineschmalz und Butter)
Transfette (MEIDEN!)	Gehärtete Pflanzenöle, industriell hergestellte Backwaren (Kräcker, Kekse und Kuchen), frittierte Nahrungsmittel wie Krapfen und Kartoffel-Chips, pflanzliche Backfette und Margarine

Zum Kochen und Braten sind Ghee (geklärte Butter) und Kokosöl am besten geeignet. Kaltgepresstes (natives) Olivenöl enthält antioxidativ wirkende Phenole sowie Squalen, denen krebshemmende Eigenschaften zugeschrieben werden.[41] Diese wertvollen Inhaltsstoffe können jedoch durch übermäßige Hitze zerstört werden. Um also den größten Nutzen aus den positiven Eigenschaften des Olivenöls zu ziehen, sollte man zum Kochen nur kleine Mengen verwenden und dann lieber noch etwas Öl über das fertige Gericht träufeln, so wie es die Italiener machen.

Olivenöl sollte beim Kochen nicht so stark erhitzt werden, dass es zu rauchen beginnt. Wenn das passiert, entsorgen Sie das Öl, lassen Sie die Pfanne abkühlen und säubern Sie sie gründlich, bevor Sie frisches Öl hineingeben. Die verschiedenen Öle haben einen unterschiedlichen »Rauchpunkt«, bei dem die Zersetzung beginnt und freie Radikale gebildet werden. Bei kaltgepresstem Olivenöl liegt der Rauchpunkt bei etwa 160 Grad Celsius, es kann also zum Kochen und Braten bei moderaten Temperaturen verwendet werden.

Öle, die reich an Omega-3-Fettsäuren sind, wie Leinöl, Hanf- oder Walnussöl sollten nicht erhitzt werden. Selbst mit Rapsöl sollte man vorsichtig sein, denn obwohl es etwa 70 % stabile, einfach ungesättigte Fette enthält und von den Herstellern zum Kochen empfohlen wird, ist es außerdem reich an Omega-3-Fettsäuren, die durch Hitze zerstört werden. Dieses Öl sollte also wie alle kalt gepressten, mehrfach ungesättigten Pflanzenöle am besten kalt verwendet werden.

Fetter Fisch – eine optimale Quelle für Omega-3-Fettsäuren

Fetter Fisch, ein fester Bestandteil der Mittelmeerküche, liefert zwei Arten von Omega-3-Fettsäuren: EPA und DHA, die sehr wichtig für unsere Gesundheit sind und krebshemmende Eigenschaften besitzen sollen. Unser Körper kann EPA und DHA auch aus pflanzlichen Quellen von Omega-3-Fettsäuren (wie Lein- oder Walnussöl) synthetisieren. Dies ist jedoch ein komplexer Vorgang, der eine adäquate Einnahme verschiedener Nährstoffe und Enzyme voraussetzt. Bei vielen Menschen erfolgt diese Umwandlung daher nur partiell. Deshalb ist für die meisten Fisch wahrscheinlich die beste Quelle für Omega-3-Fettsäuren.
Fette Fische wie Makrelen, Sardinen, Lachse, Forellen, Anchovis oder Heringe sind besonders reich an Omega-3-Fettsäuren. Deshalb sollten wir sie idealerweise mindestens zwei Mal pro Woche essen.
Es gibt allerdings ein paar Einschränkungen. Zum einen ist zu bedenken, dass größere Fische, wie beispielsweise Tunfisch, Hai oder Schwertfisch mit Umweltgiften belastet sein können. Da sie sich am Ende der maritimen Nahrungskette befinden, konzentrieren sich in ihrem Fleisch alle Schadstoffe, die im Körper jener kleineren Fische vorhanden sind, von denen sie sich ernähren. Es ist also ratsam, kleinere, weniger belastete Fische zu essen, die zudem wesentlich preiswerter sind. Außerdem sind Sardinen, Makrelen und Heringe, anders als einige der großen Fischarten, nicht vom Aussterben bedroht, sodass wir sie regelmäßig essen können, ohne vom schlechten Gewissen geplagt zu werden.
Während Lachs grundsätzlich eine ausgezeichnete Omega-3-Quelle ist, ist der billigere gezüchtete Lachs in den vergangenen Jahren aufgrund seiner möglichen Belastung mit Polychlorbiphenyl (PCB) und chlorhaltigen Pestiziden in Verruf geraten.[42] Zuchtlachs aus Nordeuropa ist davon mit am stärksten betroffen, weshalb Wildlachs sicherlich die bessere Wahl ist.
Wie bei allen anderen Nahrungsmitteln bin ich auch bei Fisch der Meinung, dass man frischen Fisch den Konserven vorziehen sollte, da darin der optimale Nährwert und Geschmack erhalten sind.
Da konservierter Fisch jedoch gut schmeckt und keine Zubereitungszeit erfordert, ziehen ihn viele Menschen dem frischen Fisch vor. Ihnen würde ich empfehlen, zwischen Dosenfisch und frischem Fisch abzuwechseln. Da die meisten Fischdosen allerdings innen mit BPA-

haltigem Kunststoff beschichtet sind, der eventuell ungesunde Partikel an den Doseninhalt abgibt, empfehle ich den Kauf von konserviertem Fisch in Gläsern anstatt Metallkonserven.

Naschen erlaubt: Nussgenuss

Nüsse, Samen und das aus ihnen hergestellte Mus (Pasten aus fein gemahlenen Nüssen, die in Naturkostläden verkauft werden), sind eine weitere Quelle für gesunde Fette und Proteine. Die meisten Nusssorten enthalten einen hohen Anteil an einfach ungesättigten Fetten und Antioxidantien wie Betakarotin, Vitamin E sowie andere Inhaltsstoffe, die die Fette vor dem Ranzigwerden schützen. Einige Nussarten, beispielsweise Walnüsse, sind außerdem reich an Omega-3-Fettsäuren.

Will man sichergehen, dass Nüsse ganz frisch sind, knackt man sie am besten selbst. Wenn Sie Nüsse ohne Schale kaufen, sollten Sie auf frische Ware achten und sie an einem kühlen, dunklen Ort aufbewahren. Die Aufbewahrung im Kühlschrank in einem fest verschlossenen Behälter vermindert das Risiko, dass sie ranzig werden. Nüsse sollten nicht bei hohen Temperaturen geröstet (bei moderater Hitze bis 100 °C im Backofen, nicht in der Pfanne) und nach dem Rösten sofort verzehrt werden. Meiden Sie geröstete Nüsse, die als Snacks verkauft werden: Häufig wurden sie nicht nur bei sehr hohen Temperaturen geröstet, sondern sind auch viel zu salzig.

Zum Rösten eignen sich am besten Mandeln, Haselnüsse und Pekannüsse, weil diese Sorten reich an einfach ungesättigten Fettsäuren sind, die bei höheren Temperaturen stabil bleiben. Walnüsse und Leinsamen enthalten größere Mengen der fragilen Omega-3-Fettsäuren und sollten deshalb am besten roh verzehrt oder bei sehr niedrigen Temperaturen (um die 80 °C) geröstet werden.

Erdnüsse sollte man nicht zu häufig essen, sie könnten krebserregende Stoffe (Aflatoxine) enthalten, die von Schimmelpilzen gebildet werden.

Kakao und Schokolade: Gesunde »Süßigkeit«

Weil sie reich an Antioxidantien und Genusspotential sind, nehmen Schokolade und Kakao eine Sonderstellung in jeder »Gesundheits-Vorratskammer« ein. Kakao enthält einen antioxidativen Stoff, genannt Procyanidin, der auch in Rotwein enthalten ist. Zwei bis drei Stücke einer qualitativ hochwertigen Schokolade mit einem Kakaoanteil von 75 % bis 85 % entsprechen dabei einem Achtelliter Rotwein mit hohem Procyanidin-Gehalt.[43]

Die Forschung über den Zusammenhang zwischen Kakao und Krebs steckt zwar noch in den Kinderschuhen, aber im Rahmen einiger Studien entdeckten Wissenschaftler bereits, dass das im Kakao enthaltene Procyanidin das Wachstum von Brustkrebszellen in Zellkulturen und von Prostatakrebs bei Ratten verlangsamt und beim Menschen entzündungshemmend wirken kann.[44]

Die effektivste Methode, Procyanidine in den Blutstrom zu bekommen, besteht darin, aus reinem Kakao zubereitete Schokoladengetränke zu trinken. Sie enthalten nicht nur weniger Fett als Tafelschokolade, der Körper kann die Procyanidine auch leichter aufnehmen, weil sie bereits in Wasser oder Milch gelöst sind. Früher glaubte man, Milch (in Schokoladengetränken oder in Milchschokolade) würde die Procyanidin-Aufnahme aus dem Kakao hemmen, aber inzwischen haben Untersuchungen gezeigt, dass dies nicht der Fall ist. Milch verlangsamt die Aufnahme lediglich.[45]

Schokolade mit einem Kakaoanteil von 75 % oder mehr bekommt man heute in den meisten Supermärkten. Falls es sie in Ihrem Supermarkt nicht gibt, können Sie sie im Naturkostladen kaufen oder über das Internet bestellen. Weil einige der Kakao produzierenden Länder die Verwendung von Pestiziden erlauben, die in den USA oder in Europa verboten sind, sollten Sie nur Kakao-Produkte mit Biosiegel kaufen – am besten von einem Fairtrade-Anbieter, da dann die Kakaoproduzenten einen fairen Preis für ihre Bohnen erhalten.

Protein: Das Kraftpaket

Wenn Menschen den Begriff »Protein« hören, denken sie an Fleisch – das ja nicht unbedingt als »Anti-Krebs-Nahrung« gilt. Doch nicht nur Fleisch, sondern auch viele andere Lebensmittel enthalten Proteine oder Eiweiße, die ein ganz wichtiger Bestandteil unserer Ernährung sind.

Da unser Körper ständig Protein aus den Geweben aufspaltet und letztere erneuert, muss unsere Ernährung täglich hochwertiges Eiweiß enthalten. Dieses nehmen wir idealerweise in mehreren Portionen über den Tag verteilt zu uns. Laut der *Weltgesundheitsorganisation* (WHO) sollte ein gesunder Erwachsener pro Kilogramm Körpergewicht täglich 0,8 Gramm Eiweiß essen. Wiegt eine Frau 60 Kilo, sollte sie also ca. 48 Gramm Eiweiß pro Tag verzehren. (Das bedeutet nicht, dass 48 Gramm Hähnchenfleisch oder Tofu ausreichen, um diesen Bedarf zu decken. Alle Lebensmittel enthalten natürlich auch noch andere Bestandteile wie Wasser oder Fett, was ihr Gewicht erhöht. 48 Gramm Eiweiß entsprechen also etwa 170 Gramm Hähnchenbrust ohne Haut oder etwa 450 Gramm festem Tofu.)

Es ist weder erforderlich noch gesund, mehr Protein zu sich zu nehmen, als die von der WHO empfohlene Menge, es sei denn, Sie sind schwanger, stillen oder sind Hochleistungssportler. Wenn wir bei jeder Mahlzeit Protein zu uns nehmen, bleiben Blutzucker und Energiepegel stabil, und wir fühlen uns nach dem Essen satt. Regelmäßig und in Maßen verzehrt, kann Eiweiß das Verlangen nach Süßigkeiten oder stärkehaltigen Zwischenmahlzeiten dämpfen und so dazu beitragen, dass wir unser Gewicht halten.

Unser Körper braucht Proteine nicht nur als Rohmaterial für den Aufbau von Knochen, Haut, Organen und Muskeln, sondern auch für die Produktion wichtiger Elemente des Immunsystems wie beispielsweise die weißen Blutkörperchen. Für Menschen, die aufgrund einer Krankheit – zum Beispiel Krebs – an Gewicht verlieren, ist es darüber hinaus wichtig, ausreichend hochwertiges Eiweiß zu sich zu nehmen, um genügend Muskelmasse zu behalten und das Immunsystem zu unterstützen.

Eiweiß oder Protein setzt sich aus sogenannten Aminosäuren zusammen. Tierisches Eiweiß (Fleisch, Fisch, Eier und Milchprodukte) liefert dabei alle Aminosäuren, die unser Körper benötigt. Pflanzennahrung dagegen mangelt es oft an einer oder mehreren essentiellen Aminosäuren, was ihren Proteinwert schmälert. Durch eine abwechslungsreiche Kost mit verschiedenen Hülsenfrüchten und Vollkornprodukten kann dieser Mangel jedoch ausgeglichen werden, sodass auch Vegetarier ihre Versorgung mit allen lebenswichtigen Aminosäuren sicherstellen können.

Wer tierisches Eiweiß isst, sollte Fleisch von Weidetieren bevorzugen, die natürlich aufgewachsen sind, sowie kleine, fette Fische aus unbelasteten Gewässern, Eier von freilaufenden Hühnern und Milchprodukte von Tieren, die sich mit Gras ernähren konnten und die ab und zu mit etwas gesundem Körnerfutter (beispielsweise Leinsamen), aber nicht mit Mais gefüttert wurden.

Gemäß der Empfehlung des *World Cancer Research Fund* (WCRF) sollte man allerdings pro Woche nicht mehr als 750 Gramm (roh) oder 500 Gramm (gebraten oder gekocht) rotes Fleisch (Rind, Schwein Lamm) essen. Mageres weißes Fleisch (Huhn, Truthahn, Ente ohne Haut, Kaninchen), Fisch und Eier sind laut WCRF gesündere Alternativen zu rotem Fleisch. Pflanzliche Proteinquellen sind Sojaprodukte wie Tofu und Tempeh, getrocknete Bohnen und Hülsenfrüchte, Nüsse, Samen und Vollkorngetreide wie beispielsweise Quinoa.

Die Rezepte in diesem Buch beinhalten eine Vielfalt von Eiweißquellen. Bei vielen Suppen, Salaten und Pürees werden Bohnen und andere Hülsenfrüchte verarbeitet. Eier kommen ebenfalls häufig zum Einsatz, denn sie sind eine preiswerte und hochwertige Quelle für Eiweiß, Omega-3-Fettsäuren (vorausgesetzt, die Hennen erhielten Omega-3-reiches Futter) und andere wichtige Nährstoffe.

Bei einigen Rezepten habe ich Mehl oder Sahne durch Mandeln, Hasel-, Cashew- und andere Nüsse oder Samen ersetzt, wodurch sich der Proteinwert des Gerichts leicht erhöht. Bei allen Fleischrezepten wird mageres Geflügel oder fetter Fisch verwendet. Das heißt nicht, dass ich strikt gegen den Verzehr von rotem Fleisch bin; sorgfältig zubereitetes Rind-, Lamm- oder Schweinefleisch von guter Qualität kann ruhig in Maßen genossen werden.

Milch und Milchprodukte: Seien Sie wählerisch

Im Hinblick auf Krebs sind Milchprodukte umstritten. Kritiker behaupten, dass Wachstumsfaktoren, Hormone, gesättigte Fette und Pestizidrückstände in der Milch das Krebsrisiko erhöhen, während die Befürworter des Milchkonsums argumentieren, dass das in Milchprodukten enthaltene Kalzium und Vitamin D einen Schutzeffekt haben.[46]

In seinem Expertenbericht erklärt der WCRF, dass Milch wahrscheinlich das Risiko für Darmkrebs und möglicherweise das für Blasenkrebs senkt, dass aber eine Ernährung mit einem hohen Anteil an Kalzium aus Milch und Milchprodukten das Risiko für Prostatakrebs erhöht.

Sicher ist, dass die Milchprodukte, die wir heute in westlichen Industrieländern zu uns nehmen, nichts mehr mit denen gemein haben, die die Menschen vor 100 Jahren verzehrten. Wie wir bereits gesehen haben, weist die Milch von Kühen aus der Intensivhaltung nicht mehr das gesunde Verhältnis zwischen Omega-6- und Omega-3-Fettsäuren auf und enthält weniger schützende konjugierte Linolsäure und Antioxidantien als die Milchprodukte von Weidetieren.

Unsere modernen Milchprodukte werden außerdem oft stark behandelt, beispielsweise ultrahoch erhitzt, kondensiert oder getrocknet. All das wirkt sich auf ihre Zusammensetzung aus und darauf, wie sie von unserem Körper verwertet werden.

Brauchen wir denn überhaupt nach der Säuglingszeit Milch, um gesund zu bleiben? Nicht unbedingt. Tatsächlich nehmen viele Bevölkerungsgruppen (die meisten Asiaten, 60–80 % der Afrikaner und bis zu 15 % der Nordeuropäer[47]) keine Milchprodukte zu sich, weil ihr Körper das für die Verdauung von Milchzucker (Laktose) notwenige Enzym nicht mehr bilden kann – und sind trotzdem gesund! Es gibt neben Milch viele andere Kalziumlieferanten: kleine Fische, die mit den Gräten gegessen werden (beispielsweise ganze Ölsardinen aus dem Glas), Fleisch, das mit dem Knochen gekocht wird (in Eintöpfen und Brühen), grünes Blattgemüse, Nüsse und Hülsenfrüchte.

Warum orientieren wir uns bei Verzehr von Milch, Käse, Sahne und Co nicht an den Bewohnern der Mittelmeerländer? Dort werden Milchprodukte normalerweise nur in geringen Mengen genossen – fast wie eine Nahrungsergänzung und nicht als Hauptbestandteil der Ernährung.

Man trinkt selten Milch aus dem Glas und die beliebtesten Milchprodukte sind Frischkäse sowie Ziegen- und Schafskäse und gelegentlich vergorene Kuhmilchprodukte wie Kefir, Joghurt und Fetakäse.

Auch Menschen, die Probleme mit der Laktoseverdauung haben, können dank der Fermentation durch Bakterien einige Milchprodukte essen. Italienische Hartkäse – zum Beispiel Parmesan und Pecorino, aber auch Quark und Joghurt enthalten nur wenig Laktose und werden daher vom Körper zumeist toleriert.[48] Das sind die Milchprodukte, die ich in den Rezepten dieses Buches sparsam verwende.

Wenn Sie Milchprodukte essen möchten, sollten Sie auf höchste Qualität achten, das heißt, ausschließlich aus Biomilch von Weidetieren hergestellte Produkte kaufen. Außerdem ist es gut, abwechselnd Milchprodukte von Kühen, Ziegen und Schafen zu verwenden. Bei Ziegen und Schafen gibt es normalerweise keine Intensivhaltung und ihre Milch enthält mehr Kalzium und Eiweiß als Kuhmilch (Schafsmilch liefert pro 100 Gramm 193 Milligramm Kalzium und 6 Gramm Protein; Ziegenmilch enthält 134 Milligramm Kalzium und 3,6 Gramm Protein; Kuhmilch 119 Milligramm Kalzium und 3,3 Gramm Protein).[49]

Der Körper braucht Flüssigkeit

Ein Erwachsener scheidet pro Tag einen bis zwei Liter Flüssigkeit mit dem Urin, dem Schweiß und über die Atmung aus. Um diese Flüssigkeit zu ersetzen, müssen wir zumindest die gleiche Menge mit Speisen und Getränken aufnehmen.

Heutzutage trinken viele Menschen kein Wasser mehr. Stattdessen konsumieren sie zuckerhaltige Limonaden, aus Konzentrat hergestellte Fruchtsäfte, gesüßte Milch- oder Joghurtgetränke, die als »gesund« beworben werden, und koffeinhaltige Getränke wie Kaffee und schwarzen Tee. Selbst wenn diese Getränke vielleicht annähernd unseren Flüssigkeitsbedarf decken, enthalten sie Süß-, Farb-, Aroma-, Konservierungsstoffe und Koffein. Viele Erfrischungsgetränke (Soft-Drinks) in Dosen enthalten außerdem das potenziell krebserregende Bisphenol-A, das von der Beschichtung der Getränkedosen auf die Getränke übergeht. Weil viele dieser Getränke außerdem sehr kalorienreich sind, machen sie uns satt und lassen das Interesse an gesunder, natürlicher Nahrung in den Hintergrund treten. Verzichten Sie möglichst auf solche Getränke.

Sogar frisch gepresster Fruchtsaft sollte, wie erwähnt, nur in Maßen getrunken werden – höchstens ein Glas pro Tag. Gemüsesäfte sind die bessere Alternative (vielleicht mit einem Teelöffel Oliven- oder Walnussöl, um ihren glykämischen Index zu senken). Tomatensaft ist eine gute Wahl: Er hat nicht nur einen niedrigen GI, sondern ist auch eine ausgezeichnete Lycopin-Quelle, besonders, wenn man ein wenig Olivenöl hinzufügt, sodass es vom Körper besser aufgenommen werden kann.

Beim Obst sind die aus ganzen Früchten zubereiteten Smoothies den Fruchtsäften vorzuziehen. Diese köstlichen, dickflüssigen Getränke beinhalten Ballaststoffe sowie Eiweiß und Fett, wenn Joghurt, Nüsse oder Samen hinzugefügt werden. Sie liefern Flüssigkeit und sind gleichzeitig nahrhaft. Besonders empfehlenswert sind sie für Menschen, die aufgrund einer Krebsbehandlung unter Kau-, Schluck- und Verdauungsbeschwerden leiden.

Auch kalte oder warme Suppen sind eine bequeme, leicht verdauliche und nahrhafte Weise, Gemüse in flüssiger Form zu sich zu nehmen, und können ebenfalls Proteine und Fette enthalten, um den Nährwert zu steigern.

Unser Hauptgetränk sollte allerdings Wasser sein, das wir nach Belieben mit ein wenig Zitronen- oder Limettensaft, frischem Ingwer oder Minzeblättern aromatisieren können. Zusätzlich können wir Kräutertee (ohne zugesetzte künstliche oder natur-identische Aroma- oder Farbstoffe) und antioxidativ wirkenden grünen oder weißen Tee trinken. Es ist auch in Ordnung, gelegentlich eine Tasse biologischen Kaffee oder Schwarztee zu genießen.

Vergessen Sie nicht, genug zu trinken, wenn Sie unterwegs sind. Anstatt das teure und möglicherweise hormon-belastete[50] Wasser in Plastikflaschen zu kaufen, sollten Sie sich eine Edelstahlflasche zulegen. Diese Flaschen haben praktische Sportkappen, sind robust und lassen sich mit kochendem Wasser reinigen. Darin können Sie abgefülltes Leitungswasser mitnehmen, das Sie in Deutschland, Österreich und der Schweiz fast überall bedenkenlos trinken können. Erst im Januar 2012 erhielt das deutsche Trinkwasser bei einer Überprüfung durch das Bundesumweltministerium die Testnote »Sehr gut«.[51] Alternativ können Sie auch Wasser in Glasflaschen kaufen.

Tee – ein Lebenselixier?

Während die meisten Menschen im Westen schwarzen Tee trinken, bevorzugt man in Japan, China und den nordafrikanischen Mittelmeerländern grünen und weißen Tee. Alle drei Teearten stammen von derselben Pflanze, aber weißer Tee wird am wenigsten fermentiert und enthält die größte Menge an Antioxidantien[52], insbesondere ein Flavonoid mit dem zungenbrecherischen Namen Epigallocatechin-3-Gallat (EGCG), dem viele der gesundheitsfördernden Wirkungen des grünen Tees zugeschrieben werden.

Der weitaus besser erforschte grüne Tee soll krebshemmende Eigenschaften besitzen und unter anderem die Angiogenese (Neubildung von Blutgefäßen) hemmen und die Selbstzerstörung der Krebszellen (Apoptose) auslösen.[53] Darüber hinaus wird vermutet, dass er die Wirkung einiger chemotherapeutischer Stoffe verstärkt, während grüner Tee gleichzeitig deren negative Nebenwirkungen abschwächt.[54]

Tee kauft man am besten lose und in kleinen Mengen. Loser Tee ist in der Regel von besserer Qualität und frischer als der Grüntee in Teebeuteln. Um zu vermeiden, dass Teeblätter in Ihre Tasse gelangen, können Sie sich ein Baumwollteesäckchen (im Naturkostladen oder Teeladen) zum Einhängen in die Teekanne besorgen, in welchem die Teeblätter genügend Raum haben, um ihr Aroma zu entfalten. Diese Teefilter können nach Gebrauch ausgespült und wiederverwendet werden.

Normalerweise nimmt man einen Teelöffel grünen oder weißen Tee auf 150 ml Wasser. Um die optimale »EGCG-Ausbeute« zu erzielen, sollten Sie den Tee mit heißem (aber nicht kochendem) Wasser aufbrühen (zwischen 79 °C und 85 °C) und drei bis fünf Minuten ziehen lassen.

Früher hieß es stets, man müsse grünen Tee sofort nach dem Aufbrühen trinken, um in den Genuss des maximalen EGCG-Gehalts zu kommen. Wenn Sie etwas Zitronensaft hinzufügen, können Sie den EGCG-Gehalt jedoch stabilisieren, sodass Sie den Tee auch noch Stunden später trinken können (gekühlter Zitronentee schmeckt besonders gut bei heißem Wetter) und immer noch genügend EGCG aufnehmen. Wissenschaftler der amerikanischen *Purdue University* haben kürzlich festgestellt, dass der Zusatz von etwas Zitronensaft und Zucker die Aufnahme von EGCG vervierfacht (im Vergleich zu purem Grüntee).[55]

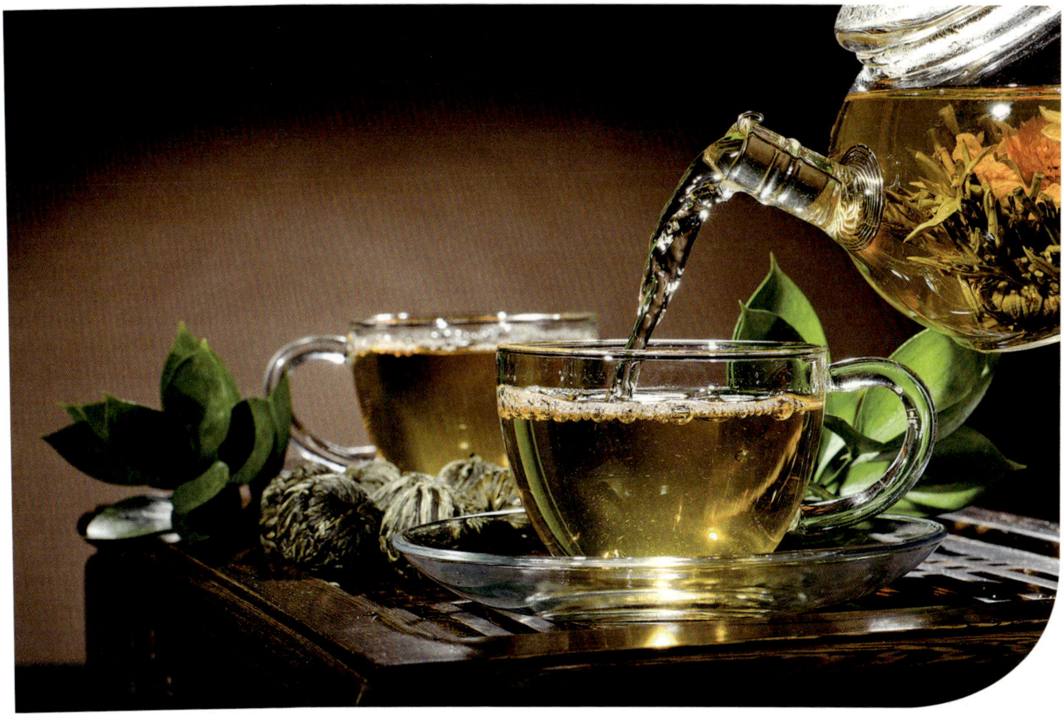

Um das Aroma von grünem Tee zu variieren, können Sie ein Stück Zitronenschale, eine Scheibe Ingwer oder einen Minzezweig hinzufügen. Der Zusatz von ungesüßtem Zitronen- oder Orangensaft oder anderen Fruchtsäften ergibt ebenfalls ein interessantes Getränk. Für ein wärmendes Getränk im Winter können Sie Grüntee mit heißer Milch aufgießen und indische »Chai«-Gewürze sowie etwas Honig dazugeben (siehe Rezept »Chai« auf Seite 229).

Wein – Freund oder Feind?

Seit Jahrtausenden spielen Trauben und Wein eine wichtige Rolle in jenen Mittelmeerländern, in denen der Alkoholkonsum erlaubt ist. Viele Menschen sind jedoch durch die widersprüchlichen Aussagen über das Krebsrisiko durch Alkoholgenuss verunsichert: Verursacht er nun Krebs oder kann er sogar davor schützen?

Rotwein enthält große Mengen an Resveratrol. Dieser biologisch aktive Pflanzenstoff, der antioxidative und krebshemmende Eigenschaften besitzt, wirkte sich in Tierversuchen hemmend auf das Wachstum von Tumoren aus und zeigte außerdem eine entzündungshemmende Wirkung. Darüber hinaus enthält Rotwein große Mengen von Anthocyanidinen und Procya-

nidinen, das sind weitere Pflanzenstoffe mit krebshemmender Wirkung.
Das in alkoholischen Getränken enthaltene Äthanol kann allerdings zur Entstehung einiger häufiger Krebsarten beitragen, einschließlich Brustkrebs, Krebs der Mundhöhle, Kehlkopf- und Speisenröhrenkrebs. Manche Untersuchungen wiesen auch auf einen Zusammenhang zwischen Alkoholkonsum und Leberkrebs sowie Darmkrebs hin. Raucher haben anscheinend ein erhöhtes Risiko, durch Alkoholkonsum an Krebs zu erkranken.
Der *World Cancer Research Fund* empfiehlt deshalb, den Alkoholkonsum auf höchstens zwei Getränke pro Tag (bei Männern) und ein Getränk (bei Frauen) zu beschränken (»ein Getränk« bedeutet nach der Definition des WCRF 250 ml eines üblichen Bieres oder ein Gläschen (25 ml) hochprozentigen Alkohol oder ein kleines Glas (125 ml) Wein).
Wer bisher keinen Alkohol getrunken hat, sollte nun gewiss nicht anfangen, Wein zur Krebsprophylaxe zu verwenden. Das gelegentliche Glas biologischen Rotweines – zu einer Mahlzeit mit anderen schützenden pflanzlichen Lebensmitteln – ist aber durchaus akzeptabel.
Schwangere Frauen (oder solche, die eine Schwangerschaft planen), Menschen mit Bauchspeicheldrüsen- oder Lebererkrankungen und Frauen, in deren Familie bereits Brustkrebsfälle aufgetreten sind, sollten Alkohol allerdings gänzlich meiden. Im Zweifelsfall oder wenn Sie Medikamente einnehmen müssen, sollten Sie Ihren Arzt fragen, welche Auswirkungen Rotwein auf Ihre Gesundheit haben kann.
Für Abstinenzler, die dennoch in den Genuss der gesundheitsfördernden Pflanzenstoffe im Wein kommen wollen, gibt es viele schmackhafte Alternativen. Ein weiteres Lebensmittel mit einem hohen Gehalt an Polyphenolen ist zum Beispiel Kakao, der nicht im sogenannten »Dutch process« verarbeitet wurde. Dabei wird der Kakao mit Alkalien behandelt, damit er weniger sauer, besser wasserlöslich, dunkler in der Farbe sowie weicher im Geschmack wird. Der Prozess vermindert jedoch die Menge der im Kakao enthaltenen Antioxidantien. Weitere polyphenolhaltige Lebensmittel sind Äpfel, Preiselbeeren (frisch oder getrocknet), Himbeeren, Granatäpfel und deren Saft, Persimonen (auch unter dem Namen Kaki-Frucht oder Sharon-Frucht bekannt), Nüsse (besonders Walnüsse, aber auch Mandeln und Haselnüsse, wenn man sie mit der Haut isst), Zimt und Tee. Auch Trauben, Traubensaft und Brombeeren oder Maulbeeren sind gute Resveratrol-Quellen.

Die Mischung macht's

Gäbe es doch nur eine präzise wissenschaftliche Formel für die perfekte Ernährung zur Krebsverhütung! Obwohl wir inzwischen die ernährungsbedingten Faktoren, die unser

Krebsrisiko senken oder erhöhen, immer besser verstehen, bleiben allerdings in Bezug auf die Frage, welche Rolle einzelne Lebensmittel und Nährstoffe in diesem Zusammenhang spielen, noch viele Antworten offen.

Das muss uns nicht übermäßig beunruhigen, denn wie wir gesehen haben, geht es gar nicht so sehr um die einzelnen Nährstoffe. Es ist vielmehr das komplexe Zusammenspiel der verschiedenen Lebensmittel und ihrer Inhaltsstoffe, das uns gesund hält. Es geht auch nicht nur um Quantität (die Menge an gesunden Nahrungsmitteln, die wir täglich zu uns nehmen) oder Qualität (die Nährstoffdichte und Frische der Lebensmittel), sondern vor allem um die *Vielfalt*.

In mehreren Studien hat sich gezeigt, dass eine abwechslungsreiche Kost eine Schlüsselrolle bei der Krebsverhütung spielt. So ergab beispielsweise eine über einen Zeitraum von zehn Jahren durchgeführte Langzeitstudie in den Niederlanden, dass die Studienteilnehmer, die die größte Vielfalt (und nicht die größte Menge) an Gemüse aßen, ein um 36 % geringeres Risiko hatten, eine Krebserkrankung zu entwickeln, als diejenigen, die die geringste Vielfalt zu sich nahmen.[56]

Andere Studien weisen darauf hin, dass der Verzehr einer abwechslungsreichen Kost aus naturbelassenen Lebensmitteln uns möglicherweise vor einer ganzen Reihe von Krebsarten schützt, insbesondere vor Mundhöhlen- und Rachenkrebs, Magenkrebs, Krebs des Verdauungstraktes (von der Speiseröhre bis zum Mastdarm) sowie vor Brustkrebs.[57] Vergessen Sie nicht: Wir sprechen hier von einer Vielfalt *gesunder* Lebensmittel, nicht von einer Vielfalt industriell verarbeiteter Lebensmittel.

Die allgemeine Sterblichkeitsziffer – das heißt, das Risiko, vorzeitig an einer Krankheit wie Krebs oder einer Herz-Kreislauferkrankung zu sterben – sinkt ebenfalls deutlich durch den Verzehr einer großen Vielfalt gesunder Lebensmittel. Bei einer Studie zeigte sich, dass Frauen, die täglich bis zu 17 gesunde Lebensmittel aßen, mit einer 42-prozentigen Wahrscheinlichkeit diejenigen überleben würden, die täglich nur acht oder weniger gesunde Lebensmittel zu sich nahmen.[58]

Verschiedene Lebensmittel- und Nährstoffkombinationen können den Krebs verhütenden Effekt des jeweiligen einzelnen Lebensmittels verstärken, wie bereits in Kapitel 2 erwähnt. So wird beispielsweise die Wirkung von Lycopin, eines besonders in Tomaten enthaltenen Carotinoids durch verschiedene andere Lebensmittel erhöht. Bei Laborratten, denen man Tomaten zusammen mit Brokkoli fütterte, verlangsamte sich das Tumorwachstum stärker als beim separaten Verzehr von Tomaten oder Brokkoli.[59]

Im Rahmen einer weiteren Studie fand man heraus, dass die Kombination von Tee und Lycopin möglicherweise besser vor Prostatakrebs schützt als deren separate Aufnahme.[60] Taiwanesische Wissenschaftler entdeckten außerdem, dass eine Kombination von Omega-3-reichen Fischölen und Lycopin das Wachstum von menschlichen Darmkrebszellen im Reagenzglas synergetisch hemmte.[61]

Sogar Menschen, die aufgrund einer angeborenen genetischen Veranlagung ein höheres Krebsrisiko haben, scheinen bessere Chancen zu haben, nicht an Krebs zu erkranken, wenn sie eine große Vielfalt an Pflanzennahrung zu sich nehmen. An der Universität von Montreal untersuchte eine Gruppe von Wissenschaftlern Trägerinnen des BRCA1 und BRCA2, jener Genvarianten, die mit einem signifikant erhöhten Brustkrebsrisiko in Zusammenhang gebracht werden. Die Forscher fanden heraus, dass das Krebsrisiko dieser genetisch vorbelasteten Frauen umso mehr sank, je mehr verschiedene Früchte und Gemüsesorten diese Frauen aßen. Für diejenigen, die mehr als 23 verschiedene Obst- und Gemüsesorten pro Woche aßen, reduzierte sich das Risiko um 73 %![62]

Daraus ziehe ich einen einfachen Schluss, dessen Umsetzung jedoch für viele relativ kompliziert ist: Die beste Ernährung zur Krebsvorbeugung besteht aus einer *großen Vielfalt* an frischen, naturbelassenen Früchten und Gemüsesorten der Saison, gesunden Fetten, Hülsenfrüchten, Getreide, Fisch, Fleisch, Kräutern, und Gewürzen, die sich in ihrer gesundheitsfördernden Wirkung synergetisch verstärken. Das ist einfach, weil wir alle wissen, wie diese Lebensmittel aussehen und wo wir sie bekommen. Gleichwohl ist es kompliziert, weil viele von uns ihre Ernährungsgewohnheiten drastisch ändern müssten, um diese Lebensmittel drei Mal täglich oder öfter in den Speiseplan zu integrieren. Dabei kann dieses Buch hoffentlich eine Hilfe sein.

Können Nahrungsergänzungsmittel das Krebsrisiko senken?

Etwa 50 % der Amerikaner und 35 % der Briten nehmen regelmäßig Nahrungsergänzungsmittel ein. Deutschland holt auf: Hier greifen schätzungsweise 31 % der Frauen und 24 % der Männer zu diesen Zusatzstoffen.[63]

Viele von uns betrachten Nahrungsergänzungsmittel als eine Art zusätzliche Krankenversicherung, ein Sicherheitsnetz für Zeiten, in denen wir es nicht schaffen, uns gut zu ernähren. Was die Krebsvorbeugung betrifft, gibt es allerdings kaum dokumentierte positive Auswirkungen der Nahrungsergänzungsmittel, und im schlimmsten Fall können sie das Risiko sogar erhöhen.

Deshalb kommt der *World Cancer Reseach Fund* in seinem Expertenbericht zu folgendem Schluss: »Bei ansonsten gesunden Menschen wird eine mangelhafte Aufnahme von Nährstoffen am besten durch eine nährstoffreiche Kost und nicht durch Nahrungsergänzungsmittel ausgeglichen.«

Es ist eine Tatsache, dass viele Nährstoffe eine Schutzwirkung gegen Krebs entfalten, aber diese sollten idealerweise mit dem ganzen Lebensmittel aufgenommen werden und nicht in Form von Pillen. Laut WCRF schützt beispielsweise das Spurenelement Selen (enthalten in Paranüssen, Vollgetreide, Fisch, Krustentieren und Fleisch) wahrscheinlich vor Prostatakrebs; Kalzium (in Grünkohl, Spinat und anderem grünen Blattgemüse, Nüssen und Samen, ganzen Ölsardinen, Tofu und Milchprodukten) wird eine Schutzwirkung gegen Darmkrebs zugeschrieben und Vitamin E (in Pflanzenölen, Samen, Nüssen und Vollgetreide, Beeren und grünem Blattgemüse) senkt vermutlich das Risiko, an Prostatakrebs zu erkranken.

In einigen wenigen Fällen ist die Einnahme von Nahrungsergänzungsmitteln ratsam. Für Menschen mit ausgeprägtem Nährstoffmangel oder erhöhtem Nährstoffbedarf oder solche, die Probleme mit dem Essen sowie der Verdauung und der Nährstoffaufnahme haben, sind Nahrungsergänzungsmittel wichtig. Über Fünfzigjährige, die Vitamin B12 schlecht aufnehmen können, sollten entsprechende Präparate einnehmen. Außerdem sollten Frauen, die eine Schwangerschaft planen, Folsäure einnehmen. Vitamin-D-Präparate werden für Menschen empfohlen, die nicht in ausreichendem Maße dem Sonnenlicht ausgesetzt sind oder die nicht genug Vitamin D aus dem Sonnenlicht umwandeln können (beispielsweise ältere Menschen oder Menschen mit dunklerer Haut). Ich möchte in diesem Zusammenhang allerdings vor einer Selbstmedikation warnen. Wenn Sie meinen, dass Sie zusätzliche Nährstoffe brauchen oder Probleme mit der Verdauung oder Aufnahme von Nährstoffen aus Ihrer Nahrung haben, sollten Sie einen Arzt oder Ernährungsberater aufsuchen.

Wenn Essen zur Qual wird

Krebs und Krebsbehandlungen verleiden vielen Menschen das Essen. Das ist verständlich: Viele Krebspatienten fühlen sich nicht nur ängstlich und niedergeschlagen – emotionale Zustände, die den Appetit mindern können –, sondern leiden auch aufgrund der Krebsbehandlung selbst unter körperlichen Beschwerden, die das Essen und Verdauen zum Problem machen können.

So können beispielsweise Chemotherapie oder Bestrahlung zu Reizungen des Verdauungstraktes führen: angefangen beim Mund und Rachen (Wundsein, Metallgeschmack, Halsschmerzen, Schluckbeschwerden) über den Magen (Übelkeit, Erbrechen) bis hin zum Darmtrakt (Blähungen, Verstopfung, Durchfall). Viele Patienten leiden durch die Krebsbehandlung auch unter Müdigkeit und Erschöpfung, sodass es ihnen schwerfällt, einzukaufen und Mahlzeiten frisch zuzubereiten. Es kann eine große Hilfe sein, während der Behandlungsphasen jemanden zu bitten, beim Einkaufen und Zubereiten der Mahlzeiten zu helfen. Essen Sie während der Behandlung die Lebensmittel, die Sie hinunterbringen und bei sich behalten können. Hier halten Sie sich am besten an die 80:20-Regel: Wenn 80 % der Lebensmittel, die Sie essen, nährstoffdicht und schadstoffarm sind, dann können die restlichen 20 % ruhig etwas weniger nahrhaft sein. Während der Behandlungsphasen ist es wichtig, den Körper ausreichend mit Flüssigkeit zu versorgen und genügend Nährstoffe aufzunehmen, um Gewichtsverlust und Schwächezuständen so gut wie möglich entgegenzuwirken. Manche Patienten mögen in dieser Zeit am liebsten flüssige oder pürierte Nahrung – Suppen, Smoothies, frische Gemüse- oder Fruchtsäfte oder püriertes Gemüse – weil sie sie am besten zu sich nehmen und verdauen können. Solche Mahlzeiten erfüllen eine Doppelfunktion: Sie führen dem Körper ausreichend Flüssigkeit zu und sorgen für eine optimale Nährstoffaufnahme. Außerdem sind sie leicht und schnell zuzubereiten.

Nahrungsmittelsicherheit während der Krebsbehandlung

Saubere Nahrung ist absolut wichtig für Menschen, die sich einer Krebsbehandlung unterziehen müssen, denn sie sind besonders anfällig für Bakterien, Viren oder andere Verunreinigungen in Lebensmitteln. Falls Sie sich einer Krebsbehandlung unterziehen müssen oder für jemanden kochen, der gegen Krebs behandelt wird, sollten Sie die folgenden einfachen Vorsichtsmaßnahmen beachten:

- Achten Sie darauf, dass kalte Lebensmittel ausreichend gekühlt (unter 4 °C) und heiße ausreichend heiß bleiben (über 80 °C).
- Waschen Sie Obst und Gemüse vor dem Verzehr gründlich unter fließendem Wasser.
- Waschen Sie die Deckel von Dosen vor dem Öffnen ab.
- Probieren Sie nicht von Lebensmitteln, die seltsam riechen oder aussehen. Essen Sie keine Lebensmittel, deren Verfallsdatum abgelaufen ist. Meiden Sie lose verpackte Mahlzeiten aus Imbissbuden oder Ähnlichem, deren Frische Sie nicht beurteilen können.
- Meiden Sie rohen Fisch oder rohe Fleischprodukte (insbesondere Geflügel), Eier, Milchprodukte und Mayonnaise, die bakteriell verunreinigt sein können. Garen Sie, wo möglich, solche Lebensmittel gründlich durch oder verzichten Sie darauf.
- Waschen Sie sich vor und nach der Zubereitung von Mahlzeiten und vor dem Essen gründlich die Hände.
- Achten Sie darauf, dass alle Küchenutensilien, Schneidebretter, Messer, Bestecke und Teller sorgfältig gereinigt werden. Geschirr-

tücher und feuchte Lappen sollten nach jedem Gebrauch gewechselt werden.

Tipps gegen Übelkeit, Erbrechen, Wundsein im Mund oder Rachen

- Essen Sie häufiger kleine Mahlzeiten anstatt wenige große.
- Trinken Sie schluckweise über den Tag verteilt hauptsächlich Wasser und Kräutertee, aber vermeiden Sie es, während der Mahlzeiten zu trinken, weil dadurch die Übelkeit verstärkt werden kann. Falls Sie unter sehr starker Übelkeit leiden, nehmen Sie die Flüssigkeit teelöffelweise zu sich.
- Ingwer kann bei Übelkeit helfen: Lassen Sie grob gehackten Ingwer in heißem Wasser ziehen und trinken Sie den Ingwertee lauwarm oder gekühlt. Sie können das Getränk mit ein wenig Zitronensaft und Honig abschmecken. Fragen Sie Ihren Arzt, bevor Sie Ingwer verwenden. Pfefferminztee kann ebenfalls beruhigend auf den Magen wirken.
- Essen Sie in einer ruhigen, entspannten Atmosphäre. Ruhen Sie sich nach dem Essen aus (am besten im Sitzen).
- Essen Sie langsam und kauen Sie die Nahrung gründlich, um Ihrem Körper die Verdauungsarbeit zu erleichtern.
- Falls Sie einen Widerwillen gegen starke Aromen oder Gerüche haben, sollten Sie milde Nahrungsmittel bevorzugen, beispielsweise in Brühe gegarte Hähnchenbrust oder weißen Fisch, Reis oder Nudeln und Gemüse wie Möhren, Süßkartoffeln, Erbsen, grüne Bohnen oder Zucchini.
- Manche Patienten entwickeln während der Krebsbehandlung einen Widerwillen gegen den Geschmack von rotem Fleisch. Ersetzen Sie es durch mageres Geflügel, Fisch und Eier, um die ausreichende Versorgung mit Eiweiß sicherzustellen.
- Tragen Sie bequeme, lockere Kleidung.
- Achten Sie darauf, genügend frische Luft zu bekommen. Lüften Sie Ihre Wohnung ausreichend und machen Sie Spaziergänge (atmen Sie dabei tief ein und aus). Yoga-Atemübungen können ebenfalls hilfreich sein.
- Meiden Sie schwerverdauliche Gerichte und Nahrungsmittel (beispielsweise fettige, gebratene oder stark gewürzte Speisen).
- Falls Sie sich übergeben müssen, sollten Sie darauf achten, genügend Flüssigkeit in Form von Wasser, Kräutertees, Obst, Smoothies oder Gemüsesuppen zu sich zu nehmen. Sollte eine Brechattacke länger als eine halbe Stunde dauern, rufen Sie Ihren Arzt an.
- Auf wundes Zahnfleisch können Sie Honig auftragen (lassen Sie ihn ein paar Minuten einwirken, bevor Sie ihn schlucken).

Tipps für Menschen, die unter Verstopfung leiden

- Achten Sie auf ausreichende Flüssigkeitszufuhr: Trinken Sie sechs bis acht Gläser Wasser und Kräutertee über den Tag verteilt.
- Essen Sie bei jeder Mahlzeit auch ballaststoffreiche Kost – insbesondere Obst und Gemüse. Vollkorngetreide, Nüsse und Samen können ebenfalls helfen. Auf Weizenkleie sollten Sie allerdings verzichten, da sie den Darm reizen kann. Falls Sie Probleme mit dem Kauen haben, können Sie Ihre Nahrung reiben, pürieren oder im Mixer zubereiten.
- Gedünstete Pflaumen können helfen, »die Dinge in Bewegung zu bringen«.
- Gemahlener Leinsamen in Suppen, Smoothies, Müsli oder Backwaren kann die Darmbewegungen unterstützen.
- Muten Sie sich so viel sanfte körperliche Bewegung zu, wie Ihr Gesundheitszustand erlaubt.
- Essen Sie täglich Naturjoghurt oder Kefir für eine gesunde Darmflora.

Tipps für Menschen, die an Durchfall leiden

- Eine ausreichende Flüssigkeitszufuhr ist wichtig, um ein Austrocknen des Körpers zu verhindern. Trinken Sie über den Tag verteilt acht Gläser Wasser und Kräutertee in kleinen Schlucken.
- Nehmen Sie viele Flüssigkeiten und Nahrungsmittel zu sich, die Kalium und Natrium enthalten (beispielsweise Gemüsebrühe, Bananen, grünes Blattgemüse, Pilze, Sellerie, Brokkoli und Kürbis).
- Reduzieren Sie vorübergehend den Verzehr von ballaststoffreichen Lebensmitteln (rohes Obst und Gemüse, Vollkornprodukte) und essen Sie stattdessen Apfel- oder Quittenmus, Reis (und Reismilch), Nudeln und weißes Toastbrot, bis der Durchfall aufhört. Kehren Sie danach zu einer ballaststoffreicheren Ernährung zurück.
- Essen Sie täglich Naturjoghurt oder Kefir, um die Darmflora gesund zu erhalten. (Sollte es Ihnen schwerfallen, diese Lebensmittel bei sich zu behalten, können Sie Ihren Arzt bitten, Ihnen eine probiotische Nahrungsergänzung zu empfehlen.)
- Meiden Sie fette Speisen oder sehr eiweißhaltige Mahlzeiten.

Nicht vergessen: Bei anhaltenden Beschwerden sollten Sie unbedingt Ihr Ärzteteam konsultieren.

KAPITEL 5

Fangen wir an zu kochen!

Anders als unsere Urgroßmütter haben die meisten von uns weder richtig kochen gelernt, noch als Kinder täglich frisch zubereitete Mahlzeiten gegessen.

Zu besonderen Anlässen wird vielleicht noch in der Küche gewirkt: an Geburtstagen, Jahrestagen oder religiösen Feiertagen, zum Beispiel. Aber das Kochen einer Familienmahlzeit erscheint uns oft wie eine übermenschliche Herausforderung, die stundenlange Frondienste für die Zubereitung eines Gerichtes erfordert, das innerhalb von Minuten aufgegessen wird und im Vergleich mit den perfekt gewürzten Fertiggerichten, an die wir gewöhnt sind, nur »so lala« schmeckt. So haben viele von uns das Gefühl, dass Kochen zeitaufwendig und kompliziert ist und wenig gastronomische Belohnungen bereithält.

Dieser Trugschluss hält immer noch viele davon ab, selbst zu kochen, obwohl meistens das Gegenteil zutrifft: Mahlzeiten, die frisch mit Zutaten der Saison und ein paar Kräutern und Gewürzen »gezaubert« werden, schmecken oft viel interessanter und befriedigen den Gaumen mehr als industriell verarbeitete Speisen. Außerdem kosten sie viel weniger als Gerichte »zum Mitnehmen« oder Tiefkühlkost und erfordern bei der Zubereitung relativ wenig Energie, Können oder Ausrüstung.

Ich bin keine professionelle Köchin und niemand hat mir je das Kochen beigebracht. Aber meine Lust auf leckeres, abwechslungsreiches Essen sowie die Notwendigkeit, eine fünfköpfige Familie unter Berücksichtigung des Zeit- und Kostenfaktors satt zu bekommen, hat mich dazu gebracht, zu experimentieren. Und meine »Experimente« haben zu folgendem Ergebnis geführt: Wenn man sich nur ein bisschen organisiert, kann man köstliche, gesunde Mahlzeiten zubereiten – bei bescheidenem Budget und ohne den ganzen Tag in der Küche zu verbringen!

Vorausplanung wirkt Wunder

Seien wir ehrlich: Viele von uns fangen ungefähr eine Stunde vor dem Essen an, sich Gedanken darüber zu machen, was auf den Tisch kommen soll. Dann stöbern wir auf der Suche nach Zutaten, die eine passable Mahlzeit ergeben könnten, in der Küche herum und finden oft nur noch eine wenig begeisternde Sammlung von schlaffem Gemüse oder Blöcke von gefrorenem Fisch oder Fleisch vor. In diesem Moment greifen nicht wenige »Möchtegern-Köche« zum Telefon und bestellen eine Pizza, eventuell gefolgt von etwas Eiscreme oder einer halben Packung Schokoladenkeksen zum Nachtisch.

Bedauerlicherweise sind solche Mahlzeiten zwar lecker und einfach zuzubereiten, aber auch besonders arm an Nährstoffen.

Das Planen von Mahlzeiten kann der Nahrungszubereitung ihren Schrecken nehmen und überdies sicherstellen, dass Sie eine abwechslungsreiche, gesunde Kost auf den Tisch bekommen. Zu wissen, was Sie essen werden, und gezielt für diese Mahlzeiten einzukaufen, bedeutet, dass Sie nicht mehr in letzter Minute in ihren Küchenschränken herumkramen müssen. Stattdessen bauen Sie einfach die Zutaten vor sich auf, die Sie vorher besorgt haben, und fangen an zu kochen. Das Resultat ist eine ausgewogene und schmackhafte Mahlzeit, die weniger Zeit und Nerven kostete, als die hektisch improvisierte Alternative.

Kinder und Partner können in die Planung der Mahlzeiten einbezogen werden und Vorschläge für gesunde Lieblingsspeisen machen. Vor allem wählerische Esser sind eher bereit, Gerichte zu essen (und bei deren Zubereitung zu helfen), die sie selbst vorgeschlagen haben.

Wenn Sie entschieden haben, was auf den Tisch kommen soll, überlegen Sie, welche Mengen Sie tatsächlich einkaufen müssen. Schreiben Sie also nicht einfach »Hähnchenbrust« auf Ihren Einkaufszettel, sondern präziser beispielsweise »ein halbes Pfund Hähnchenbrust«. Ansonsten kauft man oft mehr ein, als benötigt wird: Ein Erwachsener sollte pro Mahlzeit etwa 120 g mageres Fleisch oder Fisch essen (aber viele kaufen oft die doppelte Menge).

Um Sie bei der Planung Ihrer Mahlzeiten zu unterstützen, habe ich einen Wochen-Essensplan entworfen (siehe Anhang, S. 240). Streichen Sie darauf einfach alle Mahlzeiten, die Sie nicht zuhause essen (beispielsweise Mittagessen unter der Woche, falls Sie in der Firma essen). Dann streichen Sie das eine oder andere Abendessen, das Sie außer Haus zu sich nehmen werden (falls Sie planen, zum Essen auszugehen, oder eingeladen sind). Schauen Sie nun, welche Mahlzeiten übrig bleiben und füllen Sie diese im Plan aus.

Viele Menschen essen jeden Tag dasselbe Frühstück; versuchen Sie auch hier, so abwechslungsreich wie möglich zu essen. Sie könnten beispielsweise am Montagmorgen ein gekochtes Ei mit Vollkorntoast essen, am Dienstag »Bircher-Müsli«, am Mittwoch Haferbrei mit Backpflaumenmus und einem Klacks Butter, am Donnerstag getoastetes Sauerteigbrot mit Haselnuss-Schoko-Pflaumen-Brotaufstrich »Prunella «, am Freitag Budwig-Creme, am Samstag Waffeln und am Sonntag Frittata (alle Rezepte im Rezeptteil ab Seite 126).

Überprüfen Sie bei jedem Eintrag, ob Sie alle benötigten Zutaten im Haus haben (Eier, Brot, Haferflocken, Backpflaumen etc.) und notieren Sie auf Ihrer Einkaufsliste alles, was Sie noch besorgen müssen.

Machen Sie nun dasselbe für das tägliche Mittag- und Abendessen. Berücksichtigen Sie dabei »die Geschmäcker« derjenigen, für die Sie die Mahlzeiten zubereiten (auch wenn Gäste kommen). Bringen Sie von Tag zu Tag immer wieder andere Proteinlieferanten (Fisch, Fleisch, Eier, Hülsenfrüchte, Tofu) und Gemü-

sesorten auf den Tisch, sodass Sie in den Genuss einer Vielfalt von Lebensmitteln kommen. So stellen Sie die bestmögliche Nährstoffversorgung sicher und vermeiden gleichzeitig, dass die Ernährung eintönig wird.
Wenn Sie sich einmal durch den Wochenplan gegessen haben, heften Sie ihn zur späteren Wiederverwendung in einen Ordner ein. Damit Sie daran denken, in Einklang mit den Jahreszeiten zu essen, können Sie die Monate oder Jahreszeiten auf Ihren Essensplänen vermerken (beispielsweise »Frühling/Sommer« oder Herbst/Winter«) und sie im nächsten Jahr zur gleichen Zeit hervorholen.

Kritisch einkaufen

Ohne ein solides Wissen um die Auswirkungen unserer Nahrung auf unsere Gesundheit werden wir nur allzu leicht von schönen Werbeaussagen, verlockenden Verpackungen und ernährungsunkundigen Ratgebern (beispielsweise Ehepartnern und Kindern!) in Versuchung geführt und kaufen Lebensmittel, die uns nicht guttun. Schauen wir also, wie wir unsere Einkaufsgewohnheiten ändern können.
Lebensmittel, die ihrem natürlichen Zustand noch am nächsten sind, sind für unsere Gesundheit am besten. Solche Nahrung finden Sie auf Wochenmärkten oder in Hofläden, da die lokalen Bauern logischerweise Produkte der Saison verkaufen. Da es inzwischen aber auch auf Wochenmärkten importierte Ware gibt, sollten Sie im Zweifelsfall die Etiketten auf den Kisten studieren oder den Verkäufer fragen.
Es kann sehr lohnend sein, regelmäßig auf den Wochenmarkt zu gehen und gute Beziehungen mit den Standinhabern zu pflegen. Auf meinem Wochenmarkt statte ich beispielsweise regelmäßig meinem »Bio-Gemüse-Mann,« meiner »Enten-Frau« und meinem »Ziegenkäse-Pärchen« einen Besuch ab. Ich habe nicht nur Vertrauen zu diesen Menschen, weil ich mit ihnen plaudere und ihre Höfe besucht habe, sondern ich weiß auch, dass sie mich als treue Kundin zu schätzen wissen und mich daher in Bezug auf die Qualität ihrer Waren nicht täuschen werden.
Diese Art des Einkaufens unterscheidet sich sehr vom schnellen, anonymen Einkauf im Supermarkt: Der Besuch auf einem Wochenmarkt kann einiges mehr an Zeit in Anspruch nehmen, wenn Sie an den Melonen riechen, auf Kürbisse klopfen und sich mit den anderen Marktteilnehmern unterhalten. Für mich ist das jedoch ein unverzichtbarer Teil der mediterranen Esskultur.
Und wussten Sie, dass regelmäßiges Einkaufen sogar gesundheitsförderlich ist? Laut einer Studie aus Taiwan leben ältere Menschen die täglich einkaufen bis zu 28 % länger

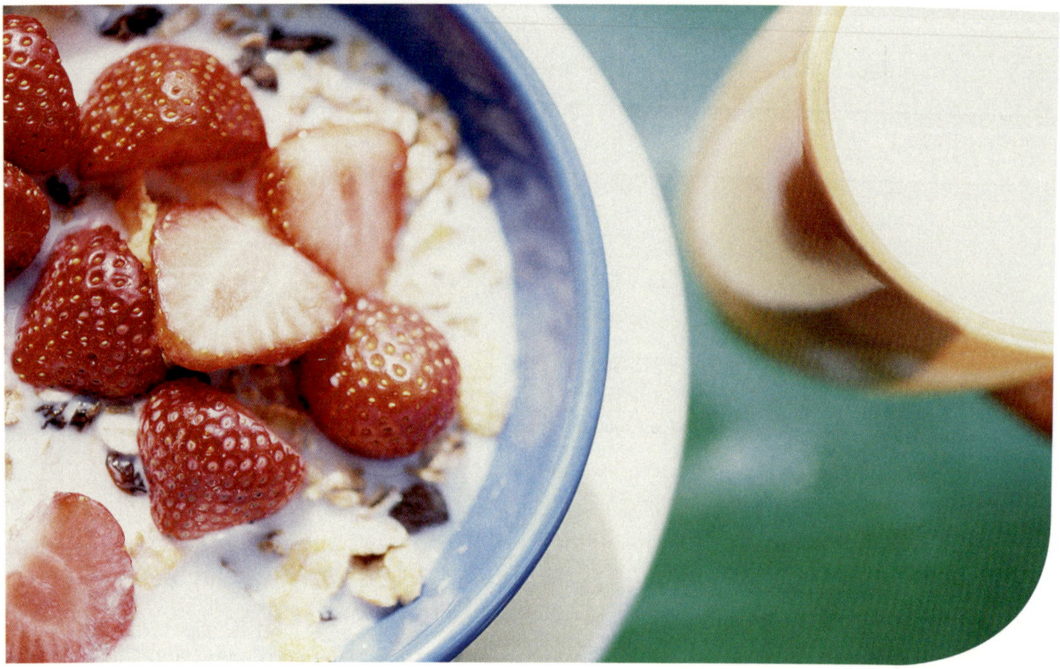

als ihre Altersgenossen, die es seltener tun. Begründung: Durch's Einkaufen werden Kameradschaft, Bewegung und gesunde Ernährung gefördert, wie das *Journal of Epidemiology & Community Health* letztes Jahr berichtete.[1]

Überlebensstrategien für den Supermarkt

Wenn ich es allerdings besonders eilig habe, kommt es vor, dass auch ich im Supermarkt herumrenne und dort versuche, die Einkaufsliste, den Einkaufswagen mit Linksdrall und meine um Süßigkeiten bettelnden Kinder unter Kontrolle zu halten. Aber wenn wir schon im Supermarkt einkaufen, sollten wir zumindest unsere »Kritischer-Kunde-Kappe« aufsetzen und folgende Tipps beherzigen:

- Tätigen Sie 90 % Ihrer Einkäufe an den »Randbezirken« des Supermarkts, das heißt in jenen Gängen, in denen Obst und Gemüse, Fisch, Fleisch und Milchprodukte angeboten werden. Wenn Sie sich in die inneren Gänge vorwagen, in denen die weniger gesunden Lebensmittel stehen, sollten Sie einen Einkaufszettel dabeihaben, auf dem ganz genau steht, was Sie brauchen (beispielsweise Waschpulver, Streichhölzer, Müllbeutel) und sich, nachdem Sie diese Dinge in den Einkaufswagen gelegt haben, schnellstmöglich wieder in die sichere Peripherie zurückbegeben.
- Schreiben Sie eine detailliere Einkaufsliste, bevor Sie sich auf den Weg zum Supermarkt machen, und lassen Sie sich nicht von Sonderangeboten für Produkte verführen, die Sie nicht wirklich brauchen. Falls ein »Zwei-Für-Eins«-Angebot zufällig mit einem Pos-

ten auf Ihrer Einkaufsliste übereinstimmt, dann greifen Sie zu, aber stellen Sie zuerst sicher, dass es von einwandfreier Qualität ist. (Manche herabgesetzte Lebensmittel stehen kurz vor dem Verfallsdatum; andere sind von fragwürdiger Qualität.)

- Gehen Sie nie mit leerem Magen einkaufen. Sie könnten ungesunden Versuchungen erliegen.
- Lesen Sie die Etiketten. Schauen Sie bei frischer Ware, wo sie angebaut wurde. Wenn Sie um den halben Erdball gereist ist, legen Sie sie am besten zurück und halten Ausschau nach einer Alternative aus heimischem Anbau. Falls keine angeboten wird, ist es wahrscheinlich nicht die richtige Jahreszeit dafür. Achten Sie bei verpackten Lebensmitteln darauf, ob industriell verarbeitete Fette (beispielsweise gehärtete Pflanzenöle), Zuckerzusätze (beispielsweise Glukose, Fruktose, Maissirup, Dextrose, Maltodextrin, Laktose etc.) oder künstliche Süßstoffe auf der Zutatenliste stehen. Meiden Sie Lebensmittel, bei denen diese Dinge unter den ersten fünf Zutaten stehen. Überhaupt: Meiden Sie am besten alle Lebensmittel, die mehr als fünf Zutaten enthalten!
- Achten Sie auf das Haltbarkeitsdatum bei verderblichen Lebensmitteln wie Eiern, Fleisch, Fisch, Gemüse und Obst und nehmen Sie immer die mit dem längsten Haltbarkeitsdatum. Diese werden oft hinter die weniger frische Ware ins Regal gestellt, man muss also manchmal etwas tiefer graben, um die frischesten Artikel zu finden. Seien Sie vorsichtig bei scheinbar frischen Lebensmitteln mit sehr langem Haltbarkeitsdatum: Sie könnten Zusatzstoffe enthalten, um ihre Haltbarkeit zu verlängern, und das bedeutet, dass sie vielleicht nicht so frisch oder gesund sind, wie sie erscheinen.
- Geschmack und Duft sind wichtige Kriterien. Natürlich können wir nicht im Geschäft umhergehen und von den Lebensmitteln naschen, um zu testen, ob sie gut schmecken, aber wir können unsere Nase diskret als »Aroma-Detektor« einsetzen. Wie jeder weiß, der schon einmal eine vollkommen reife Melone, Ananas oder Rispentomate gekauft hat, ist der Geruch oft ein klarer Hinweis auf den Geschmack. Obst und Gemüse, das nach gar nichts riecht, schmeckt meistens auch nach nichts.
- Meiden Sie Lebensmittel in aufwendiger Verpackung. Generell gilt: Je aufwendiger ein Lebensmittel verpackt ist, desto weiter ist es von seinem natürlichen Zustand entfernt. Je weniger verpackt, desto besser – nicht zuletzt aus Umweltschutzgründen.
- Michael Pollan empfiehlt in seinem Buch *Lebens-Mittel: Eine Verteidigung gegen die industrielle Nahrung und den Diätenwahn*: »Kaufen Sie nichts, das Ihre Urgroßmutter nicht als Lebensmittel (an)erkannt hätte.«

Das bedeutet: Kaufen Sie Naturjoghurt und frische Erdbeeren anstelle von joghurt-ähnlichen Desserts mit Erdbeergeschmack; puren Kakao und Vollmilch anstelle von industriell hergestellten und überzuckerten Schoko- Getränken; Haferflocken, Rosinen und ganze Nüsse anstatt von kandiertem Knuspermuesli; und stets eine Menge frisches Obst, Gemüse und Hülsenfrüchte. Immer wenn Sie unsicher in Bezug auf den Gesundheitswert eines Lebensmittels sind, können Sie den »Urgroßmutter-Test« anwenden: Dann wissen Sie Bescheid.

Greifen Sie zu Erzeugnissen der Saison

Viele von uns leben in der Stadt und wissen wenig darüber, wo unser Obst und Gemüse wächst und wann es reift. Importe aus aller Welt sorgen dafür, dass die Supermarktregale im Juli fast genauso aussehen wie im Dezember und so können wir leicht vergessen, dass die verschiedenen Gemüsesorten zu verschiedenen Jahreszeiten wachsen. Die Tabelle zeigt Ihnen, welche Gemüse- und Obstsorten in den meisten Regionen der Welt Saison haben.

Der Saisonkalender

Frühling	Sommer	Herbst	Winter
Frisch, grün, zart; Gemüse werden roh oder gekocht gegessen	Leicht, kühlend, feucht; viele Gemüse werden roh oder kalt gegessen	Wärmendere Lebensmittel und Gewürze; Gemüse meistens gekocht	Wärmende Nahrungsmittel und Gewürze; Gemüse normalerweise gekocht
Avocados Basilikum Bohnen (immer gekocht) Brokkoli Erbsen Feldsalat	Äpfel Aprikosen Auberginen Basilikum Beeren (Erdbeeren, Himbeeren, Heidelbeeren, Holunderbeeren)	Äpfel Birnen Blattgemüse (Spinat, Mangold) Brokkoli Datteln Endivien	Avocados (roh) Birnen Blattgemüse (Spinat, Mangold) Brokkoli Chicoree Fenchel

Frühling	Sommer	Herbst	Winter
Frühlingszwiebeln	Birnen	Fenchel	Grapefruit
Kohl (Weißkohl, Wirsingkohl, Blumenkohl, Rotkohl, Rosenkohl)	Bohnen (immer gekocht)	Granatäpfel	Kohl (Rotkohl, Grünkohl, Wirsing, Blumenkohl, Rosenkohl etc.)
Kopfsalat	Brokkoli	Gurken	Mandarinen, Orangen
Kürbis	Datteln	Kohl (Rotkohl, Blumenkohl, Rosenkohl, Chinakohl etc.)	Pilze aus Wildsammlung
Lauch/Poree	Erbsen	Mandarinen	Radieschen
Mangold	Feigen	Nüsse	Sellerie (Knollen und Stangen)
Petersilie	Feldsalat	Paprika und Chillischoten	Wärmende Gewürze (z.B. Ingwer, Pfeffer, Senf)
Rhabarber	Fenchel	Persimonen	Winterkürbis
Rote Bete	Gurken	Pilze	Wurzelgemüse (Möhren, Pastinaken, Rote Bete, Kartoffeln, Süßkartoffeln)
Schwarzer Rettich	Kirschen	Preiselbeeren	Zwiebeln
Spargel	Knoblauch	Quitten	
Spinat	Koriander	Radieschen	
Topinambur	Mais	Salat (Radicchio, Rauke, Romana, Kopfsalat)	
Weiße Rüben	Melonen	Schalotten	
	Mirabellen	Sellerie (Knolle und Stangen)	
	Paprika und Chillischoten	Süßkartoffeln	
	Pfefferminze	Tomaten	
	Pflaumen	Trauben	
	Preiselbeeren	Wärmende Gewürze (z.B. Ingwer, Pfeffer, Senf)	
	Rote Bete	Wurzelgemüse (Möhren, Pastinaken etc.)	
	Sommerkürbis (Zucchini, Eierkürbis)	Zwiebeln	
	Spitzkohl		
	Stachelbeeren		
	Tomaten		
	Trauben		
	Wassermelonen		
	Zwetschgen		

Vom Saisonkalender sind die Dinge ausgenommen, die überhaupt nicht in Ihrem Teil der Welt wachsen, wie beispielsweise Kakao, Grüner Tee oder Zitrusfrüchte. Achten Sie jedoch auch hier auf die Herkunft Ihrer Einkäufe (in Ländern außerhalb der EU werden mehr Chemikalien verwendet) und Herstellungs- und Handelsmethoden (Bio-Anbau? Fair Trade?).

Unterwegs essen

Wie diszipliniert wir auch zuhause sein mögen, unterwegs können sich unsere guten Vorsätze sehr schnell in Luft auflösen. Anstatt einen Anfall von schlechtem Gewissen zu riskieren, der stets auf das Übertreten neuer Gesundheitsvorsätze folgt, können Sie sich auf solche Situationen vorbereiten.

Wenn Sie »gesündigt« haben (zum Beispiel ein süßes Hefeteilchen gegessen haben, weil Sie Hunger hatten und in einer Besprechung waren, wo es nichts anderes gab), dann machen Sie sich bitte nicht nieder. Negative oder strafende Gedanken sorgen nur dafür, dass Sie sich noch schlechter fühlen. Jeder bricht mal einen Vorsatz, und so lange das nur ab und zu geschieht, wird es sich nicht auf Ihr allgemeines Wohlbefinden auswirken. Und sollten gelegentliche Ernährungssünden tatsächlich unvermeidlich sein, können Sie sie ebenso gut genießen, weil sie zu raren Genüssen geworden sind!

Solche Pannen können Sie mit gesunden Lebensmitteln kompensieren: Das Hefeteilchen, zu dem Sie beispielsweise morgens unbedacht gegriffen haben, können Sie durch ein bis zwei frische Aprikosen, einen Apfel, einen Becher Naturjoghurt mit frischen Früchten oder Nüsse und Rosinen als Nachmittagssnack ausgleichen.

Falls Sie einen ganzen Tag von zuhause fort sein werden, könnten Sie ein »Reisepaket« mit gesunden Snacks mitnehmen, das folgende Dinge enthält:

- Glas- oder Edelstahlbehälter mit getrockneten Früchten und Nüssen (stellen Sie sich Ihre eigene Mischung zusammen, abgepackte Nussmischungen schmecken oft schal).
- Kleingeschnittenes Obst und einen hölzernen Zahnstocher, mit dem Sie es unterwegs leicht essen können (Melonenwürfel, Trauben, Orangen, Ananas, Kiwis etc.) in einer fest verschließbaren Dose.
- Kleingeschnittenes Gemüse (Möhrenschnitze, Paprikastreifen, Gurkenscheiben, Brokkoli- oder Blumenkohlröschen), vielleicht mit etwas Hummus, Sardinenpaste oder einem Kräuterfrischkäse als Dip.
- Ganze frische Früchte, die man einfach aus der Hand essen kann (Äpfel, Mandarinen, Bananen, frische Aprikosen, Pfirsiche).
- Selbst belegte Brote (am besten aus Sauerteig-Vollkornbrot) mit Gemüse (z.B. mit Tomaten, Salatblättern, Gurkenscheiben) und einer guten Proteinquelle

(frischer Ziegenkäse, aufgeschnittene Falafel (Kichererbsenbällchen), Lachs, Sardinen, Thunfischpaste, kalte Hühnchenbrust oder anderes übrig gebliebenes mageres Fleisch).

- Dunkle Schokolade als Extra-Genuss.

Kein Stress im Restaurant!

Ein Restaurantbesuch, ob zu einem Geschäftsessen oder zum Vergnügen, kann entspanntes Genießen oder Ess-Stress bedeuten, je nachdem, wo Sie essen und was Sie bestellen.

Sie müssen nicht in ein Drei-Sterne-Restaurant gehen, um gut zu essen. Die meisten Lokale, die nicht zu einer Kette gehören und die Gerichte frisch zubereiten, bieten gutes Essen zum vernünftigen Preis. Viele familiengeführte Restaurants verwenden frische Zutaten.

Das Beste, was Sie hier bestellen können, sind Vorspeisen mit viel Gemüse wie Suppen oder Salate und Hauptgerichte mit Fisch oder magerem Fleisch, Hülsenfrüchten und natürlich wieder viel Gemüse. Bitten Sie den Kellner, Pommes Frites, Nudeln oder weißen Reis durch grünes Gemüse oder gemischten Salat zu ersetzen; in den meisten Restaurants ist das kein Problem.

Ignorieren Sie den Brotkorb – eine grausame Verlockung, während Sie auf Ihr Essen warten. Das in Restaurants angebotene Brot besteht meistens aus Weißmehl und ist auch selten ein kulinarischer Genuss. Sagen Sie also einfach »nein«. Oft gebe ich dem Keller das Brotkörbchen gleich wieder mit und erkläre ihm, dass ich nicht in Versuchung geführt werden möchte. Meistens ernte ich dann ein verständnisvolles Lächeln.

Beim Dessert bin ich dann wieder etwas entspannter. Wunderbar, wenn Sie etwas Gesundes wählen wie einen Obstsalat, aber es ist auch in Ordnung, gelegentlich zu »sündigen«. Wenn Sie Appetit auf einen »dekadenteren« Nachtisch haben, könnten Sie ihn vielleicht mit Ihrer Begleitung teilen. Und dann jeden Löffel dieser selten gewordenen Köstlichkeit genießen.

Tipps, die Zeit sparen

Viele Leute kochen nicht, weil sie keine Zeit haben. Oder *denken*, sie hätten nicht genug Zeit! Tatsächlich muss die Zubereitung eines Gerichtes mit frischen Zutaten kaum länger dauern als die Verwendung einer Fertigmahlzeit, besonders, wenn Sie planvoll zu Werke gehen und nicht in letzter Minute nach Zutaten suchen müssen.

Bei einer Studie[2] mit einer Gruppe von kalifornischen Familien zeigte sich, dass sich die Zeit, die werktags abends für die Zubereitung des Essens aufgewendet werden musste, durch die Verwendung von Fertiggerichten nicht wesentlich verkürzte.

Die Zubereitung hausgemachter Mahlzeiten aus überwiegend frischen Zutaten dauerte genauso lange – durchschnittlich 52 Minuten – wie die von Mahlzeiten, die hauptsächlich aus industriell hergestellten Fertigwaren bestanden. Durch die überwiegende Verwendung von Fertignahrungsmitteln sparte man im Durchschnitt zehn bis zwölf Minuten beim Waschen, Zerkleinern und Rühren, aber die gesamte Zubereitungszeit reduzierte sich nicht.

Das spart Zeit bei der Essenszubereitung

- **Mahlzeiten planen**: Planen Sie die Mahlzeiten für die Woche im Voraus und kaufen Sie gezielt dafür ein. Das reduziert die Zeit, die Sie fürs Einkaufen aufwenden müssen auf einen Großeinkauf pro Woche und ein oder zwei Gänge zum Fachgeschäft für leicht verderbliche Nahrungsmittel wie Fisch, Eier oder Fleisch.
- **Strategisch einkaufen**: Prägen Sie sich die Anordnung der Waren in den Geschäften ein, die Sie am häufigsten aufsuchen, damit Sie zügig einkaufen können, was Sie brauchen, und den Laden so schnell wie möglich wieder verlassen können.
- **Vorkochen**: Bereiten Sie zwei oder drei Mal so viel zu, wie Sie für eine Mahlzeit benötigen und frieren Sie den Rest ein. So können Sie später im Handumdrehen Ihr hausgemachtes »Fertiggericht« auftauen!
- **Einen elektrischen Schmortopf benutzen** (auch Slow Cooker oder Crockpot genannt): Diese Töpfe sind ein Geschenk des Himmels für Köche und Köchinnen mit wenig Zeit. Geben Sie alle Zutaten in den Topf, programmieren Sie die Garzeit und gehen Sie arbeiten oder machen Sie Besorgungen und kehren Sie bis zu sechs Stunden später zu einer tischfertigen Mahlzeit zurück, die eventuell nur noch ein wenig nachgewürzt werden muss. Ein zusätzlicher Vorteil so eines »Langsamkochers« sind die niedrigen Gartemperaturen (normalerweise zwischen 80 °C und 90 °C). Dadurch verringert sich das Risiko, dass sich krebserregende Stoffe bilden. Außerdem verbrauchen sie weniger Strom als die meisten konventionellen Hitzequellen.
- **Vorbereitete frische Zutaten verwenden**: Die meisten Supermärkte bieten geputztes und zerkleinertes frisches Gemüse, Salat und Obst an. Falls Sie also nicht die Zeit zum Schälen, Zupfen, Waschen und Trocknen der Zutaten haben, sind Gemüse oder Salat aus der Tüte immer noch dem

Dosengemüse oder gar keinem Gemüse vorzuziehen.

- **Salatsoßen und andere Soßen**: Bereiten Sie einen Vorrat von Salatsoßen, Tomatensoße oder Marinaden (einige Rezepte finden Sie im Rezeptteil »Dressings, Pestos und Soßen«, ab S. 204) zu und halten Sie sie im Kühlschrank oder Gefrierfach bereit. Man bedenke: zehn Portionen Salatsoße zu rühren, braucht genau so viel Zeit wie eine Portion zuzubereiten; jedoch haben Sie dann einen Vorrat, der für zehn Salate reicht statt für einen.
- **Die Küche durchorganisieren**: In der Küche sollten sich nur die Utensilien befinden, die Sie häufig benutzen, und sie sollten immer am selben Platz aufbewahrt werden. Überall nach dem stets verschwundenen Apfelentkerner zu suchen, kann wertvolle Zeit vergeuden.
- **Sich Hilfe holen**: Jeder halbwegs taugliche Mensch ab sechs Jahren kann zumindest kleinere Hilfsarbeiten übernehmen, die die Essenszubereitung beschleunigen. Ziehen Sie Familienmitglieder zum Gemüseschneiden und Umrühren, zum Aufräumen und Geschirrspülen während der Essenszubereitung oder wenigstens zum Tischdecken heran.
- **Ablenkungen vermeiden**: Schalten Sie den Fernseher aus und gehen Sie beim Kochen nicht ans Telefon. So können Sie der Zubereitung der Mahlzeit und Ihrem Küchenhelfer Ihre volle Aufmerksamkeit widmen.
- **Erprobte Lieblingsgerichte**: Wenn Sie es eilig haben, sollten Sie nicht mit neuen Zutaten oder Rezepten experimentieren. Greifen Sie in diesem Fall auf Bewährtes und Bekanntes zurück.

Die Familienmahlzeit: Überraschende Zeitersparnis

Stellen Sie sich eine Familie vor, in der die Mutter eine fettarme Diät bevorzugt, der Vater Rindfleisch essen möchte, die 13-jährige Tochter Vegetarierin ist und der 10-jährige Sohn Gemüse verabscheut. Bei diesem immer häufiger vorkommenden Szenario besteht jeder Einzelne auf seinem eigenen Menü. Außerdem essen in vielen Familien die Kinder etwas anderes und zu anderen Zeiten als die Erwachsenen.

Mahlzeiten, bei denen alle am Tisch Versammelten dasselbe Gericht essen – so wie es Menschen seit Anbeginn der Zivilisation gemacht haben – verringern den Zeitaufwand erheblich, verglichen mit der Zubereitung mehrerer verschiedener Speisen, und stärken außerdem das Gemeinschaftsgefühl. Es gibt nur wenige Dinge, die die Familienbande mehr festigen als eine gemeinsame Mahlzeit – *dieselbe* Mahlzeit.

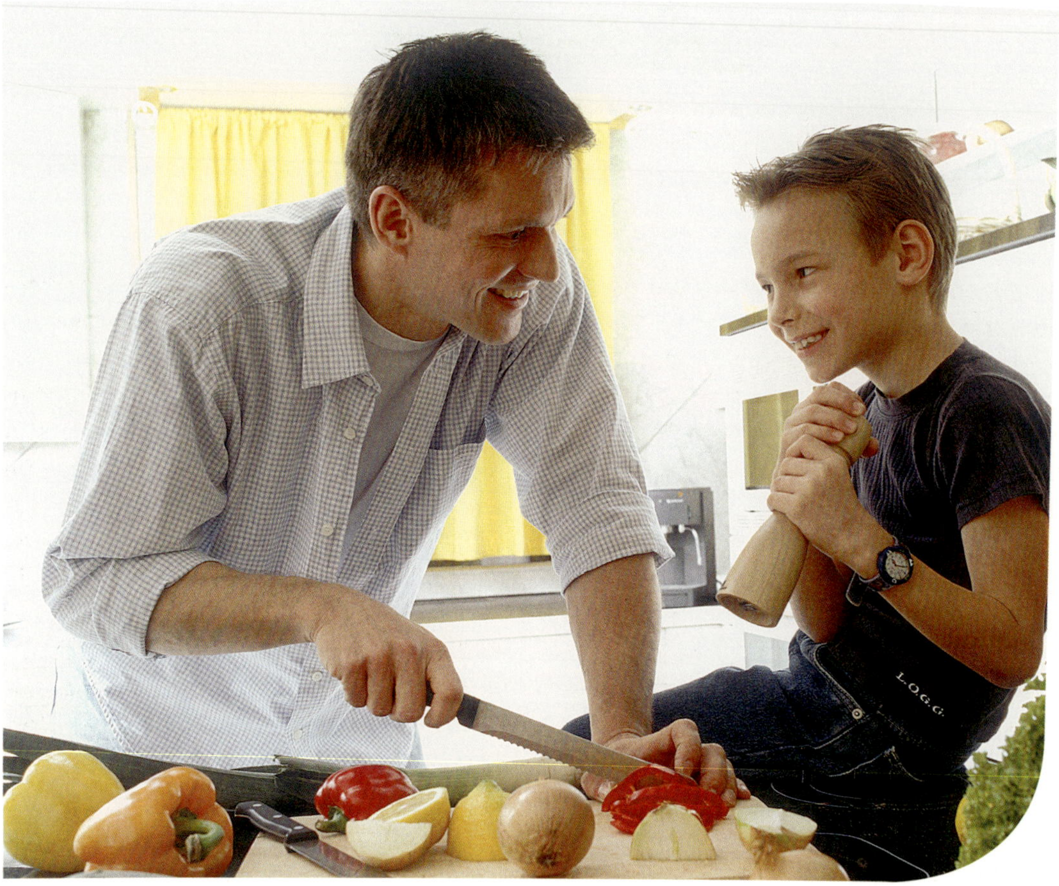

Abgesehen von der Freude, die solche Mahlzeiten machen können, gibt es inzwischen auch wissenschaftliche Beweise dafür, dass Familienmahlzeiten das physische und psychische Wohlbefinden der Teilnehmer fördern. Kinder, die regelmäßig an Familienmahlzeiten teilnehmen, essen mehr Gemüse und Obst, sind seltener übergewichtig, fangen seltener mit dem Rauchen oder Drogenkonsum an und entwickeln seltener Essstörungen. Sogar Kindern mit chronischem Asthma geht es besser, wenn sie regelmäßig in entspannter Atmosphäre in den Genuss von Familienmahlzeiten kommen![3]

Tipps, die Kosten sparen

Viele Menschen sind der Meinung, gesunde Ernährung sei ein Luxus. Im Gegenteil: Selbst gekochte Mahlzeiten können Kosten sparen, insbesondere, wenn man eine mediterrane Kost isst, die zum großen Teil aus relativ preiswertem Obst und Gemüse, Nüssen, Hülsenfrüchten, Vollkorngetreide und Eiern besteht und auf teurere Lebensmittel wie Fleisch und industriell verarbeitete Produkte verzichtet.

Tatsächlich stellte sich im Rahmen einer kanadischen Studie heraus, dass Frauen, die eine mediterrane Kost aßen, nicht mehr fürs

Essen ausgaben, als diejenigen, die sich auf die typisch westliche Weise ernährten.[4] Während sie mehr für Gemüse, Obst, Hülsenfrüchte, Nüsse, Samen, Öl, Fisch und Geflügel ausgaben, gaben sie weniger für rotes Fleisch, raffinierte Lebensmittel, Süßigkeiten und Fast Food aus.

Es ist außerdem an der Zeit, den weit verbreiteten Mythos zu entlarven, dass Fertiggerichte weniger kosteten als selbst zubereitete Mahlzeiten. Eine britische Verbraucherorganisation verglich die Kosten von Fertiggerichten mit den entsprechenden hausgemachten Essen und fand heraus, dass ein fertig gekaufter Hackfleischauflauf im Vergleich zum selbst gemachten um 61 % teurer war; fertig gekaufter Milchreis war um 55 % teurer, fertige Lasagne um 48 % und abgepackter Obstsalat um 38 %. Einige Fertiggerichte, wie Hühner-Nuggets oder Fischstäbchen, waren der Studie zufolge zwar preiswerter als die selbst gemachten, aber da stellt sich einem die Frage: Welche Zutaten kommen in diese Gerichte, dass man sie derart billig einkaufen kann?[5]

Günstig gesund essen

- **Mahlzeiten planen** (ja, noch einmal!): Planen Sie Ihre Mahlzeiten unter Berücksichtigung Ihres Budgets, schreiben Sie eine Einkaufsliste und halten Sie sich daran. Vermeiden Sie Spontankäufe aufgrund verlockender Werbung oder plötzlicher Heißhungerattacken.
- **Die Verwendung von Fertiggerichten auf ein Minimum beschränken**: Sie sind teuer und nährstoffarm. Bevorraten Sie preiswerte haltbare Lebensmittel wie Hülsenfrüchte, Vollkornnudeln und Tomaten im Glas, aus denen Sie rasch eine gesunde Mahlzeit zaubern können.
- **Preise vergleichen**: Vergleichen Sie die Preise, um herauszufinden, welche Geschäfte die besten Angebote haben. Obst und Gemüse sind auf Wochenmärkten oft preiswerter als im Supermarkt. Wenn Sie Vorräte wie beispielsweise Olivenöl einkaufen, sollten Sie weniger bekannte Marken wählen, die sich in der Qualität oft kaum von den teureren Markenprodukten unterscheiden.
- **Größere Mengen einkaufen**: In manchen Fällen – besonders in Naturkostläden – kann es preiswerter sein, lose Ware anstelle von abgepackten Lebensmitteln zu kaufen. Auf dem Markt ist es oft günstiger, eine ganze Steige Pfirsiche oder Zucchini zu kaufen, als sie pfundweise abwiegen zu lassen. Große Packungen Tiefkühlgemüse oder Obst kosten oft weniger als kleine Mengen, und da sie gefroren sind, können Sie einfach so viel entnehmen, wie Sie brauchen, und den Rest zurück in die Kühltruhe legen.

- »**Do-it-yourself«**: Waschen und zerkleinern Sie frisches Obst und Gemüse selbst, anstatt es fertig abgepackt zu kaufen, und bewahren Sie es in Dosen oder Gefrierbeuteln im Kühl- oder Gefrierschrank auf. Stellen Sie aus Fruchtsaft oder Fruchtpüree Eis am Stiel her; es schmeckt meistens besser, ist gesünder als abgepacktes Fruchteis aus dem Supermarkt und kostet nur einen Bruchteil davon.
- **Heimisches Obst und Gemüse der Saison kaufen**. Früchte und Gemüsesorten, die da, wo wir leben, gerade keine Saison haben, werden oft über große Entfernungen transportiert und können aufgrund dessen sehr teuer sein. Saisonale Produkte von Höfen aus der Umgebung sind preiswerter und außerdem besser für unsere Umwelt. Lassen Sie sich nicht von der Werbung dazu verführen, exotische und teure »Super-Foods« zu kaufen. Es ist wichtig, viele verschiedene Früchte und Gemüse zu essen, keine einzelne Frucht oder Gemüsesorte ist unvergleichlich »wertvoller« als die anderen.

Würzgeheimnisse

»Über Geschmack lässt sich nicht streiten« und deshalb gehen auch die Vorstellungen darüber, was gut schmeckt, sehr auseinander. Welchen Geschmack Sie bei einem Gericht mögen, ist sehr individuell: Wenn Sie erkältet sind, sich einer Chemotherapie unterziehen oder seit frühester Kindheit an stark gewürzte Speisen gewöhnt sind, wird Ihre Vorstellung von gutem Geschmack stark von diesen Faktoren beeinflusst. »Nach Geschmack würzen« bedeutet also, *nach Ihrem persönlichen* Geschmack.

Aber nicht nur Ihr Geschmacksempfinden kann sich ändern, auch das Aroma einer Speise ändert sich während des Kochens, und deshalb ist es nützlich, beim Kochen immer wieder einmal zu probieren. Manche Aromen – beispielsweise die von Gewürzen – entfalten sich umso stärker, je länger das entsprechende Gewürz mitgekocht wird, andere, wie zum Beispiel frische Kräuter, verlieren durch längeres Kochen an Geschmack und sollten erst zum Schluss hinzugefügt werden.

Viele von uns sind so an industriell verarbeitete Lebensmittel gewöhnt (die künstliche Geschmacksverstärker enthalten), dass ihnen alles Selbstgekochte im Vergleich dazu fade vorkommt. Außerdem trauen »Neulinge« beim Kochen und Würzen manchmal ihren eigenen Geschmacksknospen nicht; sie haben das Gefühl, dass »irgendetwas fehlt«, aber sie wissen nicht genau, was. Um ein volles, abgerundetes Aroma zu erzielen, brauchen die meisten Gerichte ein wenig von jedem der folgenden Elemente:

F.S.S.S.U

- **Fett** ist notwendig für ein befriedigendes Geschmackserlebnis: Es hilft, die Aromen der Speise zu übertragen und zu entfalten. Deshalb bleibt der Geschmack von fettfreien oder fettarmen Gerichten oft fade und unbefriedigend.
- **Säure** erweckt ein Gericht zum Leben. Haben Sie schon einmal darauf geachtet, wie ein paar Tropfen Zitronensaft ein Gericht geradezu »aufwecken« können? Andere Säurespender sind Tomaten, Orangen oder Kiwis und Zutaten wie Balsamico, Rotwein- oder Apfelessig oder Weißwein.
- Obwohl herzhafte Gerichte keinen süßlichen Beigeschmack haben sollten, kann ein Hauch von Honig oder eine Frucht einem herzhaften Eintopf oder einem Salat eine milde, abgerundete Note verleihen. **Süße** entsteht nicht nur durch Zucker, sondern auch durch das langsame Schmoren von Gemüsesorten wie Zwiebeln, Möhren, Rote Bete, Paprikaschoten und sogar Brokkoli.
- **Salz**: Es mag Sie überraschen, dass ich mich für die Verwendung von Salz ausspreche. Es ist wahr, dass ein Übermaß an Salz (z.B. wenn wir viele industriell verarbeitete Lebensmittel essen) das Magenkrebsrisiko und den Blutdruck erhöhen kann. Bei gesunden Menschen, die sich von naturbelassenen Lebensmitteln ernähren und genügend trinken, birgt die Verwendung einer kleinen Menge Salz beim Kochen jedoch keine Gefahr. Sie können auch Zwiebeln, Knoblauch, Kräuter (z.B. Oregano, Dill, Thymian, Rosmarin, Pfefferminze, Petersilie) und Gewürze (z.B. Zimt, Koriander, Gelbwurz) verwenden, um das Aroma einer Speise hervorzuheben.
- **Umami**: Wenn Sie Salz reduzieren wollen, aber das damit verbundene Geschmackserlebnis nicht missen möchten, haben Sie wahrscheinlich ein Verlangen nach »*umami*« (das japanische Wort für »Aroma« oder »Geschmack«). Das können Sie erreichen, indem Sie Zutaten verwenden, die viel Glutaminsäure (Glutamat) enthalten, wie beispielsweise die italienischen Hartkäsesorten »Parmesan« oder »Pecorino«, Rotwein, Tomatensaft, Tomatenmark oder Ketchup und Würzsoßen auf der Basis von Tamari (Sojasauce) oder Fisch wie Worcestershire und thailändische Fischsauce. Vorsicht ist geboten für Menschen, die Glutamat nicht oder nur schlecht vertragen. Sie sollten auf glutamatreiche Zutaten verzichten.

Vegetarier können »*umami*« durch die Beigabe von Pilzen (besonders getrocknete) und getrockneten Algen erzielen. Versuchen Sie einmal, Salz durch getrocknete Kelp-, Dulse- oder Noriflocken (aus dem Naturkostladen oder asiatischen Supermärkten) zu ersetzen und würzen Sie Suppen oder Eintöpfe mit Arame-, Komu- und Wakamealgen.

Und jetzt wird gekocht!
Bon appétit!

Zusammenfassung:
Die zehn Prinzipien der ernährungsbasierten Krebsprävention

1. Essen Sie täglich fünf bis zehn Portionen frisches **Obst und Gemüse** und regelmäßig Hülsenfrüchte, Nüsse und Samen. Mindestens zwei Drittel des Essens auf Ihrem Teller sollte pflanzlicher Herkunft sein.
2. Essen Sie Lebensmittel, die **Entzündungsprozessen entgegenwirken**: Die meisten Gemüsesorten, Früchte, Kräuter, Gewürze und Lebensmittel, die reich an Omega-3-Fettsäuren sind (fetter Fisch, Walnüsse, Leinsamen, grünes Blattgemüse, mit Omega-3 angereicherte Eier). Meiden Sie Lebensmittel, die Entzündungsprozesse anheizen: Zucker, Weißmehlprodukte, gehärtete Fette, Pflanzenöle, die reich an Omega-6-Fettsäuren sind (Mais-, Sonnenblumen- sowie Distel- und Traubenkernöl).
3. **Vielfalt ist die Würze des Lebens.** Sie profitieren mehr von Ihrer Nahrung, wenn Sie eine Vielzahl verschiedener gesunder Lebensmittel essen und nicht nur einige wenige, wie gesund diese auch sein mögen. Indem Sie eine abwechslungsreiche Kost im Einklang mit den Jahreszeiten zu sich nehmen, bekommt Ihr Körper die größtmögliche Vielfalt an Nährstoffen.
4. **Blutzucker im Gleichgewicht:** Reduzieren Sie Ihren Konsum von Zucker, gesüßten Lebensmitteln/Getränken sowie raffiniertem Getreide (z.B. Weißmehl, Pasta und weißer Reis) und daraus hergestellten Produkten (z.B. Kekse, Kuchen, Reiskräcker) auf ein Minimum. Ersetzen Sie kohlenhydrathaltige Lebensmittel mit hohem glykämischen Index durch solche mit niedrigem GI (siehe GI/GL-Tabelle ab Seite 47).
   Gewöhnen Sie Ihre Zunge wieder an weniger süße Lebensmittel. Falls Sie nicht ganz auf Süßungsmittel verzichten wollen, sollten Sie Akazienhonig, Dattelzucker oder Rohzuckermelasse bevorzugen und sparsam verwenden.
5. **Essen Sie bei jeder Mahlzeit gesundes Eiweiß:** Proteine helfen, den

Blutzuckerspiegel im Gleichgewicht zu halten, beugen somit Heißhungerattacken vor, stärken das Immunsystem und wirken dem Muskelschwund bei längeren Krankheiten entgegen. Fleisch ist nicht die einzige Eiweißquelle: Fisch, Eier, Hülsenfrüchte, Sojaprodukte, Nüsse, Samen und viele Gemüsesorten liefern ebenfalls Proteine.

6. **Meiden Sie industriell hergestellte Nahrungsmittel**, die stark verarbeitet sind, künstliche Aromen, Farbstoffe, Süßstoffe, Konservierungsstoffe und Füllstoffe enthalten, aufwendig verpackt sind und deren Haltbarkeitsdatum in weiter Ferne liegt.
7. **Meiden Sie ungesunde Chemikalien.** Das Grillen oder Braten von Fleisch bei hohen Temperaturen erhöht das Risiko, an bestimmten Krebsarten zu erkranken. Garen Sie Fleisch bei moderaten Temperaturen und meiden Sie konserviertes Fleisch. Essen Sie keine angeschimmelten Lebensmittel und schränken Sie den Verzehr von Erdnüssen ein. Verzichten Sie möglichst auf Lebensmittel und Getränke in Dosen und erhitzen Sie kein Essen in Kunststoffbehältern in der Mikrowelle. Kaufen Sie Bio-Lebensmittel.
8. **Essen Sie regelmäßig und kauen Sie Ihre Nahrung sorgfältig**, um eine optimale Verdauung, Nährstoffaufnahme und Sättigung sicherzustellen. Nehmen Sie sich Zeit zum Essen, sodass Sie sich entspannen und Ihre Mahlzeiten genießen können.
9. **Trinken Sie Wasser.** Es durchfeuchtet und reinigt unseren Körper, ohne ihn mit Kalorien oder Chemikalien zu belasten. Frisch gepresste Gemüse- und Fruchtsäfte sind gelegentlich akzeptabel, aber im Allgemeinen ist es besser, das Gemüse oder Obst im Ganzen zu essen und den Durst mit Wasser oder Tee (vorzugsweise grünem oder weißem Tee) zu stillen.
10. **Bereiten Sie die meisten Mahlzeiten frisch zu.** Das kostet ein bisschen mehr Zeit als die Verwendung von Fertiggerichten, liefert aber mehr Nährstoffe, spart Geld und schenkt ein tiefes Gefühl der Zufriedenheit.

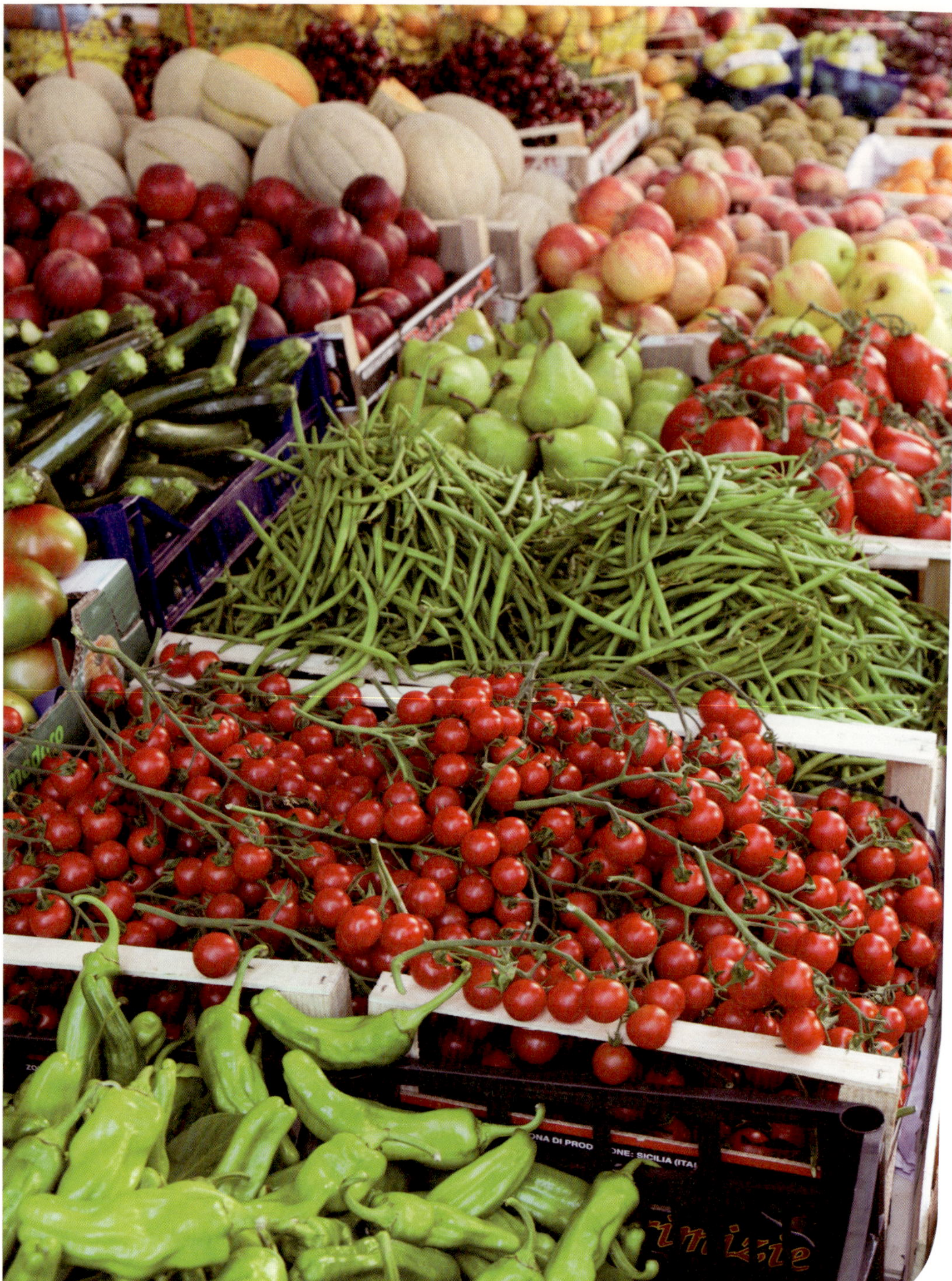

Einführung

Nun beginnt der praktische Teil des Buchs; hier wird gekocht und – wie ich hoffe – mit Freude genossen.
Denn mein Anliegen mit diesem Buch ist zweierlei: Meine Leser sollen verstehen, wie welche Lebensmittel oder Ernährungsmuster unser Krebsrisiko beeinflussen, und sehen, wie einfach – und lecker – es sein kann, diese wissenschaftlichen Erkenntnisse in die Praxis umzusetzen.
Beim Zusammenstellen der Rezepte hatte ich mir sechs Kriterien auferlegt. Jedes Rezept sollte:

- frische Zutaten mit erwiesen krebsfeindlichen Wirkstoffen enthalten
- einfach und relativ schnell zuzubereiten sein
- erschwinglich sein
- Zutaten enthalten, die leicht zu beschaffen sind
- von der traditionellen mediterranen Küche inspiriert sein
- und lecker sein!

Das letzte Kriterium ist natürlich subjektiv, denn es entspricht meinem persönlichen Geschmack! Das Befreiende an der Mittelmeerküche ist dabei: Man kann sie fast unendlich variieren und interpretieren.
So wie es im Mittelmeerraum an die 20 verschiedene Pesto-Rezepte gibt, so können auch Sie meine hier vorgestellten Gerichte beliebig abwandeln. Es gibt hier kein »Richtig" oder »Falsch« wie in der hohen Feinschmeckerküche; es gilt allein Ihr Geschmack und Appetit. (Allerdings sollten Sie die Anti-Krebs-Grundprinzipien (s. Kapitel »Essen fürs Leben«) beibehalten, ohne die die Rezepte ihre therapeutische Wirkung verfehlen würden.)
Jede Ernährungsumstellung erfordert Umdenken, Entdeckungen, Neugier, das Überwinden alter Vorurteile und Gewohnheiten und ab und zu auch mal einen Rückschlag. Lassen Sie sich davon nicht entmutigen; Rom wurde auch nicht an einem Tag erbaut.
Nehmen Sie sich einfach jede Woche ein bis zwei kleine Umstellungen vor – etwa, ein Kohlgericht und ein Fischgericht zuzubereiten. Wenn Sie diese Änderungen gemeistert haben, können Sie sich an weitere Erneuerungen heranwagen.
Der Mahlzeitenplan und die Einkaufsliste am Ende des Buches oder unter www.herbig-verlag.de sollen Ihnen dabei helfen, Ihre guten Vorsätze in die Tat umzusetzen und Ihre Ernährung nachhaltig zu verändern.
Sie werden sehen: Sehr bald werden Sie die nachfolgenden Rezepte so selbstverständlich zubereiten, als hätten Sie nie anders gekocht.

Bon appétit!

Rezepte

Einführung 127

Vorspeisen und Snacks 130
Gegrillte Paprika mit Knoblauch und Oliven 130
Oliventapenade 132
Auberginen-Kaviar 134

Salate 135
Quinoa Tabouleh 135
Salade Niçoise 136
Rotkohl-Walnuss-Salat 138
Avocado-Apfel-Walnuss-Salat 139
Wintersalat aus Fenchel und Orangen 140

Suppen 142
Brokkolisuppe mit goldener Cashewsahne 142
Grüntee-Hühnersuppe 143
Marokkanische Huhn-Kichererbsen-Suppe 144
Französische Knoblauchsuppe mit Kurkuma-Croutons 146
Exotische Rote-Bete-Suppe 147
Pilzcremesuppe 148
Kalte Gurkensuppe mit Minze 149
Curry-Kürbis-Apfel-Suppe mit gerösteten Kürbiskernen 150
Gazpacho mit Avocado-Relish 152

Eierspeisen 154
Kirschtomaten-Clafoutis 154
Steinpilzomelett 155
Baskische Piperade 156
Spanisches Süßkartoffelomelett 158
Spinat-Ziegenkäse-Frittata 160

Fischgerichte 162
Fischsuppe mit Knoblauchmayonnaise 162
Fisch Plaki 164
Kabeljau mit Knoblauchkruste 165
Gegrillte Forelle mit knusprigen Sesam-Mandeln 166
Lachsfilets mit Pestokruste 168

Fleischgerichte 170
Coq au vin 170
Hühnchen mit Gremolata 171
Hühnerspieße mit Knoblauch und Kräutern 172
Hühnchen-Aprikosen-Tajine 174

Hülsenfrüchte und Tofu 176
Weiße-Bohnen-Püree 176
Linsen-Moussaka 177
Griechischer Bohneneintopf mit mariniertem Fetakäse 178
Hummus 180

Tofu Bourguignon 181
Tofu marokkanisch 182

Getreide, Pasta, Reis 184
Leinsamen-»Pizza« 184
Pissaladière 185
Quinoa-Couscous 186
Moujadara 187
Linsen-Bolognese mit Spaghettikürbis 188
Pilz-Orzotto 190

Gemüsebeilagen 192
Sizilianisches Auberginenragout 192
Französisches Pilzragout 194
Spinat-Tomaten-Gratin 195
Schneller Mittelmeer-Rosenkohl 196
Blumenkohl-»Couscous« 198
Auberginen-»Pizza« 199
Rote-Bete-Karotten-Ragout 200
Lauch-Karotten-Kompott 201
Blumenkohlpüree 202

Dressings, Pestos und Soßen 203
Tomatenketchup 203
Universal-Tomatensoße 204
Klassisches Basilikumpesto 205
Marokkanische Chermoula 206
Walnuss-Tarator 207
Cashewsahne mit Variationen 208
Zitronen-Knoblauch-Marinade 210
Würzige »Barbecue«-Marinade 211
Senfmarinade 211
Klassische französische Vinaigrette 212
Italienisches Dressing 213
Kurkuma-Ingwer-Dressing 213

Frühstück 214
Bircher-Müsli 214
Prunella (Haselnuss-Schoko-Pflaumen-Brotaufstrich) 216
Budwig-Creme 217
Olivenöl-Knuspermüsli 218
Mandelwaffeln mit Heidelbeersoße 220

Nachtisch und Gebäck 221
Pflaumen in Rotwein 221
Rote-Bete-Schokokuchen 222
Schokoladenfondue 224
Backpflaumentrüffel 226
Aprikosenclafoutis mit Mandeln 227

Grüner und Weißer Tee 228
Grüne Zitrone 228
Marokkanischer Pfefferminztee 228
Chai 229

Gegrillte Paprika mit Knoblauch und Oliven

Eingelegte Paprika – besonders beliebt in Spanien und Italien – können als Vorspeise oder Beilage zu gegrilltem Fisch, Fleisch oder zu Eiern gegessen werden. Weil die Zubereitung etwas Zeit erfordert, bereite ich oft mehr zu, als ich unmittelbar benötige; in Olivenöl eingelegt bleiben die Paprika mindestens eine Woche im Kühlschrank frisch.

4 rote, gelbe oder grüne Paprika (oder eine beliebige Farbkombination)
6–8 Knoblauchzehen, ungeschält
16 schwarze Oliven
1 TL Kapern, in Olivenöl eingelegt
4 EL Olivenöl
einige Spritzer Zitronensaft
Salz, Pfeffer, frisch gemahlen
1 EL Kräuter (z.B. Oregano, Basilikum, Petersilie), grob gehackt

Grill auf höchster Einstellung vorheizen. Die ganzen gewaschenen Paprikaschoten auf ein mit Alufolie oder Backpapier ausgelegtes Backblech legen und unter den heißen Grill schieben.
Grillen, bis die Haut der Paprika eine dunkelbraune Färbung anzunehmen beginnt (etwa 6–8 Minuten); die Paprikaschoten mit einer Küchenzange um eine Drittelwendung drehen, um eine neue Fläche der Hitze auszusetzen.

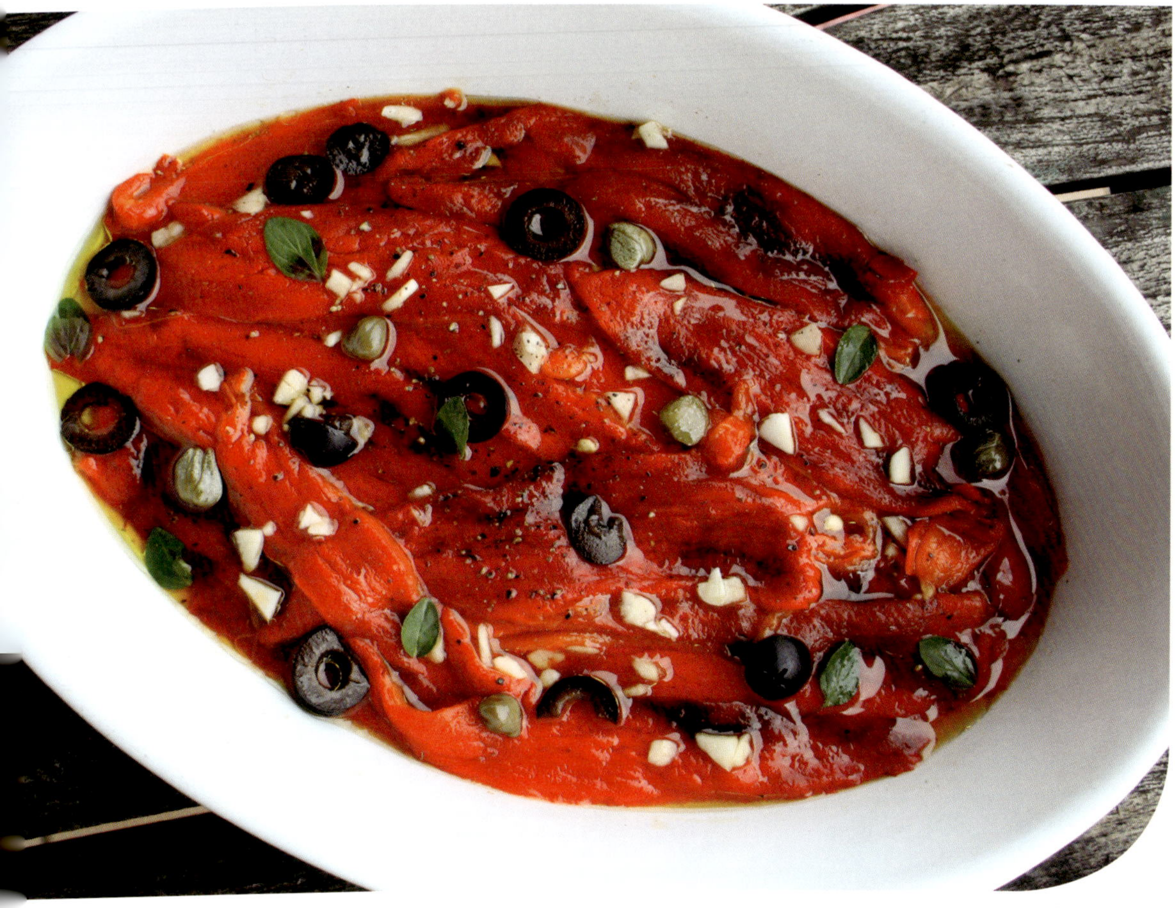

Nach etwa 15 Minuten die Knoblauchzehen auf das Blech legen und mitgrillen, die Paprikaschoten noch einmal drehen. Im Ofen lassen, bis die gesamte Haut der Paprika gleichmäßig gebräunt ist.

Während die Paprika im Ofen sind, Oliven und Kapern grob hacken und beiseite stellen.

Backblech aus dem Ofen nehmen, die Paprika und Knoblauchzehen in einen fest verschließbaren Behälter kippen und diesen schließen.

Nach 10 Minuten den Behälter öffnen, die Haut abpellen und die Paprikaschoten entkernen. Paprikaschoten in breite Streifen schneiden und in eine flache Auflaufform oder Schüssel geben. Die Knoblauchzehen aus ihrer Schale drücken und den Paprikastreifen beifügen.

Diese mit Olivenöl und Zitronensaft beträufeln und mit Salz und Pfeffer würzen. Zuletzt mit den gehackten Oliven, Kapern und Kräutern bestreuen und im Kühlschrank mindestens 1 Stunde vor dem Servieren durchziehen lassen (marinieren).

Oliventapenade

Diese traditionelle Olivenpaste aus der Provence ist nicht nur einfach un schnell herzustellen, sie ist außerdem sehr vielseitig: als leckerer Dip zu Roh kost, als Bruschettabelag (besonders lecker unter frischem Ziegenkäse), übe gedämpftes Gemüse (z.B. Karotten) gelöffelt oder auf einem Omelett verstri chen, passt sie einfach zu allem. Wenn Sie eine mildere Tapenade möchten verwenden Sie grüne Oliven.

200 g schwarze Oliven von guter Qualität, abgespült und entkernt
2 EL Kapern, in Olivenöl eingelegt
2 Sardellenfilets, in Olivenöl eingelegt
½ TL Thymian
1 Knoblauchzehe, gepresst
2 EL Olivenöl
1 EL Zitronensaft
Schwarzer Pfeffer, frisch gemahlen

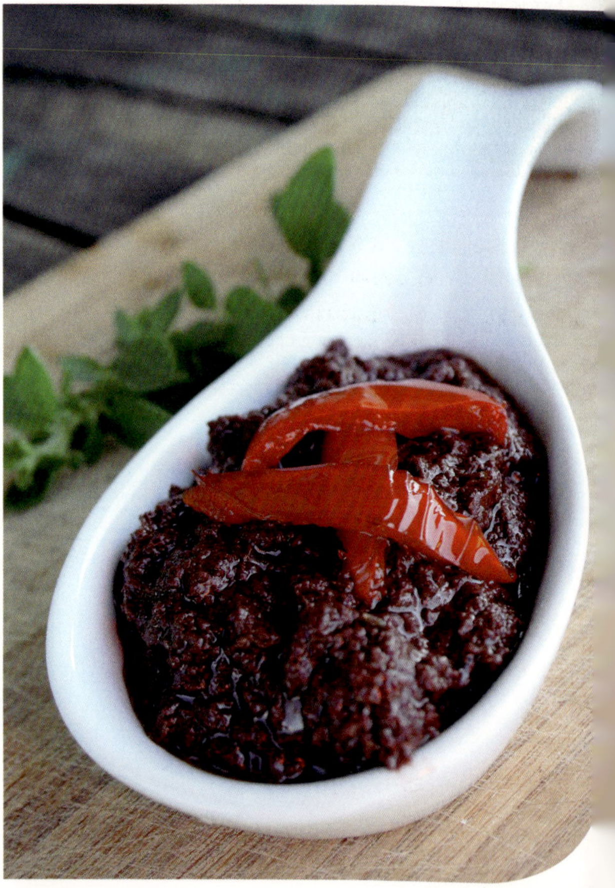

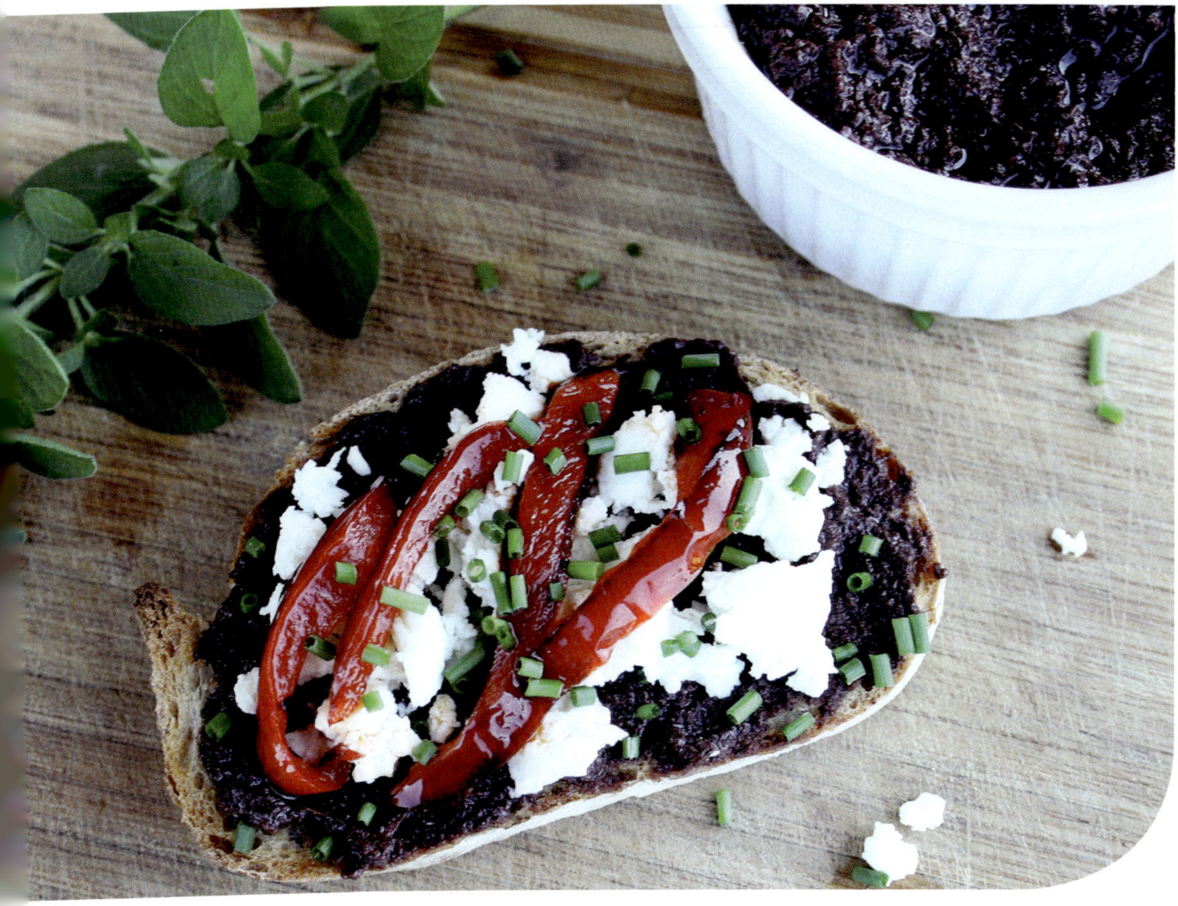

Oliven, Kapern, Sardellen, Thymian, Knoblauch und Olivenöl in einem elektrischen Mixer zu einem glatten Brei verarbeiten.
Die Masse mit Zitronensaft und Pfeffer abschmecken (Salz brauchen Sie wahrscheinlich nicht hinzuzufügen, da Oliven und Sardellen schon recht salzig sind).
In einem sauberen Marmaladenglas bleibt diese Paste im Kühlschrank mindestens zwei Wochen frisch.

Auberginen-Kaviar

Dieses cremige Auberginenmus eignet sich prima als Dip für Rohkost oder Pitabrotstreifen, schmeckt aber auch vorzüglich auf einer Scheibe geröstetem Sauerteigbrot (»Bruschetta«). In einer entkernten Avocadohälfte oder auf Gurkenscheiben gehäuft kann man es auch Gästen zum Aperitif servieren. Es eignet sich als Vorspeise oder Beilage zu einem Hauptgericht.

4 mittelgroße Auberginen
3 EL Petersilie, grob gehackt
1–2 Knoblauchzehen, gepresst
4 EL Olivenöl
Salz, schwarzer Pfeffer, frisch gemahlen
1 Spritzer Zitronensaft

Grill auf höchster Einstellung vorheizen. Mehrmals mit einem scharfen Küchenmesser in die Auberginenhaut stechen, um zu verhindern, dass die Auberginen beim Grillen platzen.

Ein Backblech mit Backpapier belegen, die Auberginen darauflegen und unter den heißen Grill schieben. Sobald die Haut beginnt, sich braun-schwarz zu verfärben, die Auberginen mithilfe einer Küchenzange um ein Viertel drehen.Wiederholen, bis die Auberginenhaut überall braun ist.

Nach 20–25 Minuten sollten die Auberginen außen dunkel und innen weich sein. Das Backblech aus dem Ofen ziehen und die Auberginen 10 Minuten abkühlen lassen.

Die Stängel abschneiden und die Auberginen halbieren. Mit einem Esslöffel das weiche Fleisch aus der Haut herauskratzen und für einige Minuten in einem Sieb abtropfen lassen.

Petersilie, Knoblauch und Olivenöl in eine Schüssel geben. Das abgetropfte Auberginenfleisch hinzufügen und mit einer Gabel unter leicht schneidenden Bewegungen alle Zutaten miteinander vermischen. Wer ein besonders cremiges Mus möchte, der mixe es kurz mit dem Pürierstab. Zuletzt mit Salz, Pfeffer und Zitronensaft abschmecken.

Varianten:

- Kurz vor dem Verzehr können 1 gewürfelte Tomate und 1 fein gehackte rote Zwiebel unter das Mus gerührt werden; sie verleihen ihm etwas mehr Biss.
- 2 gehackte hartgekochte Eier kurz vor dem Servieren über das Mus streuen; so wird es zu einem sättigenden Hauptgang.
- Anstelle von Petersilie können Sie auch gehackte Minze oder Koriander verwenden (oder eine Mischung aller 3 Kräuter).
- 1 EL Sesampaste (Tahini – aus dem Reformhaus oder Orient-Supermarkt) verwandelt dieses Auberginenmus zur nahöstlichen Spezialität *Baba Ghanoush*.

Quinoa Tabouleh

»Tabouleh« ist ein erfrischender libanesischer Salat aus Weizenbulgur, fein gewürfelten Tomaten, Zwiebeln, Gewürzen und Unmengen gehackter frischer Kräuter. Hier ersetzen wir Bulgur mit Quinoa; nicht nur hat das südamerikanische Getreide einen niedrigeren glykämischen Wert und einen höheren Eiweißgehalt als Bulgur oder Couscous, es ist auch glutenfrei und daher für alle bekömmlich. Außerdem ergänzen seine knusprige Konsistenz und sein nussiger Geschmack die anderen Zutaten wunderbar.

250 g trockener Quinoa, gründlich abgespült und in einem Sieb abgetropft
1 TL Kurkumapulver
500 ml Gemüsebrühe
4 EL Olivenöl
2 EL Zitronensaft
1 Prise Zitronenschale, frisch gerieben (von unbehandelter Zitrone)
2 Knoblauchzehen, gepresst
½ TL *ras el hanout* (marokkanische Gewürzmischung, siehe Rezept »Tofu marokkanisch«, S. 182), oder je 1 Prise gemahlener Koriander, Ingwer, Kreuzkümmel und Paprikapulver
½ TL Zimt
250 g Tomaten, entkernt und fein gewürfelt
2 Frühlingszwiebeln, fein gehackt
1 Bund glattblättrige Petersilie, grob gehackt
½ Bund frische Minze, grob gehackt
Salz, schwarzer Pfeffer, frisch gemahlen

In einem mittelgroßen Topf Quinoa mit Kurkuma in der Gemüsebrühe aufkochen lassen. Zugedeckt bei schwacher Hitze köcheln lassen, bis die Körner *al dente* sind (20–25 Minuten). Vom Herd nehmen und zum Abkühlen in eine große Schüssel kippen; etwa 20 Minuten abkühlen lassen.

In einer zweiten Schüssel Öl, Zitronensaft, Zitronenschale, Knoblauch und Gewürze mischen und über das abgekühlte Quinoa gießen.

Tomaten, Zwiebeln und Kräuter dazugeben und alle Zutaten locker vermengen. Mit Zitronensaft, Salz und Pfeffer abschmecken. Bis zum Servieren kühl halten.

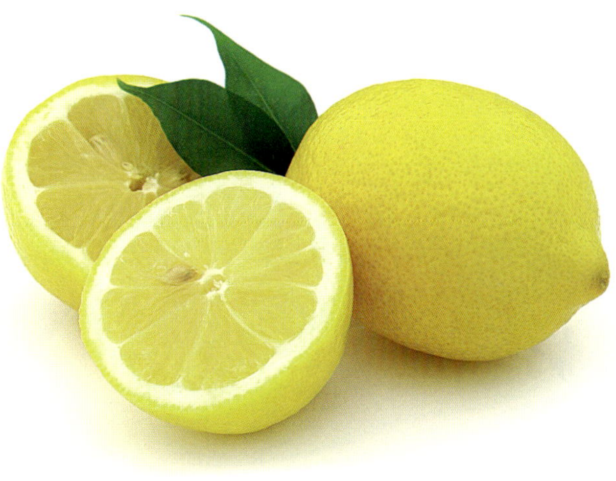

Salade Niçoise

Es gibt fast so viele Versionen dieses berühmten Salats, wie es Köche gibt. Die klassische Version aus dem provenzalischen Nizza beinhaltet in der Regel schwarze Oliven, Kartoffeln, grüne Bohnen, Gurken, Tomaten, rohe Paprika, hart gekochte Eier und Sardellen. Sie können aber auch andere mediterrane Gemüsesorten verwenden, wie zum Beispiel fein geraspelten Fenchel, leicht gedämpften Spargel, Avocadowürfel oder gegrillte Paprika. Wenn Sie keinen frischen Fisch zur Hand haben, können Sie auch Fisch aus dem Glas oder aus der Dose verwenden – allerdings am besten aus Dosen ohne BPA-Beschichtung.

Dieses Rezept ist als leichtes Hauptgericht gedacht:

300 g grüne Bohnen (frisch oder tiefgekühlt)

1 kleiner Kopf grüner Salat, gesäubert und mittelfein gehackt

1 Fenchelknolle, halbiert, ohne Strunk, in dünne Scheiben geschnitten

1 Frühlingszwiebel oder Schalotte, fein gehackt

12 reife Kirschtomaten, halbiert, oder 3 große Tomaten, grob gewürfelt

ca. 16 schwarze Oliven, entkernt, in Scheiben geschnitten

1 rote Paprika, entkernt, geviertelt und fein geschnitten

4–5 EL französisches Dressing (siehe »Klassische französische Vignaigrette«, S. 212)

1 EL Olivenöl

6–8 frische Makrelenfilets oder 12–16 frische Sardinenfilets (je nach Größe)

Salz

2 hart gekochte Eier, abgekühlt, geschält und geviertelt

In einem Topf mit Dampfeinsatz die Bohnen *al dente* garen (etwa 3–4 Minuten für TK-Bohnen, 5–6 Minuten für frische). Die Bohnen mit einer Küchenzange herausnehmen, in ein Sieb geben und mit kaltem Wasser abspülen, damit sie ihre grüne Farbe behalten. Beiseite stellen.

Auf einem großen Servierteller Bohnen, Salat, Fenchelscheiben, Zwiebelwürfel, Tomaten, Oliven, Paprika (und möglicherweise anderes Gemüse) auslegen und mit der Hälfte des Dressings beträufeln.

Nun in einer Bratpfanne bei mittlerer Hitze das Olivenöl erhitzen und darin die Fischfilets 1–2 Minuten auf jeder Seite braten, diese dabei leicht salzen. Den gegarten Fisch auf einem Teller einige Minuten abkühlen lassen, dann zusammen mit den geviertelten Eiern auf dem Salatgemüse verteilen und mit dem restlichen Dressing übergießen. Sofort servieren.

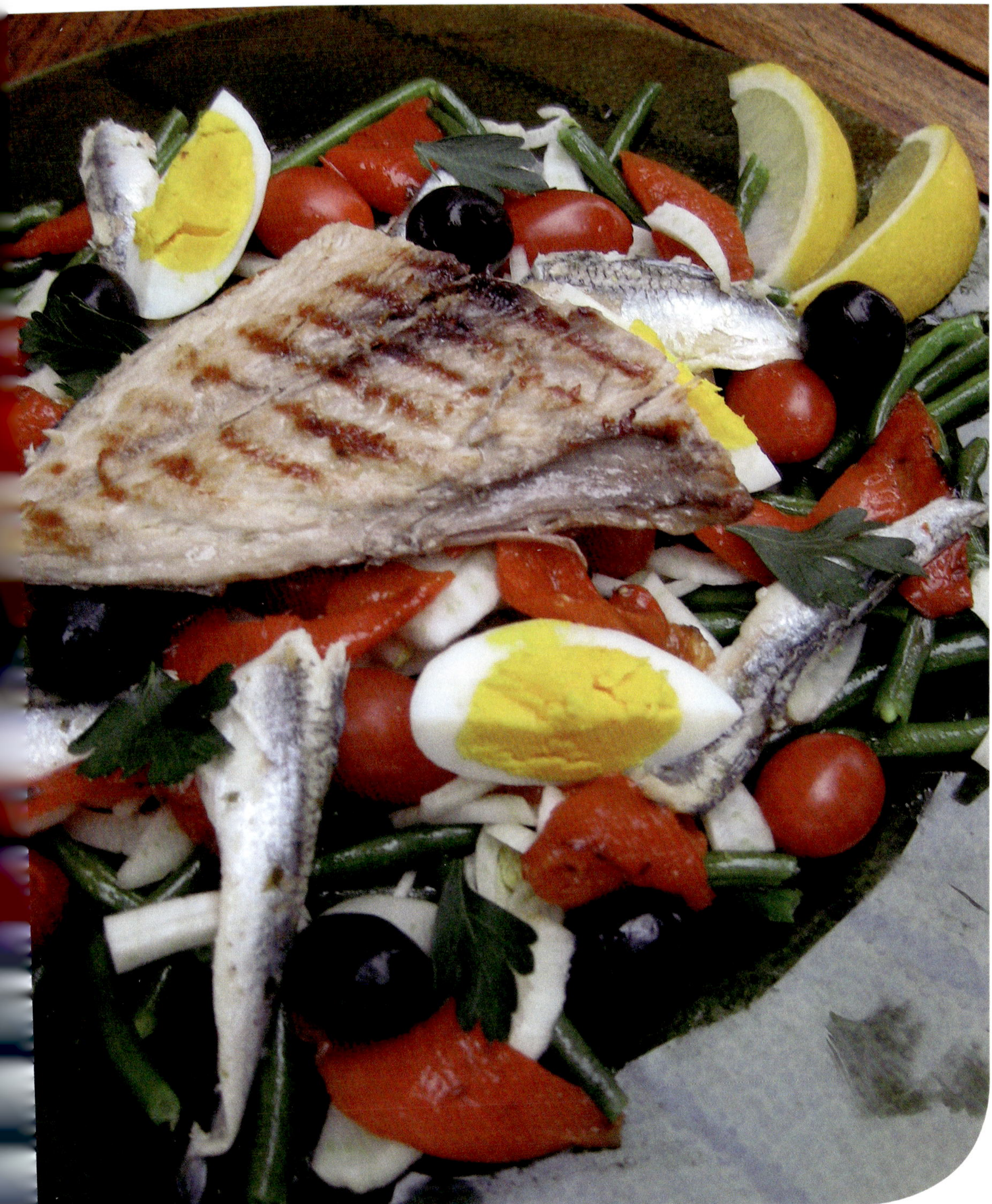

Rotkohl-Walnuss-Salat

Dieser fruchtig-knackige, lilafarbene Salat heitert auch den trostlosesten Wintertag auf! Eine leichte und leckere Abwechslung zum herkömmlichen, mayonnaisegetränkten Krautsalat. Der Salat macht sich gut auf Rohkostplatten neben geraspelten Karotten und Fenchel und sticht durch seine rote Farbe hervor.

1 Schalotte, fein gehackt
2 EL Apfelessig oder Rotweinessig
2 EL Walnussöl
2 EL Olivenöl
Salz, schwarzer Pfeffer, frisch gemahlen
½ Rotkohl
1 großer Bio-Apfel, fein gerieben
2 EL Rosinen
50 g Walnüsse, grob gehackt

In einer Salatschüssel die Schalotte mit dem Essig mischen und 5 Minuten ziehen lassen. Dann Öle, Salz und Pfeffer dazugeben und vermischen.
Den Rotkohl vierteln, Strunk entfernen und – von Hand oder mithilfe einer Küchenmaschine – fein raspeln. Den geraspelten Rotkohl, den geriebenen Apfel und die Rosinen hinzugeben und mit dem Dressing gut mischen. Mindestens eine halbe Stunde ziehen lassen, dann mit den Walnüssen bestreuen und servieren.

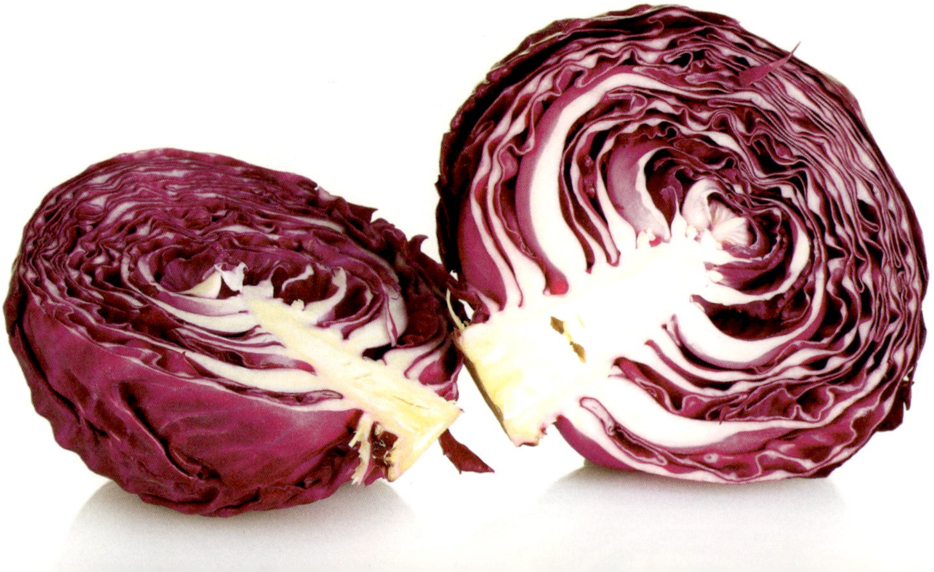

Avocado-Apfel-Walnuss-Salat

Diese ungewöhnliche Kombination von Obst und Gemüse ist schnell und einfach zuzubereiten und überraschend lecker! Butterweiche Avocados, knusprige Nüsse, knackiger Sellerie, süßsaure Preiselbeeren und saftige Äpfel sorgen für ein abwechlungssreiches Ess-Erlebnis.

1 Bio-Apfel, entkernt und fein gewürfelt
1 Stange Sellerie, fein gewürfelt
2 reife Avocados, geschält und fein gewürfelt
1 EL Cranberries (Preiselbeeren), getrocknet
1 EL Walnüsse, gehackt
2 EL Petersilie, gehackt
1 EL Walnussöl
1 EL Olivenöl
1 EL Zitronensaft
1 TL Akazienhonig
Salz, Pfeffer, frisch gemahlen

Apfel-, Sellerie- und Avocadowürfel sowie Cranberries, Walnüsse und Petersilie in eine Schüssel geben und locker vermengen.
In einer zweiten kleinen Schüssel mit einem Schneebesen die Öle mit Zitronensaft und dem Akazienhonig aufschlagen. Dressing über die Obst- und Gemüsewürfel träufeln, salzen und pfeffern, leicht mischen und sofort servieren.

Wer's besonders elegant haben möchte, richte den Salat mithilfe eines Speiserings an und garniere ihn mit einigen Blättern Rauke, Feldsalat oder einer bunten Salatmischung.

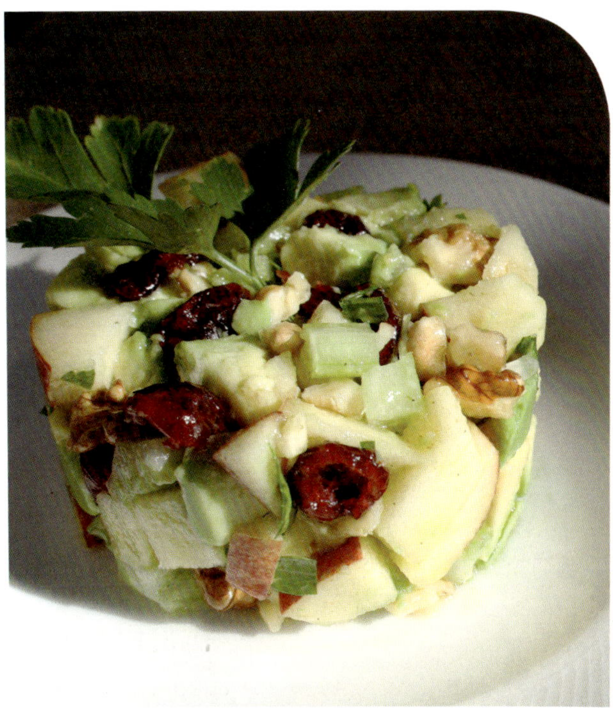

Wintersalat aus Fenchel und Orangen

Frisch, fruchtig und superschnell zubereitet – genau das Richtige, wenn die Tage kurz sind und unsere Batterien eine Aufladung brauchen können. Der Salat eignet sich ideal als leichte Vorspeise. Er ist aber auch als Beilage zu Fisch oder Geflügel sehr zu empfehlen.

2 große oder 3 kleinere Fenchelknollen (die kleineren sind meist zarter)
2 saftige Orangen
2 EL Olivenöl
Salz, schwarzer Pfeffer, frisch gemahlen

Die Stiele der Fenchelknollen entfernen, das zarte Fenchelgrün später zum Garnieren verwenden. Das untere Ende der Fenchelknolle abschneiden, die Knolle halbieren und den Strunk entfernen. Die Fenchelhälften nun so dünn wie möglich in Scheiben hobeln und in eine Salatschüssel geben.
Die Orangen bereiten Sie am besten auf einem Suppenteller vor, um den Saft aufzufangen. Mit einem kleinen scharfen Filetiermesser das obere und untere Ende der Orangen abschneiden, sodass sie fest auf dem Teller stehen. Mit dem Messer die Schale in kleinen Abschnitten vom Fruchtfleisch trennen, dabei leicht rund nach unten schneiden. Übriggebliebene weiße Schalenreste stückweise mit dem Messer entfernen. Nun die Orangen in etwa 5 mm breite Scheiben schneiden, diese wiederum grob würfeln und in die Schüssel mit dem Fenchel geben. Den Salat mit Olivenöl beträufeln, mit Salz und Pfeffer würzen und alles locker miteinander vermengen. Kurz vor dem Servieren mit ca. 1 EL gehacktem Fenchelgrün bestreuen.

Variante
Dieser Salat schmeckt auch mit Endivien (Chicorée) köstlich – die süßen Orangen und die bitteren Endivien ergänzen einander gut. Dazu 2–3 Endivien halbieren, Strunk entfernen und in 1 cm dicke Scheiben schneiden. Dann wie im obigen Rezept fortfahren. Zum Schluss mit 2 EL gehackten Walnüssen und etwas gehackter Petersilie bestreuen.

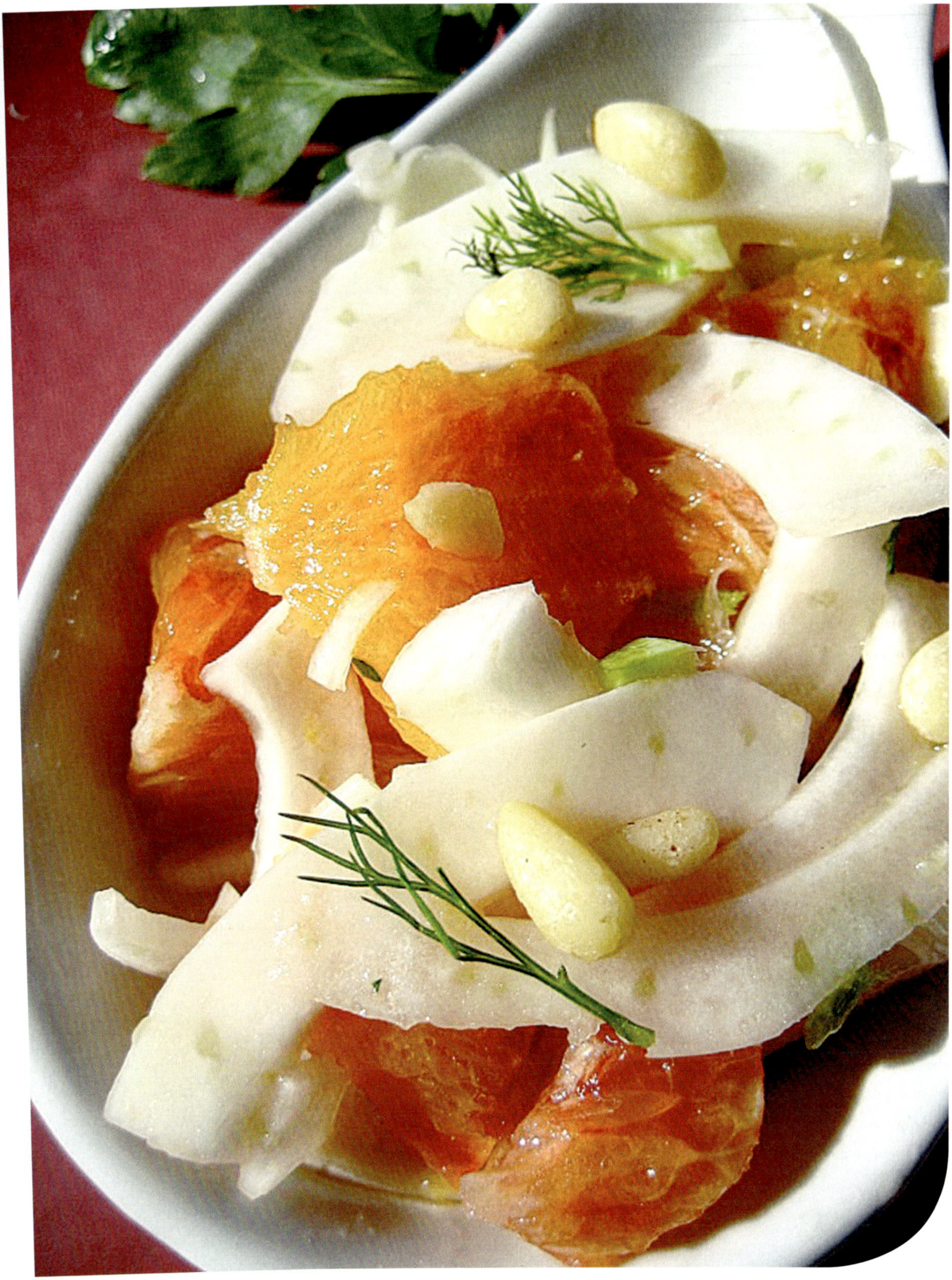

Brokkolisuppe mit goldener Cashewsahne

Diese Suppe sollten Sie auf jeden Fall in Ihr Küchenrepertoire aufnehmen: Sie strotzt nur so vor gesunden Pflanzenstoffen, ist lecker, sättigend und schnell zubereitet. Den Brokkoli nicht zu lange kochen lassen: Er kann innerhalb einer Minute von frischem Grün zu khaki-braun mutieren und verliert dabei die meisten seiner krebsbekämpfenden Nährstoffe. Die würzige »Cashewsahne« passt besonders gut zu dieser Suppe.

2 EL Olivenöl
1 kleine Zwiebel, fein gehackt
1 Stange Sellerie, fein gehackt
1–2 Knoblauchzehen, fein gehackt
1 großer Kopf Brokkoli, grob gehackt (einschließlich Stiel)
1 Lorbeerblatt
1 Prise Thymian
750 ml Hühner- oder Gemüsebrühe
Salz, schwarzer Pfeffer, frisch gemahlen
1 Spritzer Zitronensaft
4 EL Cashewsahne (»Cashewsahne mit Variationen«, S. 208)
4 Prisen Chili- oder Paprikapulver

In einem Topf bei mittlerer Hitze das Olivenöl erwärmen und darin Zwiebel, Sellerie und Knoblauch 4–5 Minuten lang glasig braten. Brokkoli, Kräuter und Brühe dazugeben, aufkochen lassen und dann bei niedrigster Hitze zugedeckt 6–7 Minuten köcheln lassen.
Sobald der Brokkoli bissfest ist, Topf vom Herd nehmen, das Lorbeerblatt entfernen und den Rest der Suppe im Mixer (oder mit einem Pürierstab) zu einem glatten Brei pürieren. Sollte sie zu dickflüssig sein, die Suppe mit etwas heißem Wasser oder Brühe verdünnen. Mit Salz, Pfeffer und Zitronensaft abschmecken. Jede Portion mit einem Klacks Cashew-Sahne garnieren, mit einer Prise Chili- oder Paprikapulver bestreuen und sofort servieren.

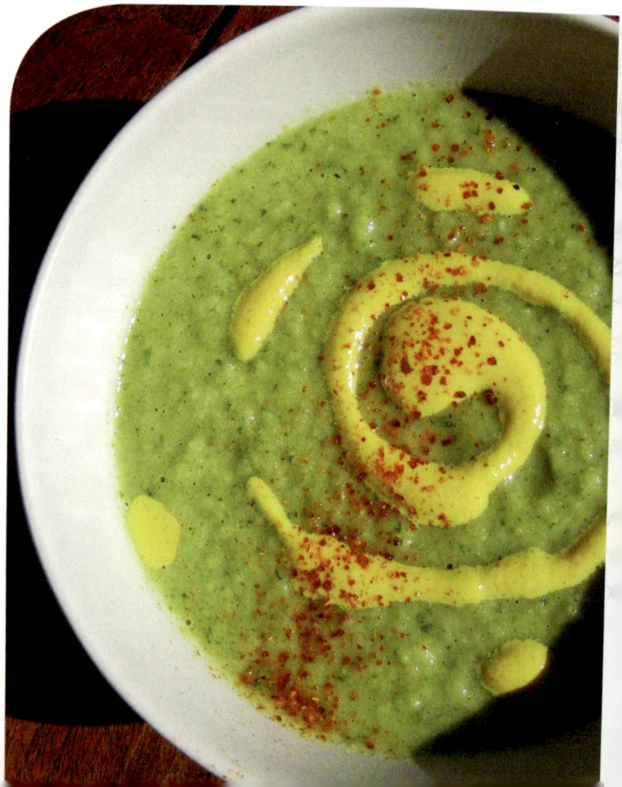

Grüntee-Hühnersuppe

Hühnersuppe ist ein sehr einfaches Gericht: Egal, wie viel Sie mit den Zutaten herumspielen, das Ergebnis ist immer aromatisch und wohltuend. In diesem Rezept wird die Hühnersuppe mit grünem Tee und Ingwer verfeinert, was ihr eine asiatische Note verleiht.

1 kleines Bio-Huhn (etwa 1½ kg)
1 gelbe Zwiebel, fein gehackt
2 Stängel frischer Thymian (entspricht etwa ½ TL getrocknetem Thymian)
2 Lorbeerblätter
2 große Stangen Lauch (Porree)
3 mittelgroße Karotten
2 Stangen Sellerie
300 ml (1 großer Becher) frisch aufgebrühter Grüntee
1–2 cm frische Ingwerwurzel
100 g grüne Erbsen (frisch oder tiefgefroren)
Salz, schwarzer Pfeffer, frisch gemahlen
1 Spritzer Zitronensaft
3 EL Petersilie, fein gehackt

Beim Huhn Innereien und überschüssiges Fett entfernen, es innen und außen waschen und in einen großen Kochtopf legen, mit kaltem Wasser beinahe bedecken und Zwiebel, Thymian und Lorbeerblätter dazugeben. Zudecken und aufkochen lassen.

An die Oberfläche steigenden Schaum abschöpfen, wieder zudecken und auf niedrigster Stufe eine halbe Stunde lang köcheln lassen.

Während das Huhn kocht, wird das Gemüse geputzt. Beim Lauch das Wurzelende und die dunkelgrünen Blattenden abschneiden und ggf. die äußersten 1–2 Blätter entfernen. Lauch der Länge nach mit einem scharfen Messer aufritzen und unter fließendem Wasser auswaschen, damit auch die kleinsten Sandkörner herausgespült werden. Lauch in feine Ringe schneiden. Die Karotten schälen und würfeln und den Sellerie fein hacken.

Nach der ersten halben Stunde Garzeit das gehackte Gemüse zum Huhn geben, aufkochen lassen und bei niedriger Hitz eine weitere halbe Stunde zugedeckt weiterkochen (bei einem größeren Huhn die Garzeit etwas verlängern). Sobald das Huhn gar ist, den Topf vom Herd nehmen, das Huhn mithilfe einer Bratengabel herausheben und zum Abkühlen auf einen großen Teller legen; nach ein paar Minuten die Haut entfernen und das Fleisch zerkleinern.

Grüntee, fein geriebenen Ingwer, Erbsen und zerkleinertes Hühnerfleisch zur Brühe geben und 2–3 Minuten lang sanft erhitzen. Mit Salz, Pfeffer und Zitronensaft abschmecken, mit Petersilie bestreuen und servieren.

Marokkanische Huhn-Kichererbsen-Suppe

Dieser nahrhafte nordafrikanische Eintopf – Harira genannt – wird typischerweise während des islamischen Fastenmonats Ramadan gegessen: entweder gleich nach Sonnenuntergang oder als kräftigendes Frühstück kurz vor Sonnenaufgang. Wie bei so vielen mediterranen Eintöpfen gibt es etliche Versionen der Harira; manche werden mit Lammfleisch zubereitet, andere mit Rind- oder Kalbfleisch, einige enthalten Nudeln, andere Kartoffeln. Experimentieren Sie – je nach Jahreszeit, Lust und Laune – mit verschiedenen Gemüsesorten: ob grüne Bohnen, frisch gehackter Spinat, Weiße Rübchen oder Zucchini, hier passt eigentlich alles hinein. Allerdings sollten die Kichererbsen bleiben, denn sie verleihen der Suppe Biss und Konsistenz.

3 EL Olivenöl
600 g Hühnerkeulen (2 mittelgroße Keulen)
1 große Zwiebel, gehackt
1 Stange Sellerie, gewürfelt
3 Knoblauchzehen
1 EL Ingwer, frisch gerieben
1 TL Kurkumapulver
1 TL Korianderpulver
1 TL Kreuzkümmelpulver
1 TL Paprikapulver
1 Prise Safran
1 Zimtstange
1 Prise Chilipulver
200 g Kürbis oder Karotten, fein gewürfelt
1 l Hühnerbrühe
400 g Kichererbsen, gekocht, gespült und abgetropft
400 g gewürfelte Tomaten (frisch oder aus dem Glas)
Saft und Schale von ½ Zitrone (unbehandelt)
Salz, schwarzer Pfeffer, frisch gemahlen
3 EL frisches Korianderkraut (oder Petersilie), grob gehackt

In einem großen Topf 1 EL Olivenöl erwärmen und die Hühnerkeulen darin bei mittlerer Hitze beidseitig golden

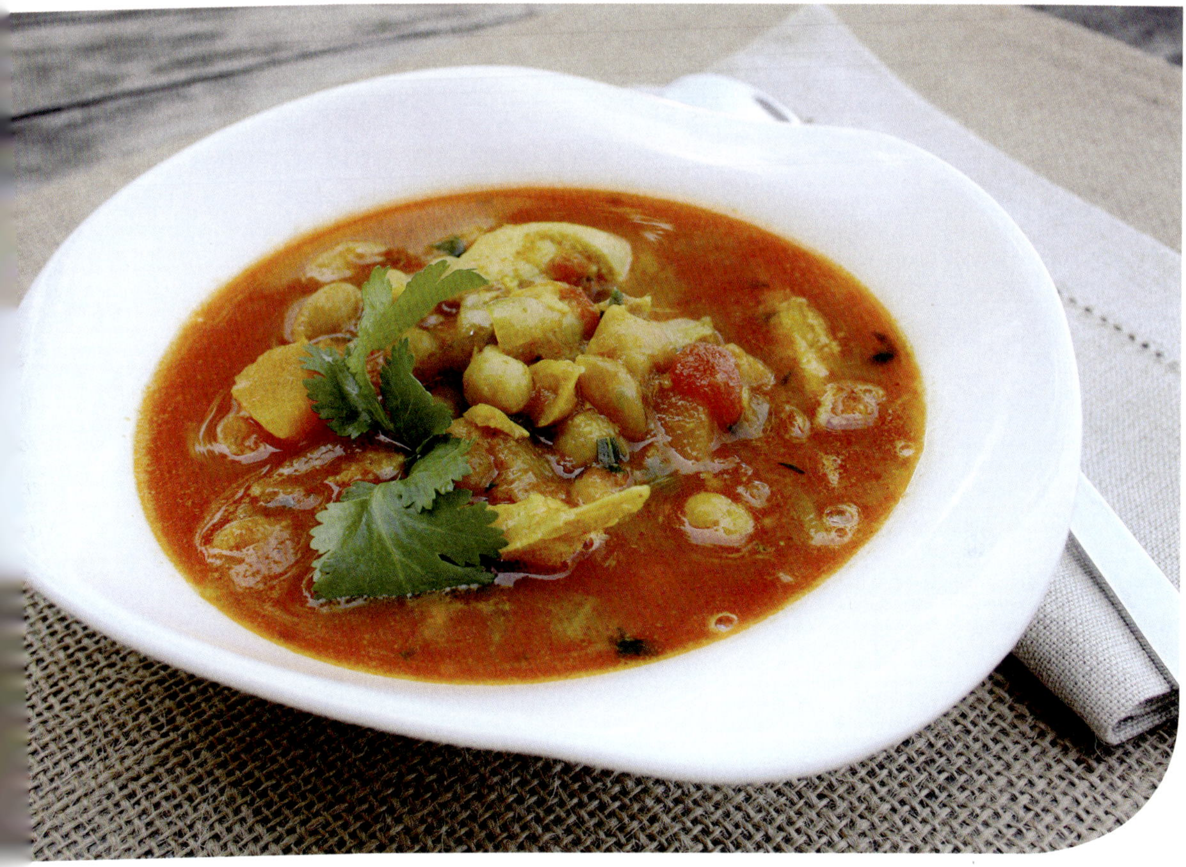

braten. Mit einer Küchenzange herausheben und auf einen Teller legen.

Restliches Olivenöl in den Topf geben und darin Zwiebel, Sellerie und Knoblauch glasig dünsten. Ingwer und Gewürze hinzufügen und eine Minute lang unter ständigem Rühren anbraten. Karotten oder Kürbis und Brühe dazugeben und zum Kochen bringen.

Die angebratenen Hühnerkeulen zurück in den Topf geben, die Kichererbsen hinzufügen, alles gut miteinader vermengen und zum Kochen bringen. Dann auf niedrigster Stufe zugedeckt 20 Minuten schmoren lassen.

Tomaten dazugeben, aufkochen lassen und weitere 20 Minuten lang garen, bis das Gemüse weich und das Huhn durchgekocht ist.

Die Hühnerkeulen aus dem Topf auf einen Teller heben; Haut entfernen, das Fleisch in bissgerechte Stücke schneiden und in den Eintopf zurückgeben.

Mit Zitronensaft und fein geriebener Zitronenschale, Salz und Pfeffer abschmecken, mit gehacktem Koriander (oder Petersilie) bestreuen und mit Quinoa-Couscous (S. 186), Blumenkohl-»Couscous« (S. 198) oder Vollkorn-Fladenbrot servieren.

Französische Knoblauchsuppe mit Kurkuma-Croutons

Diese Knoblauchsuppe (»Tourin à l'ail«) wird nach einem auf dem jährlichen Knoblauchfest in der südwestfranzösischen Kleinstadt Cadours vorgestellten Rezept gekocht. Ihren hohen Knoblauchgehalt merkt man ihr kaum an – sie ist süß, cremig und belebend. Und da sie in nur einer halben Stunde zubereitet wird, kann man mit diesem Rezept ein schnelles, nahrhaftes Abendessen zaubern. Die Knoblauchcroutons verleihen der Suppe etwas mehr Konsistenz.

1 Zwiebel, fein gehackt
2 Knoblauchknollen, Zehen geschält und grob gehackt
2 EL Olivenöl
1 l Brühe (Hühner- oder Gemüsebrühe)
4 Scheiben Sauerteigbrot, gewürfelt
3 EL Olivenöl
1 Knoblauchzehe, gepresst
½ TL Kurkumapulver
Salz, Pfeffer, frisch gemahlen
3 große Eier
1 EL Rotweinessig
ein paar Tropfen Zitronensaft

In einem Kochtopf auf mittlerer Hitze Zwiebel und Knoblauch im Olivenöl glasig dünsten, Brühe dazugeben und 20 Minuten kochen. In einen Mixer gießen und zu einer cremigen Suppe pürieren. In den Kochtopf zurückgeben und bei niedriger Hitze weiterköcheln lassen.

Den Ofen auf 180 °C vorheizen. Das gewürfelte Brot in eine Schüssel geben und mit Öl, Knoblauch und Gewürzen vermischen, bis die Brotwürfel rundherum gold-gelb sind. Auf einem Backblech ausbreiten und in den Ofen schieben, 10–15 Minuten backen, bis die Croutons knusprig sind (zwischendurch 1–2-mal wenden); dann aus dem Ofen nehmen und abkühlen lassen.

Eier in zwei kleine Schüsseln trennen. Eiweiß kurz mit einer Gabel aufschlagen und langsam, mit einem Schneebesen rührend, in die heiße Suppe einlaufen lassen. Topf vom Herd nehmen, sobald das Eiweiß in Form feiner Fäden stockt.

In der anderen Schüssel Eigelb mit Rotweinessig verrühren, mit einer Kelle etwas heiße Suppe dazugeben und verrühren. Nun die warme Eigelb-Essig-Mischung in den Topf gießen und mit der restlichen Suppe verrühren. Bei niedriger Hitze kurz erwärmen, aber nicht mehr zum Kochen bringen, da sonst das Eigelb gerinnt.

Mit Salz, Pfeffer und Zitronensaft abschmecken und sofort servieren.

Die Croutons in einer Schüssel zur Suppe reichen – jeder streut sie sich nach Belieben darüber.

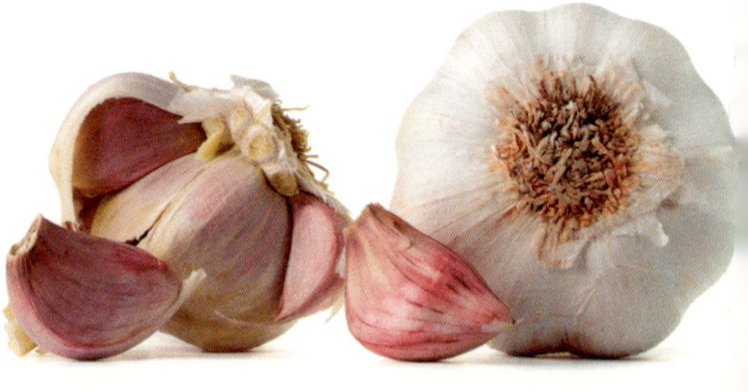

Exotische Rote-Bete-Suppe

Mithilfe dieses Rezepts wird auch ein eingefleischter Rote-Bete-Hasser dieses delikate Wurzelgemüse neu entdecken. Denn in dieser cremigen Suppe – die übrigens heiß oder kalt gegessen werden kann – verwandeln Ingwer, Knoblauch, Curry und cremige Kokosmilch die viel geschmähte lila Knolle in eine elegante und erfrischende Köstlichkeit.

1 EL Olivenöl oder Kokosöl (Reformhaus)
1 kleine Zwiebel, fein gehackt
1 EL frischer Ingwer, fein gerieben
3 Knoblauchzehen, gepresst
1 gehäufter TL Currypulver
500 g Rote Bete (weich gekocht), grob gewürfelt
400 ml Hühner- oder Gemüsebrühe
300 ml Kokosmilch
1 EL Balsamico-Essig
Salz, schwarzer Pfeffer, frisch gemahlen
4 TL Cashewsahne (S. 208)
einige Blättchen frisches Korianderkraut (oder Petersilie)

Öl in einem Topf bei mittlerer Hitze erwärmen und die Zwiebel glasig braten. Ingwer, Knoblauch und Currypulver dazugeben und eine weitere Minute unter häufigem Rühren weiterbraten. Rote Bete und Brühe hinzufügen, 10 Minuten zugedeckt garen, dann vom Herd nehmen.
In einen Mixer füllen und zu einer samtig-cremigen Suppe pürieren. In den Topf zurückgeben, Kokosmilch hinzufügen und mit Balsamico-Essig, Salz und Pfeffer abschmecken.
Wenn Sie diese Suppe heiß servieren wollen: erwärmen, in Suppentassen anrichten und mit einem Klacks Cashew- oder Kokossahne und Kräutern garnieren.
Wenn Sie sie kalt essen wollen: drei Stunden lang kühlen und dann in Gläsern, garniert wie oben beschrieben, servieren.

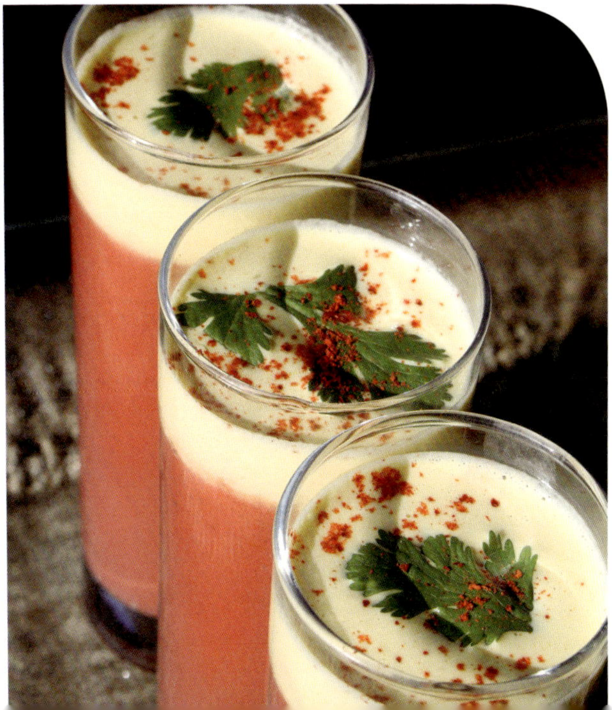

Pilzcremesuppe

Diese Suppe ist schnell zuzubereiten und schmeckt dennoch sehr aromatisch. Man kann dafür diverse Pilzsorten verwenden, aber die immunstärkendste Wirkung haben Shiitake, Austernpilze und Steinpilze. Wer eine dünnere Suppe vorzieht, kann das Mehl weglassen.

15 g getrocknete Pilze (Steinpilze oder eine Mischung von Waldpilzen)
2 EL Olivenöl
2 große Schalotten (oder 1 kleine Zwiebel), fein gehackt
5 frische Shiitakepilze, grob gehackt
400 g frische Champignons, grob gehackt
½ TL Thymian
1 EL Dinkel-oder Weizenvollkornmehl oder Mondamin
60 ml trockener Weißwein
1 l Gemüsebrühe
Salz, schwarzer Pfeffer, frisch gemahlen
1 Spritzer Zitronensaft
4 EL Cashewsahne (»Cashewsahne mit Variationen«, S. 208)
2 EL Petersilie, fein gehackt
1 Prise Chili- oder Paprikapulver

Die getrockneten Pilze in eine Schüssel geben und mit heißem Wasser bedecken, 15 Minuten einweichen lassen.

In einem Topf bei mittlerer Hitze das Olivenöl erwärmen und die Schalotten 3–4 Minuten glasig braten. Shiitakepilze, Champignons und Thymian dazugeben und weitere 4–5 Minuten dünsten, bis die Pilze weich sind. Das Mehl oder Mondamin hinzugeben und alle Zutaten unter ständigem Rühren 1 Minute weiterdünsten.

Mit einer Schaumkelle die eingeweichten Pilze aus der Schüssel heben, grob hacken und zu der Pilz-Schalotten-Mischung geben. Mit Weißwein ablöschen und Gemüsebrühe hinzugießen. Das Pilz-Einweichwasser durch ein feines Sieb oder Baumwolltuch gießen und zu den Pilzen hinzufügen. Zugedeckt 15 Minuten garen.

Die Suppe in einen Mixer geben und pürieren, mit Salz, Pfeffer und Zitronensaft abschmecken. Mit einer Kelle in Suppenteller oder Tassen löffeln, mit Cashewsahne beträufeln und leicht mit Petersilie und Paprikapulver bestreuen.

Kalte Gurkensuppe mit Minze

Diese Suppe ist genau das Richtige für heiße Sommertage, an denen man nichts als kühle Getränke schlürfen möchte. Noch nicht mal bei der Zubereitung gerät man ins Schwitzen, denn das Kochen dauert nur fünf Minuten – den Rest erledigen Mixer und Kühlschrank.

2 EL Mandelsplitter
3 EL frische Minzeblätter
200 g Naturjoghurt
1 große Gurke, gewaschen und gewürfelt (zum Garnieren 4 Gurkenscheiben, etwa 3 mm Durchmesser, beiseitelegen)
Saft und fein geriebene Schale von ½ Zitrone
3 EL Olivenöl
1 Knoblauchzehe, gepresst
1 kleiner Apfel, geschält, entkernt und gewürfelt
Salz, schwarzer Pfeffer, frisch gemahlen
1 Spritzer Zitronensaft
1 Prise Chili- oder Paprikapulver

In einer trockenen Pfanne bei mittlerer Hitze die Mandelsplitter 1-2 Minuten goldbraun rösten und zum Abkühlen auf einen Teller kippen. Die frischen Minzeblätter von den Stielen zupfen und zusammen mit Joghurt, Gurke, Zitronensaft und -schale, Olivenöl, Knoblauch und Apfel in den Mixer geben. 2–3 Minuten lang auf höchster Stufe pürieren, bis eine glatte, hellgrüne Creme entsteht. Mit Salz, Pfeffer und Zitronensaft abschmecken. Mindestens eine Stunde lang kaltstellen.

In Gläser gießen, Gurkenscheiben auf den Rand jedes Glases stecken. Suppe mit gerösteten Mandelblättern bestreuen und Chili- oder Paprikapulver bestäuben.

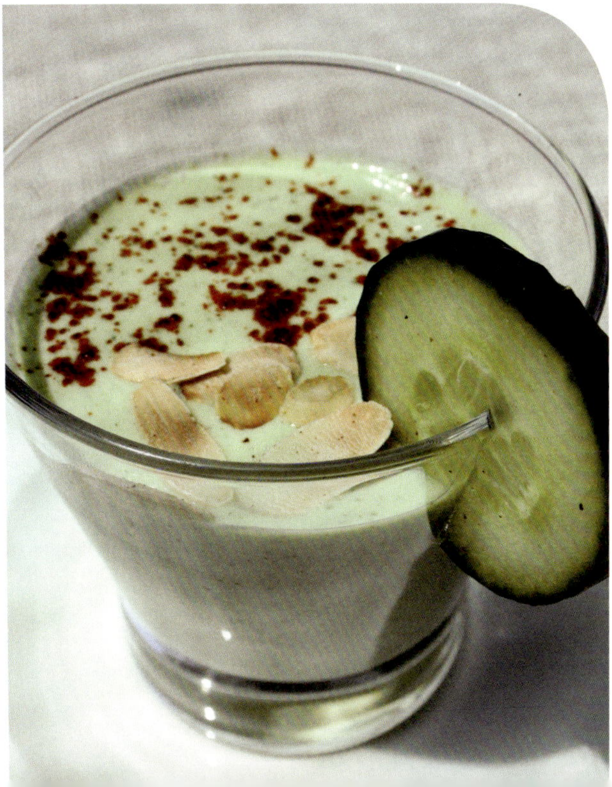

Curry-Kürbis-Apfel-Suppe mit gerösteten Kürbiskernen

Diese wärmende, nahrhafte Suppe ergibt eine wohlige Wintermahlzeit. Als Gegengewicht zur natürlichen Süße von Kürbis und Apfel verleihen die Kürbiskerne und das Currypulver ihr einen herzhaften »Kick«. Die Kürbiskerne kann man auch mal »nur so« zubereiten, zum Beispiel als Snack (z.B. zum Aperitif) anstelle von ungesunden Chips oder Kräckern. Für 4–6 Personen.

2 EL Olivenöl oder Kokosöl (Reformhaus)
1 große Zwiebel, gehackt
1 EL Ingwer, frisch gerieben
1 gehäufter TL Currypulver
1 TL Kurkumapulver
750 g Hokkaidokürbis, gründlich gesäubert und gewürfelt (andere Kürbissorten schälen)
750 ml Gemüsebrühe
300 g Bio-Äpfel, entkernt und gewürfelt
4 EL rohe Kürbiskerne
1 TL Tamari (weizenfreie Sojasoße)
200 ml Kokosmilch
Salz, schwarzer Pfeffer, frisch gemahlen
1 Spritzer Zitronensaft
4 TL Cashewsahne (»Cashewsahne mit Variationen«, S. 208) oder Kürbiskernöl
Schnittlauch zum Garnieren

Öl in einem großen Topf erwärmen und Zwiebel bei mittlerer Hitze glasig dünsten (4–5 Minuten). Geriebenen Ingwer, Curry- und Kurkumapulver hinzufügen und unter ständigem Rühren eine weitere Minute dünsten.
Kürbiswürfel dazugeben, vermengen. Brühe dazugießen. Aufkochen lassen, dann zugedeckt bei geringer Hitze 10 Minuten köcheln lassen. Äpfel hinzufügen und zugedeckt weitere 10–15 Minuten garen, bis Kürbis und Äpfel weich sind.
Während die Suppe kocht, die Kürbiskerne in einer trockenen Pfanne auf mittlerer Hitze unter ständigem Rühren rösten, bis sie beginnen, sich zu wölben und zu knistern (ca. 3–4 Minuten). Nun Tamari darüberträufeln, trotz Zischen und Dampf gleichmäßig weiterrühren.

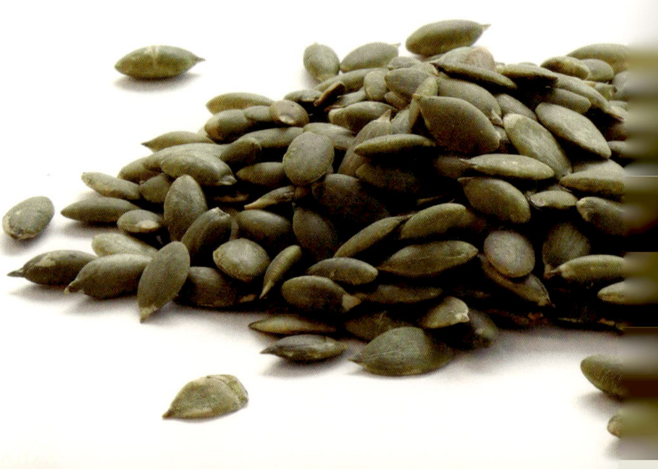

Bald ist die Pfanne wieder trocken und die Samen mit einer leckeren, leicht salzigen Kruste überzogen. Zum Abkühlen auf einen Teller kippen.

Die weich gekochte Kürbis-Apfel-Zwiebelmischung mitsamt Brühe in einem Mixer cremig pürieren.

In den Kochtopf zurückgießen, Kokosmilch hinzufügen, sanft erhitzen und mit Salz, Pfeffer und Zitronensaft abschmecken.

Die Suppe in Tassen oder Suppentellern anrichten und mit Cashew-Sahne oder Kürbiskernöl, den Tamari-Kürbiskernen und einigen Stängeln Schnittlauch garnieren.

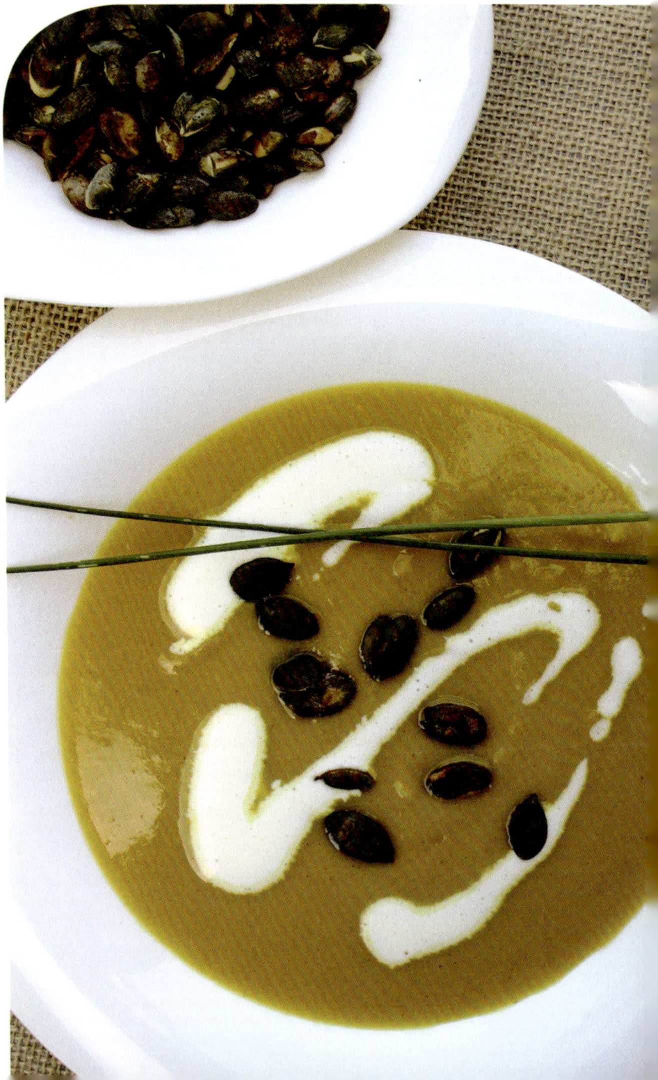

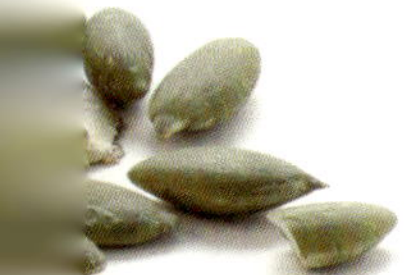

Gazpacho mit Avocado-Relish

Diese erfrischende Suppe aus Spaniens sonnenverbranntem Süden strotzt nur so vor pflanzlichen Schutzstoffen. Und weil sie kalt zubereitet wird, bleiben alle Nährstoffe intakt. Am besten einige Stunden im Voraus zubereiten, damit die Aromen Zeit haben, durchzuziehen.

800 g frische sonnengereifte Tomaten, grob gewürfelt
1 rote Paprika, gehackt
1 Gurke, gewürfelt
1 rote Zwiebel, gehackt
3 EL Basilikum, frisch gehackt
1–2 Knoblauchzehen, gepresst
75 ml Olivenöl
3 EL Tomatenmark
50 ml Sherryessig oder Rotweinessig
Salz, schwarzer Pfeffer, frisch gemahlen
1 EL Zitronensaft

Avocado-Relish
1 reife Avocado, geschält, entkernt und fein gewürfelt
1 Tomate, fein gewürfelt
1 Frühlingszwiebel, fein gehackt
1 EL frisches Korianderkraut, fein gehackt
1 EL Olivenöl
1 EL Zitronensaft
Salz, schwarzer Pfeffer, frisch gemahlen
4 Eiswürfel

Die gehackten Tomaten, Paprika, Gurke, Zwiebel und Basilikum in eine große Salatschüssel geben, Knoblauch, Olivenöl, Tomatenmark und Essig hinzufügen und alles gründlich vermengen.

Etwa die Hälfte der Gemüsemischung in einen Mixer geben und in 2–3 Minuten zu einer feinen Creme pürieren. Gemüsepüree in eine Schüssel geben, den Rest pürieren und auch in die Schüssel geben. Mit Salz, Pfeffer und Zitronensaft abschmecken und bis zum Verzehr kaltstellen.

Für das Relish kurz vor dem Servieren Avocado, Tomate, Frühingszwiebel, Koriander, Öl und Zitronensaft in eine Schüssel geben, mit einer Gabel locker vermengen und mit Salz und Pfeffer abschmecken.

Zum Servieren einen Eiswürfel in jedes Glas geben, darüber eine Kelle Suppe gießen und diese zum Schluss mit einem Klacks Avocado-Relish garnieren.

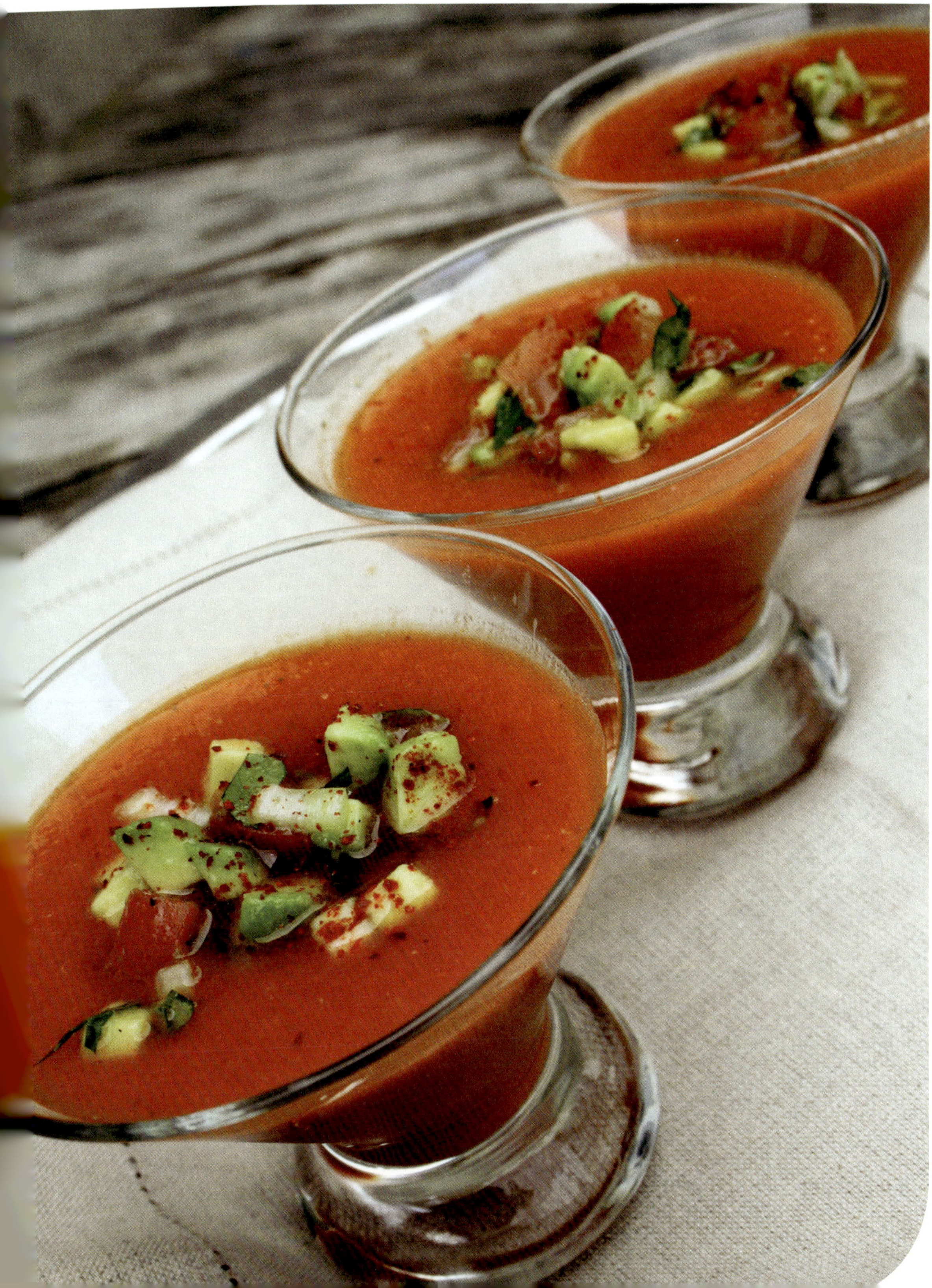

Kirschtomaten-Clafoutis

In Frankreich ist »Clafoutis« allgemein als süßer Sauerkirschenauflauf bekannt (süße Version S. 227; hier allerdings machen wir daraus ein herzhaftes Gericht mit Kirschtomaten, Fetakäse und Pesto. Es eignet sich besonders für den Sommer, wenn Kirschtomaten süß und würzig und Kräuter aromatisch sind.

etwas Olivenöl

400 g Kirschtomaten, gewaschen und trocken getupft

200 g Fetakäse (aus Ziegen- oder Schafsmilch), grob zerbröckelt

350 ml ungesüßte Milch Ihrer Wahl (z.B. Mandel-, Soja-, Schafs-, Ziegen- oder Kuhmilch)

4 Eier

2 EL Mondamin

2 EL Basilikumpesto (vorzugsweise mit Olivenöl zubereitet)

2 EL Schnittlauch oder Basilikum, gehackt

1 Prise Kurkumapulver

Salz, schwarzer Pfeffer, frisch gemahlen

Ofen auf 180 °C vorheizen. Eine ofenfeste Auflaufform leicht einölen und die Kirschtomaten und den Fetakäse darin gleichmäßig verteilen.

In einer Schüssel Milch, Eier und Mondamin mit einem Schneebesen oder Quirl vermischen. Pesto, Kräuter und Kurkuma hinzufügen und alles zu einem weichen, glatten Teig verrühren. Mit Salz und Pfeffer würzen.

Die Ei-Mischung vorsichtig über Tomaten und Fetakäse in die Auflaufform gießen und in den vorgeheizten Ofen schieben. Etwa 30 Minuten backen; der Clafoutis ist fertig, wenn die Oberfläche der Eiermischung puffig und golden ist.

Aus dem Ofen nehmen und sofort servieren.

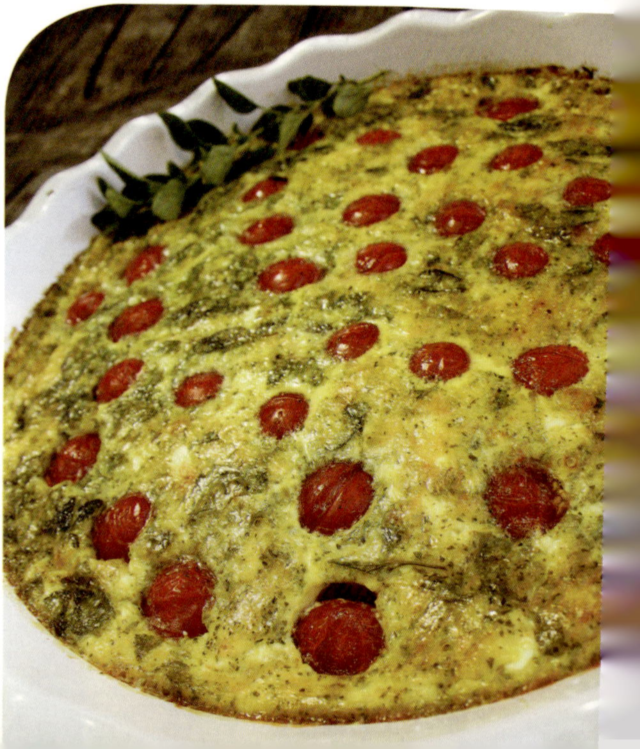

Steinpilzomelett

Wer keine frischen Steinpilze finden kann (die Saison ist leider recht kurz), kann für dieses Rezept auch andere Pilze verwenden, wie zum Beispiel Shiitake, Austernpilze oder Champignons. Je dunkler und »wilder« die Pilze, desto mehr Aroma und pflanzliche Schutzstoffe enthalten sie. Tiefkühlpilze (natur – ohne Geschmacksverstärker) oder in warmem Wasser eingeweichte Trockenpilze können hier auch gut verwendet werden, zum Beispiel in Kombination mit frischen Champignons.

1 Portion »Französisches Pilzragout« (S. 194)
4 große, frische Eier
4 EL Wasser oder ungesüßte Milch Ihrer Wahl (z.B. Mandel-, Soja-, Schafs-, Ziegen- oder Kuhmilch)
Salz, schwarzer Pfeffer, frisch gemahlen
etwa 2 EL Schnittlauch oder Petersilie, fein gehackt
2 EL Olivenöl

Zuerst die Pilz-Füllung nach dem Rezept für »Französisches Pilzragout« zubereiten und in einer zugedeckten Schüssel warmhalten, während Sie das Omelett braten.
Eier in einer Schüssel aufschlagen, 1 EL Wasser oder Milch pro Ei dazugeben, mit Salz und Pfeffer würzen, Schnittlauch oder Petersilie dazugeben und mit einem Schneebesen oder einer Gabel aufschlagen.
In einer großen Pfanne auf mittlerer Hitze das Öl erwärmen und die Eier hineingießen. Nach etwa 30 Sekunden mit einem Spatel vorsichtig die Kanten des Omeletts anheben und dabei die Pfanne etwas neigen damit noch flüssiges Ei unter das schon gestockte fließen kann. Solbald der Großteil der Eimasse gestockt ist, die Pilzmischung auf einer Hälfte des Omeletts ausbreiten. Die unbedeckte Hälfte mit dem Spatel über die bedeckte Seite klappen und so das Omlette in der Mitte falten. Nun mit kleinen Ruckelbewegungen das Omelette auf eine vorgewärmte Servierplatte gleiten lassen und sofort servieren.
Wer wie Krebspatienten in aktiver Behandlung ganz besonders darauf achten muss, nur durchgekochte Nahrung zu sich zu nehmen, kann das Omelett vor dem Hinzufügen der Pilze kurz unter den Grill schieben, bis die Eimasse ganz gestockt ist. Auf dem Herd sollte die Eimasse nicht zu lange gekocht werden, da sonst die Unterseite zu braun werden könnte.

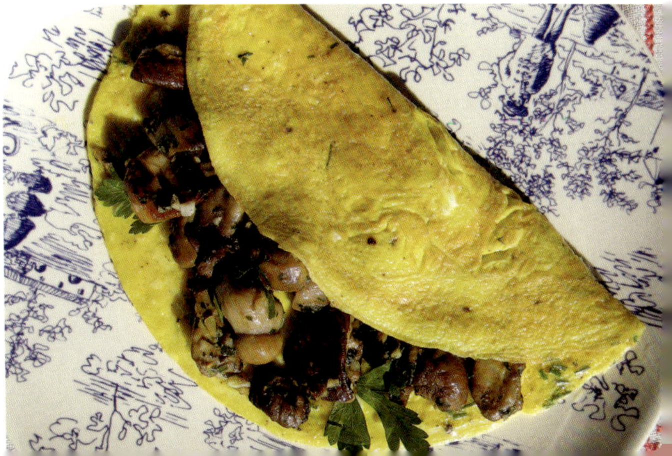

Baskische Piperade

Diese Spezialität aus dem Südwesten Frankreichs eignet sich wunderbar als leichtes Mittagessen oder sogar als Wochenendfrühstück mit einer Scheibe geröstetem Sauerteigbrot. Fleischesser können dazu eine Scheibe luftgetrockneten Schinken (ohne zugesetzte Nitrate) essen, so wie es die Basken tun, aber auch ohne Schinken schmeckt die »Piperade Basquaise« vorzüglich!

1 große Zwiebel, in Scheiben geschnitten

2 Knoblauchzehen, fein gehackt

2 EL Olivenöl

3 Paprikaschoten (grün, rot, gelb), entkernt und in 5 mm breite Scheiben geschnitten

3–4 reife Tomaten (oder 400 g Tomaten aus dem Glas), in Stücke geschnitten

1 Prise Thymian, frisch oder getrocknet

1 Lorbeerblatt

1 Prise Chilipulver

Meersalz und schwarzer Pfeffer, frisch gemahlen

1 EL Akazienhonig (je nach Geschmack)

6 Eier

1 EL Schafskäse, gerieben (je nach Geschmack)

1 EL Petersilie, gehackt

Zwiebel und Knoblauch mit Öl in einer großen Pfanne bei mittlerer Hitze glasig dünsten (4–5 Minuten). Paprika, Tomaten, Kräuter und Chilipulver dazugeben und das Gemüse unter gelegentlichem Rühren ungefähr 20 Minuten lang schmoren lassen. Mit Salz und Pfeffer abschmecken. Eventuell mit etwas Akazienhonig die Säure der Tomaten ausgleichen.

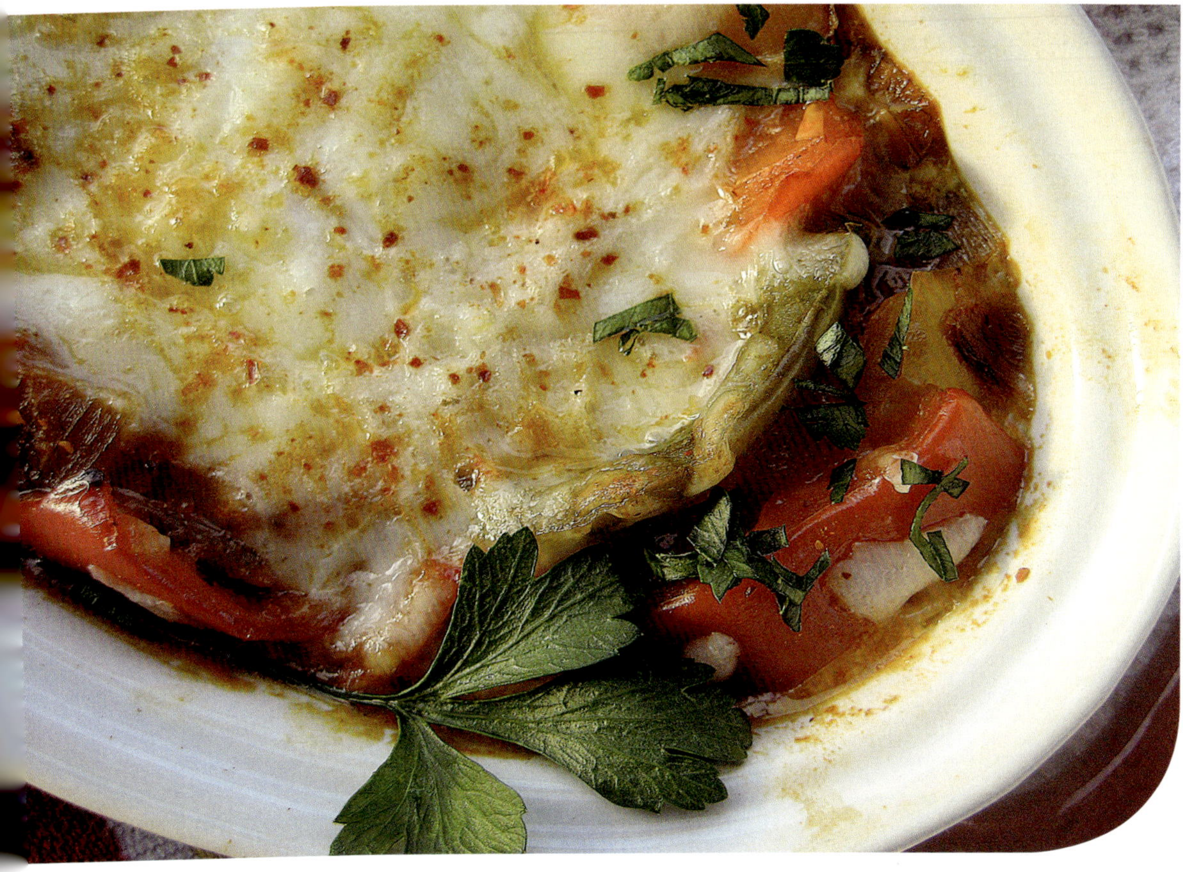

Während das Gemüse kocht, die Eier in einer Schüssel mit einer Gabel aufschlagen. Sobald das Gemüse weich ist, die Eier in die Pfanne einrühren. Die Gemüse-Eier-Mischung etwa 1–2 Minuten weiterkochen lassen und dabei sanft umrühren. Pfanne vom Herd nehmen, weitere 2–3 Minuten durchziehen, mit dem geriebenen Schafskäse und gehackter Petersilie bestreuen und servieren.

Variante

Mit einem Esslöffel Vertiefungen in das heiße Gemüse in der Pfanne drücken und die Eier in diese Vertiefungen schlagen. Die Pfanne in einen auf 190 °C vorgeheizten Ofen schieben und die Gemüse-Eier-Mischung 5–6 Minuten backen, bis das Eiweiß fest, das Eigelb jedoch noch weich ist. Je nach Geschmack können Sie geriebenen Schafskäse über die Eier streuen, bevor Sie die Pfanne in den Ofen stellen. Noch hübscher sieht die Piperade in kleinen, ofenfesten Förmchen aus.

Spanisches Süßkartoffelomelett

»Tortilla de Patatas« (Kartoffel-Omelett) ist ein spanischer Tapas-Klassiker. Im Gegensatz zu den typischerweise verwendeten weißen Kartoffeln benutzen wir hier Süßkartoffeln, die nicht nur reich an Beta-Karotin sind, sondern außerdem einen niedrigeren glykämischen Wert als Kartoffeln aufweisen. Dies hier ist das Basisrezept; Sie können – je nach Lust und Laune – weitere Zutaten dazugeben, wie zum Beispiel Paprikawürfel, Erbsen, gehackte Oliven oder Chilischoten. Als Vorspeise oder Imbiss – auch gut für Picknicks geeignet.

5 EL Olivenöl
Salz
1 große Zwiebel, grob gehackt
4–5 Knoblauchzehen, fein gehackt
½ TL Rosmarin, fein gehackt
2 mittelgroße Süßkartoffeln (ca. 500 g), geschält und in etwa 1cm x 1cm große Würfel geschnitten
5 Eier
Pfeffer, frisch gemahlen

In einer Pfanne auf mittlerer Hitze 3 EL Olivenöl erwärmen und darin die leicht gesalzene Zwiebel mit Knoblauch und Rosmarin unter regelmäßigem Rühren glasig dünsten (ca. 10 Minuten).
Inzwischen die Süßkartoffelwürfel in einen Edelstahl-Dampfeinsatz geben und in einem mit 2 cm kochenden Wasser gefüllten Topf zugedeckt 10 Minuten dämpfen, bis sie bissfest sind.
Während Kartoffeln und Zwiebeln kochen bzw. dünsten, die Eier in eine Rührschüssel geben, mit einer Gabel aufschlagen und mit Salz und Pfeffer würzen.

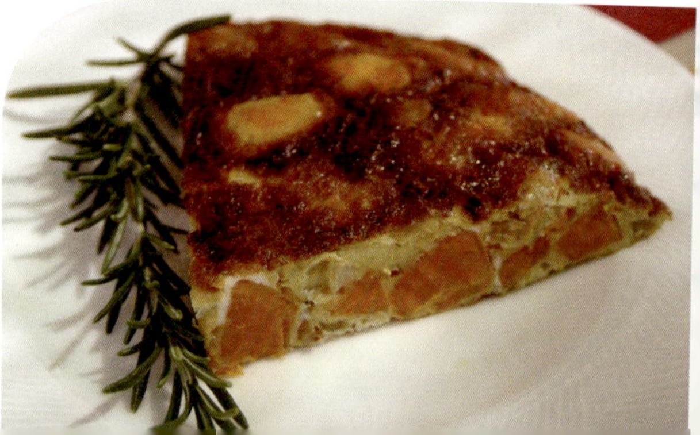

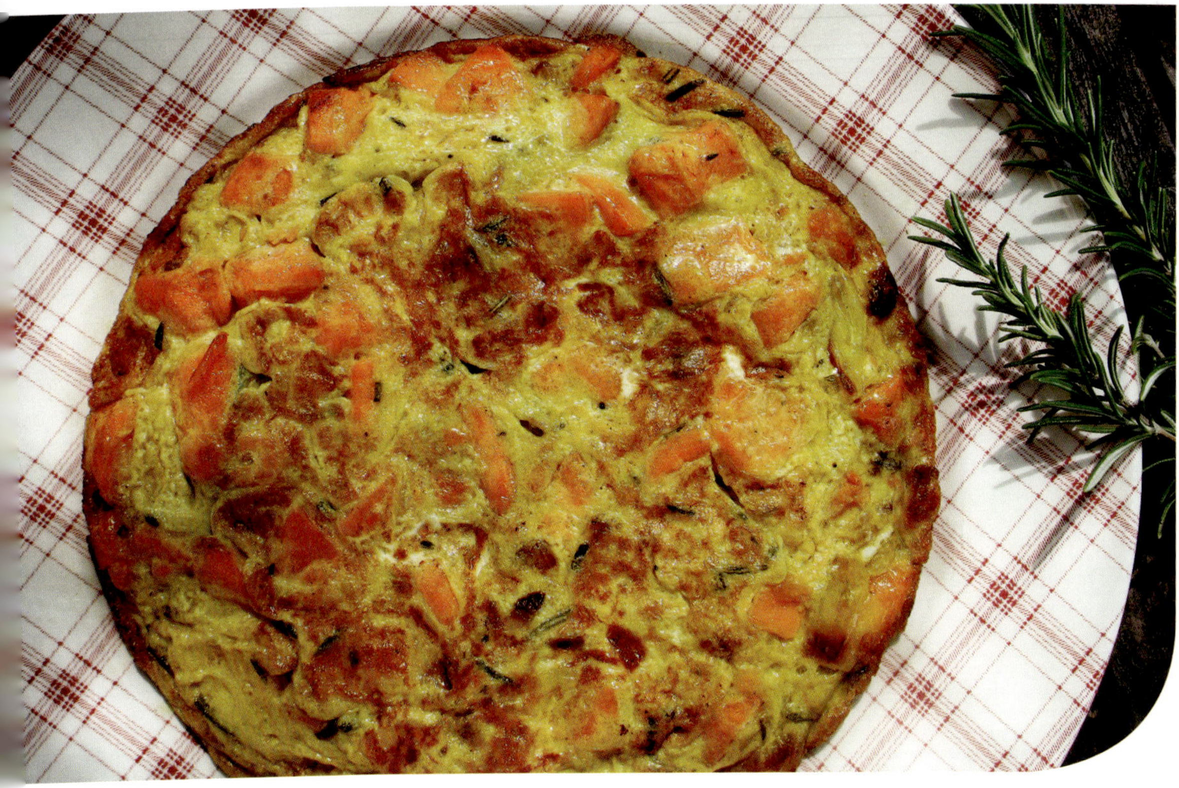

Die Kartoffelwürfel in die Pfanne zu den Zwiebeln geben, sorgfältig vermengen und zusammen 2 weitere Minuten braten. Vom Herd nehmen und 5 Minuten abkühlen lassen.

Die abgekühlte Kartoffel-Zwiebel-Mischung in die Eier kippen und gut vermischen.

Das restliche Olivenöl in der Pfanne erwärmen und die Kartoffel-Zwiebel-Eier-Mischung hinzufügen; gut verteilen und die Oberfläche glätten. Auf niedrigster Hitze zugedeckt etwa 8 Minuten schmoren lassen, bis die Unterseite golden ist; die Oberfläche kann noch ein wenig roh sein.

Lassen Sie nun das Omelette mit der noch etwas feuchten Seite nach oben auf einen großen, flachen Teller gleiten; dann die Pfanne umdrehen und über die Tortilla legen. Nun mit beiden Händen (Topflappen benutzen!) Teller und Pfanne aneinander drücken und mit einer schnellen Bewegung umdrehen, sodass der feuchte Teil nun zuunterst in der Pfanne liegt.

Weitere 2 Minuten braten und dann auf einen Servierteller gleiten lassen. Abkühlen lassen und lauwarm oder kalt in Würfel oder Keile geschnitten servieren.

Spinat-Ziegenkäse-Frittata

Eine »Frittata« ist ein italienisches Omelett, das Gemüse, Nudeln, Reis oder Fisch enthält – die perfekte Lösung zur Verwertung von Resten! Man kann sie heiß oder kalt, zum Frühstück, Mittag- und Abendessen, beim Picknick oder aus der Brotdose essen. Perfekt für Spinatmuffel: Neben den Eiern und dem Käse schmeckt man ihn kaum!

2 EL Olivenöl
1 Zwiebel, fein gehackt
1 Knoblauchzehe, fein gehackt
450 g Blattspinat, frisch oder TK-Spinat (aufgetaut)
5 Eier
100 ml ungesüßte Milch Ihrer Wahl (z.B. Mandel-, Soja-, Schafs-, Ziegen- oder Kuhmilch)
Salz, schwarzer Pfeffer, frisch gemahlen
1 Prise geriebene Muskatnuss
200 g frischer Ziegenkäse oder Schafskäse (z. B. Feta), gewürfelt
2 EL geröstete Pinienkerne

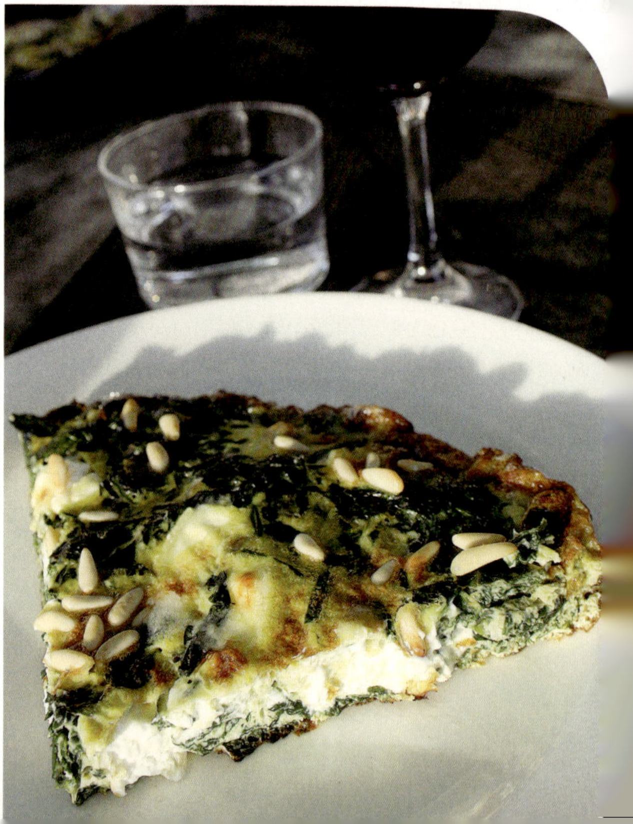

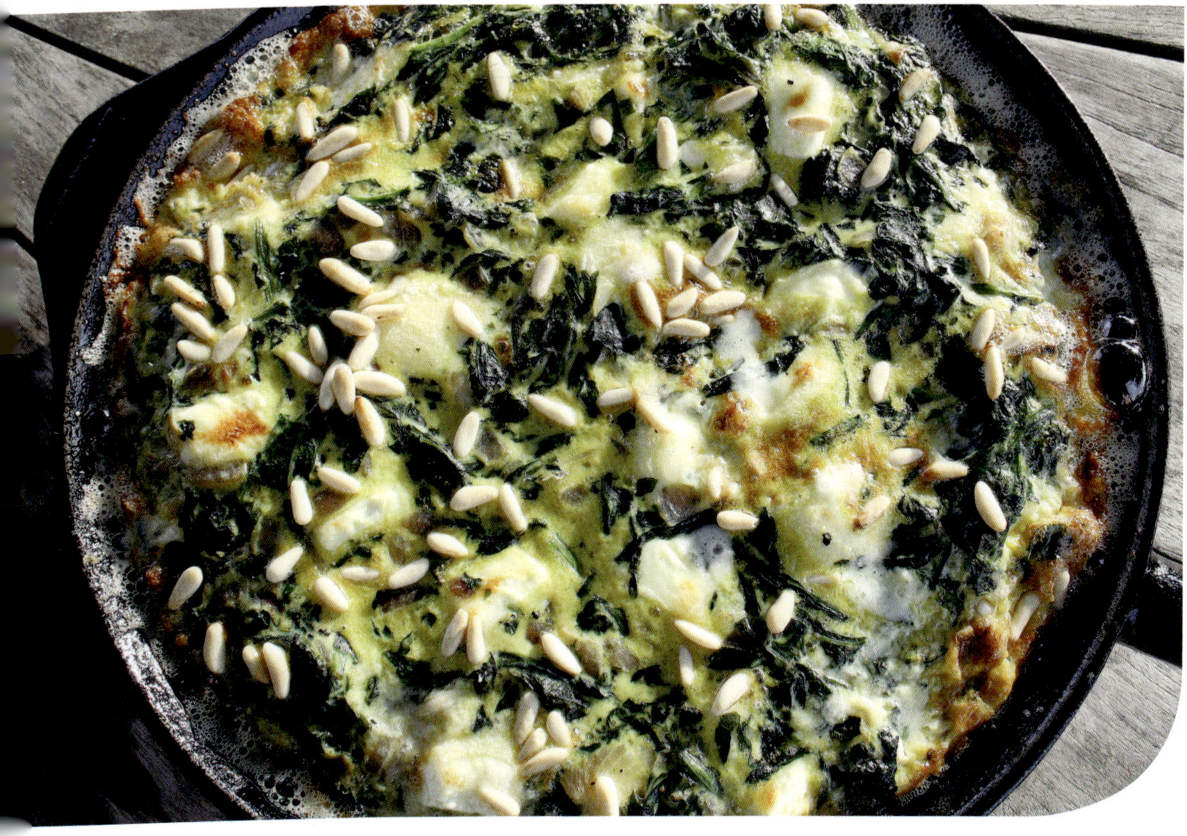

In einem schweren Topf 1 EL Öl erwärmen und darin Zwiebel und Knoblauch glasig dünsten (etwa 4–5 Minuten). Spinat hinzugeben und kurz garen (etwa 3 Minuten). Spinat-Zwiebel-Mischung in ein Sieb kippen und überschüssige Feuchtigkeit abtropfen lassen.

Während der Spinat abtropft, Eier und Milch in eine Schüssel geben, mit Salz, Pfeffer und Muskat würzen und mit einem Schneebesen aufschlagen. Die Spinat-Zwiebel-Mischung in die Schüssel geben und alle Zutaten gut miteinander vermischen.

Den Käse unterheben; bei frischem, bröckligem Käse aufpassen, dass er nicht zerquetscht wird – einige Brocken sollten erhalten bleiben.

Den Grill bei mittlerer Hitze vorwärmen. In einer großen Pfanne den verbleibenden Esslöffel Olivenöl erwärmen, die Spinat-Eier-Käse Mischung in die Pfanne gießen, mit Pinienkernen bestreuen und ca. 10 Minuten bei niedriger Hitze zugedeckt garen.

Wenn das Ei fast gestockt ist, die Pfanne unter den Grill schieben und 2–3 Minuten grillen, bis die Pinienkerne golden sind. Sofort servieren.

Fischsuppe mit Knoblauchmayonnaise

Es gibt so viele mediterrane Fischsuppenrezepte wie Fische im Meer, aber die bekannteste ist wohl die »Bouillabaisse« aus Marseille. Da diese jedoch viele Stunden der Zubereitung und unzählige schwer aufzutreibende Fischsorten erfordert, habe ich diese schnelle und einfache Alternative entwickelt. Den Suppenfonds kann man im Voraus zubereiten; in letzter Minute pochiert man dann die Fischfilets darin. Dazu werden »Croutons« – kleine getoastete Baguette-Scheiben – mit Knoblauchmayonnaise (»Rouille«) gereicht. Für 4–6 Personen.

4 EL Olivenöl
1 Zwiebel, fein gehackt
1 Knoblauchzehe, fein gehackt
1 Stange Lauch, fein geschnitten (nur die weißen und hellgrünen Teile)
1 Stange Sellerie, fein gehackt
1 Knolle Fenchel, geviertelt, den Strunk entfernt und fein gehobelt (Fenchelgrün zum Garnieren aufheben)
1 l Fisch-oder Gemüsebrühe
120 ml Weißwein
4 frische Tomaten, gehackt (oder 400 g Tomaten aus dem Glas)
½ TL Thymian
2 Lorbeerblätter
1 TL Fenchelsamen
1 großzügige Prise Safran
Orangenschale, 5 cm (unbehandelt)
Salz, schwarzer Pfeffer, frisch gemahlen
etwas Zitronensaft
1 Lachsfilet (250 g)
8 Rotbarbenfilets (entschuppt)
500 g feste weiße Fischfilets (z. B. Schellfisch, Kabeljau)
1 Spritzer Zitronensaft
2 EL gehackte Petersilie

Rouille

1 Eigelb (von einem sehr frischen Ei)
1 Knoblauchzehe, gepresst
1 Prise Salz
100 ml Olivenöl
Salz, schwarzer Pfeffer, frisch gemahlen
etwas Zitronensaft

Croutons

2 Scheiben Vollkorn-Baguette pro Person
schwarzer Pfeffer, frisch gemahlen

In einem großen Topf das Olivenöl bei mittlerer Hitze erwärmen und darin Zwiebel und Knoblauch glasig dünsten (4–5 Minuten). Lauch, Sellerie und Fenchel hinzufügen und dünsten, bis diese anfangen, weich zu werden (etwa 5 Minuten). Brühe, Weißwein, Tomaten, Kräuter, Gewürze und Orangenschale hinzufügen. Aufkochen lassen, dann zugedeckt bei niedriger Temperatur köcheln lassen, bis das Gemüse weich ist – etwa 15 Minuten. Mit Salz, Pfeffer und Zitronensaft abschmecken. (Bis zu diesem Schritt kann die Suppe im Voraus zubereitet werden.)

Etwa 10 Minuten vor dem Essen die Suppe sanft erwärmen. Die Fischfilets behutsam in die Suppe legen und in der heißen Flüssigkeit stocken lassen; nicht umrühren, sonst könnten sie zerfallen. Bei schwacher Hitze köcheln lassen, bis der Fisch seine Transparenz verliert – ca. 5 Minuten. Nach Geschmack mit Salz, Pfeffer und Zitronensaft nachwürzen, mit gehackter Petersilie und gehacktem Fenchelgrün bestreuen und sofort servieren.

Für die **Knoblauchmayonnaise** *(»Rouille«)* das Eigelb in eine kleine Schüssel geben, während die Suppe kocht. Mit Knoblauchzehe und Salz verrühren. Mit einem elektrischen Quirl schlagen und dann langsam das Öl dazugeben – zunächst in kleinen Tropfen (dabei stetig quirlen); sobald die Konsistenz dicker wird, kann die Ölzugabe erhöht werden; dabei ist ständiges Schlagen wichtig.

Sobald das gesamte Öl aufgebraucht ist, mit Salz, Pfeffer und Zitronensaft abschmecken. Sollte die Mayonnaise zu dick sein, mit etwas Wasser verdünnen.

Für die **Croutons** dünne Scheiben Vollkornbaguette toasten, mit Knoblauchmayonnaise bestreichen und zur Suppe reichen. Man kann den Toast zur Suppe essen oder ihn direkt in die Suppe setzen, damit er deren safraniges Aroma aufsaugen kann.

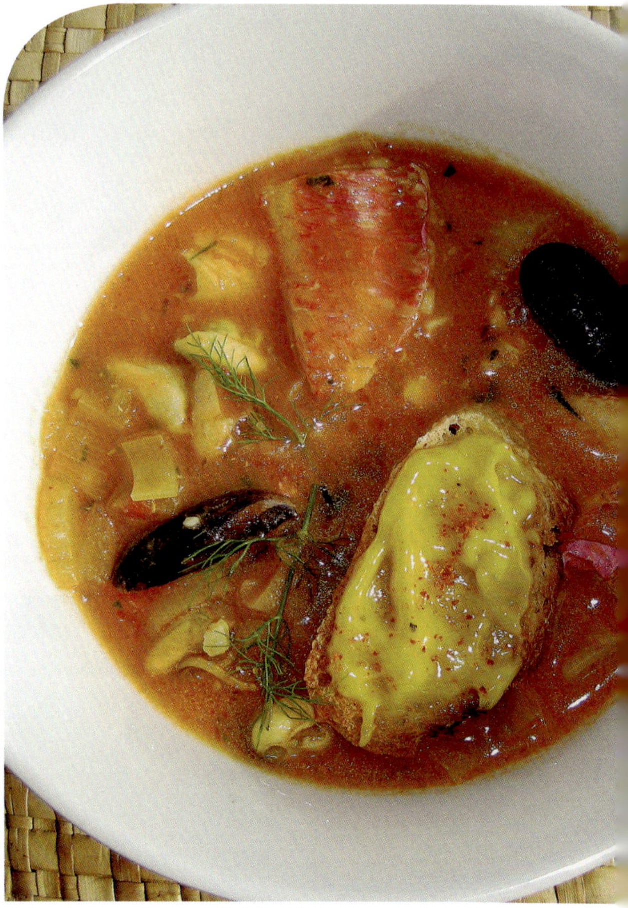

Achtung

Da diese Knoblauchmayonnaise rohes Eigelb enthält, sollte sie nicht von schwangeren Frauen oder Menschen mit geschwächtem Immunsystem gegessen werden. Nehmen Sie stattdessen 100 g gekaufte Olivenöl-Mayonnaise und rühren Sie eine fein gepresste Knoblauchzehe und 1 Prise Safran darunter.

Fisch Plaki

Dieser griechische Fischauflauf ist einfach und schnell zuzubereiten und kommt – dank seiner kräftigen mediterranen Aromen – sogar bei Fisch-Muffeln gut an. Im Winter kann man ihn heiß essen, im Sommer lauwarm oder abgekühlt; wenn er ein paar Stunden durchgezogen hat, schmeckt er sogar besser als frisch aus dem Ofen!

2 Zwiebeln, halbiert und in dünne Scheiben geschnitten
3 EL Olivenöl
2 Knoblauchzehen, fein gehackt
1 Stange Sellerie, fein gewürfelt
2 Karotten, geschält und fein gewürfelt
100 ml trockenen Weißwein
Salz, schwarzer Pfeffer, frisch gemahlen
2–3 Tomaten, gehäutet und grob hackt (oder ein 400-g-Glas)
12 schwarze Oliven, grob gehackt
1 Prise Oregano
600 g feste weiße Fischfilets (z.B. Kabeljau)
3 dünne Scheiben einer unbehandelten Zitrone
2 EL gehackte Petersilie

Ofen auf 180 °C vorheizen. In einem mittelgroßen Topf Zwiebeln im Öl weichdünsten (4–5 Minuten). Knoblauch, Sellerie, Karotten, Wein, Salz und Pfeffer dazugeben und zugedeckt 10–12 Minuten kochen, bis die Karotten bissfest sind. Dann Tomaten, Oliven und Oregano dazugeben und weitere 5 Minuten zugedeckt garen. Fischfilets in eine leicht geölte Auflaufform legen, die Gemüsesoße darüberlöffeln, die Zitronenscheiben auf die Oberfläche legen und die Auflaufform mit Aluminiumfolie abdecken.

In den Ofen schieben und 20–30 Minuten backen, bis der Fisch gar ist. (Wann der Fisch gar ist, kann man mit einem kleinen Küchenmesser testen: Messerspitze vorsichtig ins Fischfilet stecken und leicht zur Seite drücken, ist das Fleisch nicht mehr glasig, sondern weiß, dann ist es durchgekocht.)

Aus dem Ofen nehmen, 5 Minuten abkühlen lassen, mit Petersilie bestreuen und servieren.

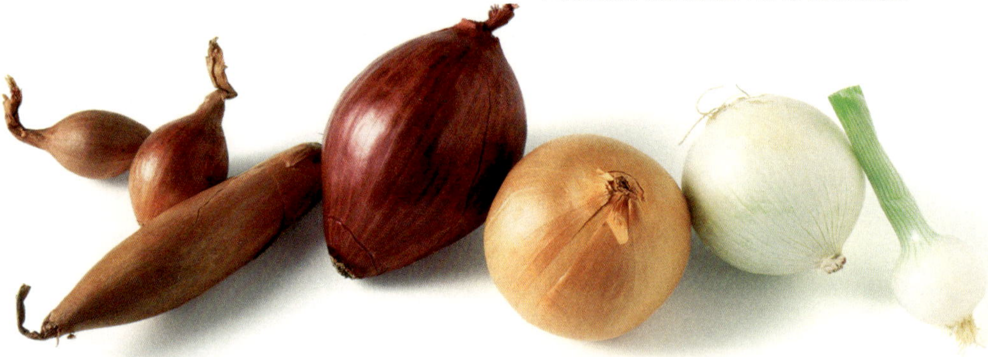

Kabeljau mit Knoblauchkruste

Dieses Rezept wurde von dem leckeren katalanischen Gericht »bacalao a la muselina de ajo« inspiriert; allerdings verwenden wir hier frischen Kabeljau anstatt Stockfisch – der schmeckt zwar sehr gut, ist jedoch sehr zeitaufwändig in der Zubereitung und kann auch nach längerem Wässern oft noch recht salzig sein.

4 EL Olivenöl
4 Knoblauchzehen, gehackt
400 g Tomaten, grob gehackt (frisch oder aus dem Glas)
je 1 Prise Lorbeer, Rosmarin, Oregano (oder andere gemischte Kräuter)
Salz, schwarzer Pfeffer, frisch gemahlen
600 g Kabeljaufilet
2 EL Mehl

Knoblauchkruste
1 Ei
2 Knoblauchzehen, gepresst
Salz, schwarzer Pfeffer, frisch gemahlen
1 Prise Paprikapulver
120 ml Olivenöl
1 Spritzer Zitronensaft

2 EL Öl in einem mittelgroßen Topf erhitzen und darin den Knoblauch 30 Sekunden lang dünsten – nicht golden werden lassen, sonst schmeckt er bitter. Tomaten und Kräuter hinzufügen und 15–20 Minuten köcheln lassen. Mit Salz und Pfeffer würzen und in eine ofenfeste Auflaufform gießen.

Fisch waschen und mit Küchenpapier abtupfen; dann im Mehl wenden und überschüssiges Mehl abklopfen. Das restliche Olivenöl in eine Pfanne geben und darin den Fisch bei mittlerer Hitze etwa 3 Minuten auf jeder Seite braten. Die gebratenen Fischfilets auf die Tomatensoße in die Ofenform legen und zum Warmhalten mit Folie abdecken. Den Grill auf mittlerer Hitze vorheizen.

Für die Knoblauchkruste das Ei trennen und in einer kleinen Schüssel Eigelb, Knoblauch, Salz, Pfeffer und Paprika mit einem elektrischen Quirl vermischen. Dann sehr langsam das Öl hinzufügen, zunächst in kleinen Tropfen (dabei stetig quirlen). Sobald die Konsistenz dicker wird, kann die Ölzugabe erhöht werden – dabei ist ständiges Schlagen wichtig. Sobald das gesamte Öl aufgebraucht ist, mit Salz, Pfeffer und Zitronensaft abschmecken.

Die Schläger des Quirls waschen und trocknen und nun das Eiweiß steif schlagen. Den Eischnee behutsam unter die Knoblauchmischung heben, bis ein lockerer Schaum ensteht. Diesen gleichmäßig über dem Fisch verstreichen und 2–3 Minuten unter dem Grill goldbraun grillen.

Sofort servieren.

Gegrillte Forelle mit knusprigen Sesam-Mandeln

Dieses Gericht – eine mediterrane Version der »Forelle Müllerin Art« – erfordert nur eine Handvoll Zutaten, aber diese müssen von allerbester Qualität sein: quietschfrischer Fisch (man erkennt ihn an seinen klaren Augen, feuchten Flossen und seinem frischen, nicht fischigen Geruch), frische Nüsse und Samen und hochwertiges Olivenöl. Dieses Gericht ist besonders schnell zuzubereiten – man braucht gerade mal 20 Minuten, wenn's hoch kommt.

4 kleine Forellen, ausgenommen, gesäubert und mit Küchenpapier abgetupft
Salz, schwarzer Pfeffer, frisch gemahlen
4 EL Olivenöl
1 Knoblauchzehe, fein gehackt
100 g ganze Mandeln, gehäutet, grob gehackt
50 g ganze Sesamkerne, ungesalzen und ungeröstet
etwas Zitronensaft
1 EL Petersilie, fein gehackt
4 Zitronenviertel zum Garnieren

Den Grill auf mittlere Hitze vorheizen. Die Bauchhöhlen der Forellen leicht salzen und pfeffern und die Außenseiten mit einem Esslöffel Öl einreiben und salzen. Die Forellen auf ein geöltes Blech legen und unter den vorgeheizten Grill schieben; 5 Minuten grillen, umdrehen und auch die andere Seite 5 Minuten grillen. Der Fisch ist fertig, wenn die Haut knusprig und golden ist und das Fleisch nicht mehr glasig, sondern weiss-rosa ist.

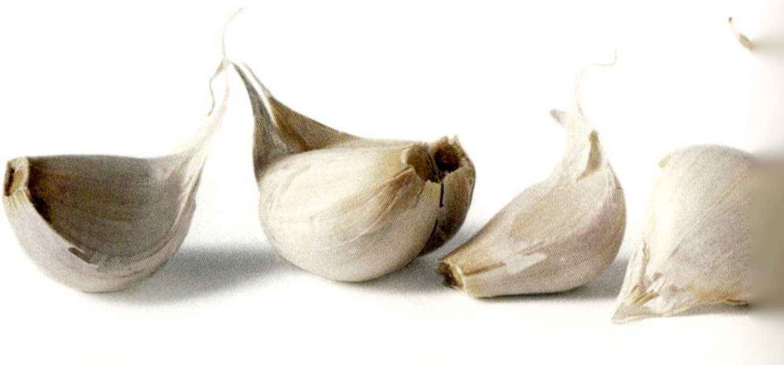

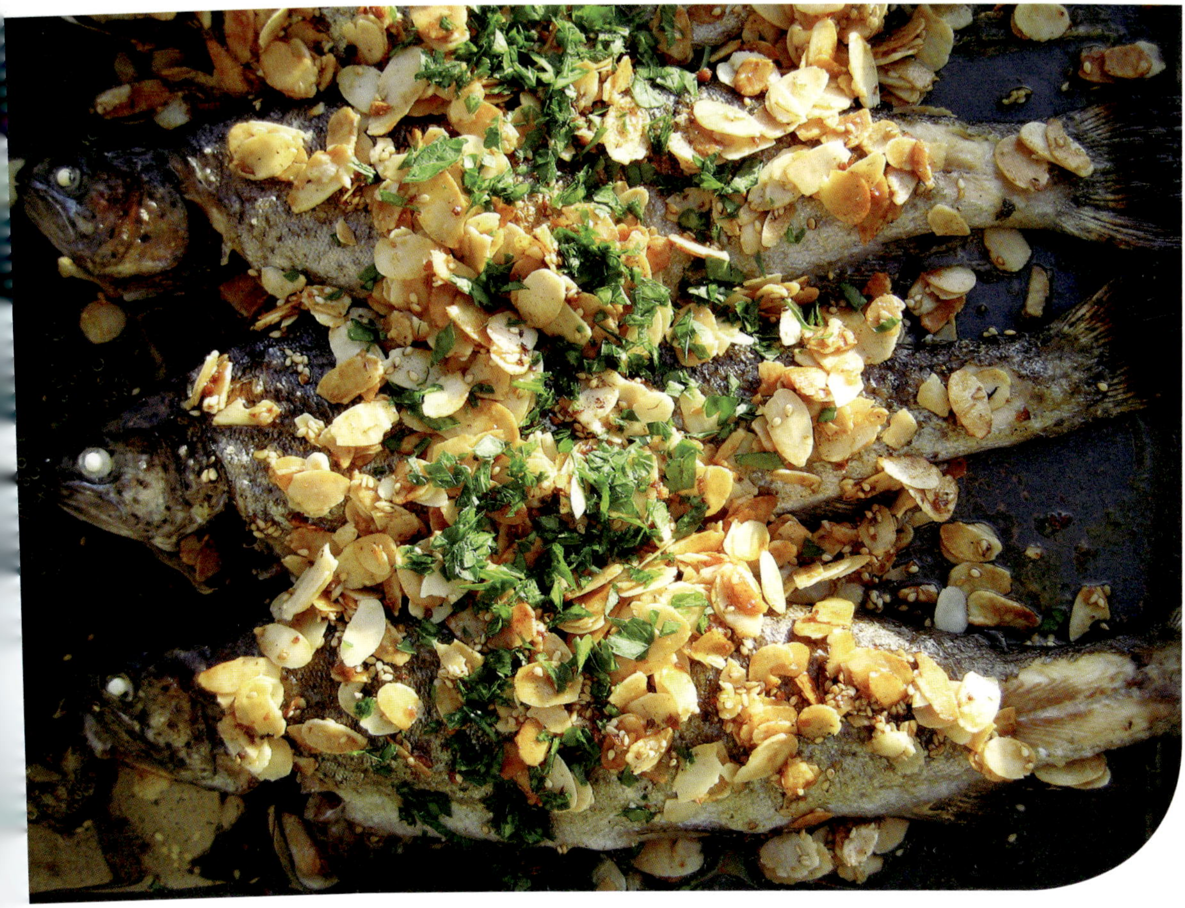

Während der Fisch gegrillt wird, das verbleibende Öl in einer Pfanne auf mittlere Hitze erwärmen und darin den Knoblauch 30 Sekunden dünsten. Die Mandeln hinzufügen und eine Minute lang unter stetigem Rühren mit einem Holzlöffel rösten. Sesamkerne hinzufügen und eine weitere Minute rühren, bis Mandeln und Sesam leicht golden und knusprig sind. Mit Salz und Pfeffer abschmecken und vom Herd nehmen.

Den fertig gegrillten Fisch aus dem Ofen nehmen, mit etwas Zitronensaft beträufeln und mit Petersilie und der Knoblauch-Mandel-Sesam-Mischung bestreuen. Mit Zitronenvierteln garnieren und sofort servieren.

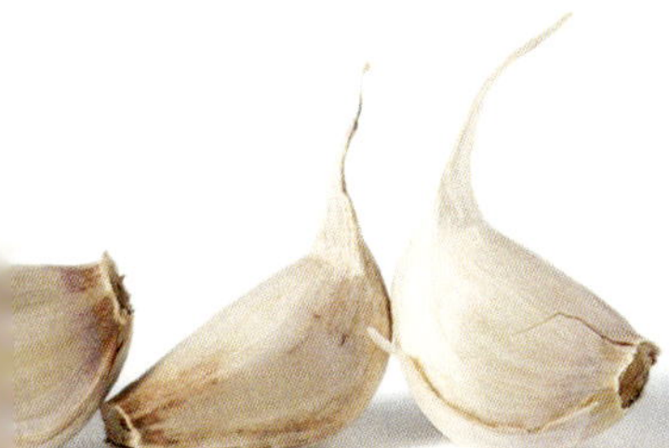

Lachsfilets mit Pestokruste

Die Kombination aus sommerlich duftenden Kirschtomaten und saftigem Lachs unter einer aromatischen Pestokruste machen dieses Gericht zu einem Dauerbrenner in meiner Familie. Es geht schnell und ist einfach zuzubereiten und schmeckt auch kalt – beim Picknick oder im Büro.

2 EL Olivenöl
4 Lachsfilets (je etwa 150 g)
4 Frühlingszwiebeln, in feine Scheiben geschnitten
2 Knoblauchzehen, fein gehackt
400 g Kirschtomaten
Salz, schwarzer Pfeffer, frisch gemahlen
4 EL Basilikumpesto, hausgemacht (»Klassisches Basilikumpesto«, S. 205) oder gekauft (vorzugsweise mit Olivenöl zubereitetes Pesto aus dem Bio-Laden)
3–4 EL Cashewsahne (»Cashewsahne mit Variationen«, S. 208) oder Crème fraiche
2 EL Basilikum, gehackt

Ofen auf 180 °C vorheizen. Eine ofenfeste Auflaufform leicht einölen und die Lachsfilets in gleichmäßigen Abständen hineinlegen.

In einer Pfanne das Olivenöl erwärmen und darin Frühlingszwiebeln und Knoblauch 3–4 Minuten lang andünsten. Die Kirschtomaten dazugeben und weitere 5 Minuten köcheln.

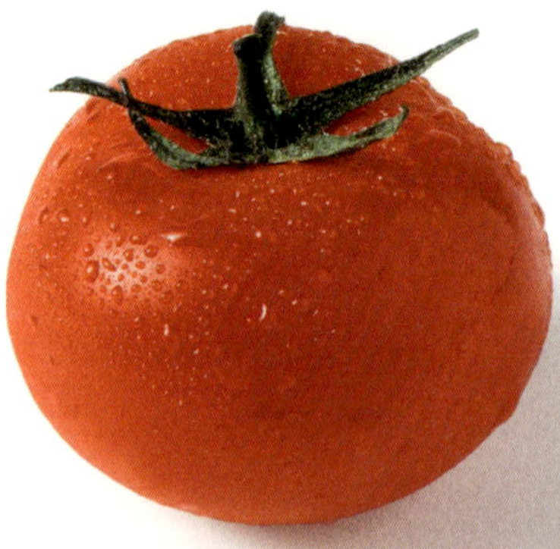

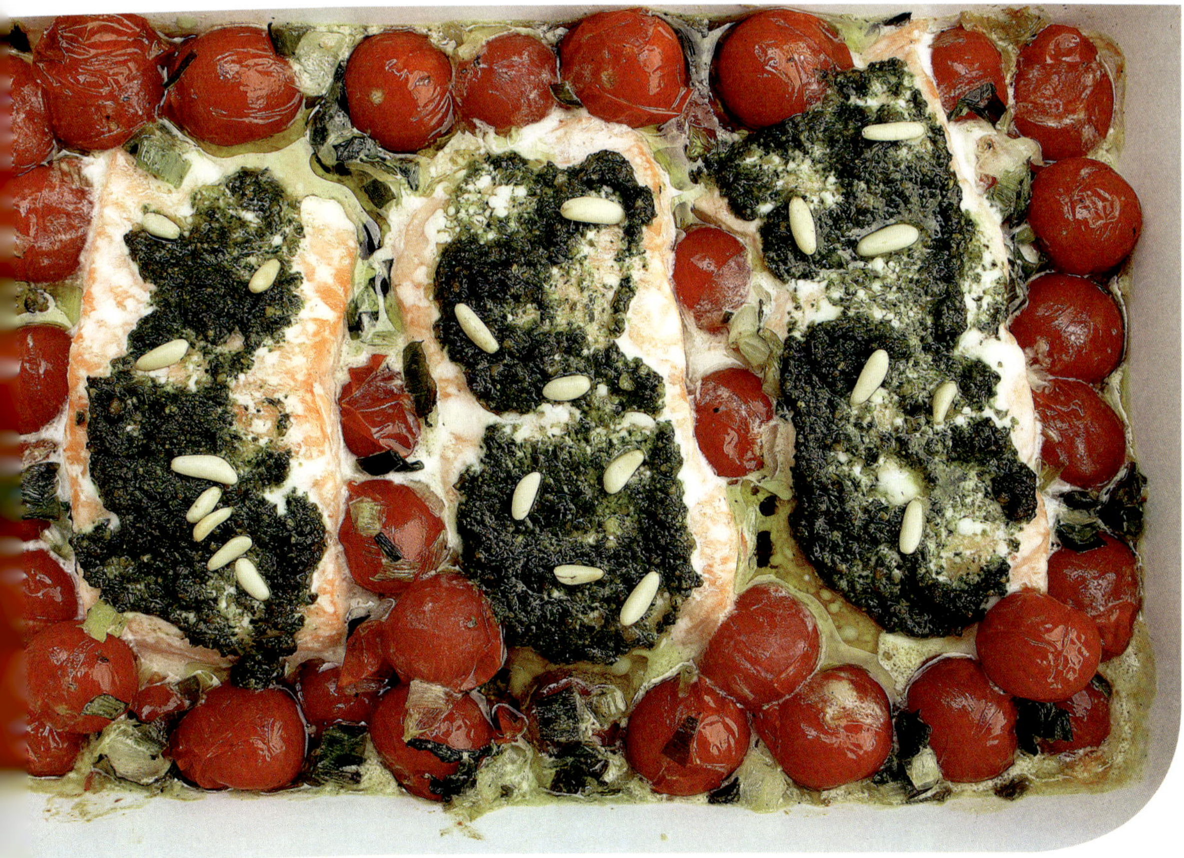

Das Gemüse mit Salz und Pfeffer würzen und um die Lachsfilets herum in der Auflaufform verteilen.

Mit einem Teelöffel das Pesto auf den Fisch streichen – pro Filet etwa 2 TL Pesto. Die Form in den vorgeheizten Ofen schieben und 15–20 Minuten backen. (Um zu prüfen, ob der Fisch gar ist, die Spitze eines Küchenmessers in den Fisch stecken und leicht zur Seite drücken. Ist das Fleisch nicht mehr glasig, sondern rosa und lässt sich leicht trennen, dann ist es durchgekocht.)

Sobald der Lachs gar ist, die Auflaufform aus dem Ofen nehmen, Sahne zwischen die Lachsfilets träufeln und leicht mit den Tomaten- und Fischsäften verrühren. Mit Basilikum bestreuen und sofort servieren.

Coq au vin

Dieser klassische französische Eintopf strotzt nur so vor krebshemmenden Zutaten Zwiebeln, Knoblauch, Kräutern, Pilzen und Rotwein. Das Gericht ist einfach zuzubereiten und seine wärmenden Aromen sind genau das Richtige für kalte Wintertage. Wenn Sie das Huhn über Nacht marinieren, ist es besonders lecker, aber es schmeckt auch, wenn man es nur für 1–2 Stunden in die Marinade legt. Vegetarier können das Huhn mit etwa 500 g gewürfeltem Tofu ersetzen.

250 ml Rotwein
12 ganze Schalotten (oder 2 große Zwiebeln, halbiert und in Scheiben geschnitten)
5 Knoblauchzehen, grob gehackt
25 g getrocknete Steinpilze oder Shiitake-Pilze
2 Lorbeerblätter
1 TL Thymian
1 Hähnchen (ca. 1½ kg), zerteilt, oder
4 Hähnchenschenkel
4 EL Olivenöl
1 EL Vollkornmehl (z.B. Dinkel, Weizen oder Mais)
250 ml Hühnerbrühe
Salz, schwarzer Pfeffer, frisch gemahlen
500 g frische Champignons
2 EL Petersilie, gehackt
Frische unbehandelte Trauben zum Garnieren

In einem verschließbaren Behälter Rotwein, Schalotten/Zwiebeln, Knoblauch, getrocknete Pilze, Lorbeerblätter und Thymian mischen, das Fleisch hineinlegen und mit der Marinade bedecken. Behältnis sorgfältig schließen und über Nacht im Kühlschrank durchziehen lassen.

Am nächsten Tag in einem großen Topf bei mittlerer Hitze 3 EL Olivenöl erwärmen und die Hähnchenteile anbraten, bis sie auf beiden Seiten goldbraun sind. Mit einer Schaumkelle Schalotten und eingeweichte Pilze aus der Rotwein-Marinade heben (diese für später aufbewahren), in den Topf geben und mit dem Fleisch kochen.

Mehl über Fleisch und Gemüse streuen und alles gut vermengen – es sollte kein Mehl sichtbar bleiben. Hühnerbrühe und Rotwein-Marinade darübergießen, mit Salz und Pfeffer würzen, zum Kochen bringen, dann die Hitze reduzieren und zugedeckt 40 Minuten lang köcheln lassen.

Inzwischen 1 EL Öl in einer Bratpfanne erwärmen und darin die Champignons unter ständigem Rühren 8-10 Minuten lang andünsten, bis sie geschrumpft sind und ihr Kochsaft verdampft ist. Die Champignons zum Huhn geben und in der Rotweinsoße mitkochen, bis das Huhn gar ist (etwa 15 weitere Minuten).

Mit Salz und Pfeffer abschmecken, Petersilie darüberstreuen, mit Trauben dekorieren und servieren.

Hühnchen mit Gremolata

Die Inspiration zu diesem schnellen, einfachen Rezept lieferte das »Ossobuco Milanese« ein köstliches italienisches Gericht aus in Weißwein geschmorten Kalbshaxen. Für mich ist der Höhepunkt des Ossobuco die »Gremolata«, eine eigenartig anmutende aber höchst gelungene Mischung aus gehackter Petersilie, Zitronenschale, Knoblauch und Sardellen, die nach Sommer, Gesundheit und Mittelmeer schmeckt! Hier benutzen wir Hühnerbrust, aber Sie können auch Hüherschenkel verwenden – diese brauchen zwar etwas mehr Zeit, sind jedoch saftiger und aromatischer als Hühnerbrust.

2 EL Olivenöl
etwas Dinkelmehl (oder Weizen-, Maismehl) zum Bestäuben
500–600 g Hühnerbrustfilet
200 ml Hühnerbrühe
100 ml trockener Weißwein
1 Tomate, fein gewürfelt
1 Lorbeerblatt
½ TL Thymian
3 EL Petersilie
2 Knoblauchzehen
1–2 in Olivenöl eingelegte Sardellenfilets aus dem Glas
1 EL geriebene Zitronenschale (unbehandelt)
Salz, schwarzer Pfeffer, frisch gemahlen
Akazienhonig (eventuell)

In einem großen Topf das Olivenöl erwärmen und das leicht bemehlte Fleisch darin rundherum golden braten. Fleisch auf einen Teller legen und beiseitestellen.
Den Topf mit Brühe und Wein ablöschen und kleine Fleischrückstände mit einem Holzlöffel abkratzen. Tomate, Lorbeerblatt und Thymian in die Soße geben und zugedeckt 5 Minuten köcheln lassen.
Huhn in den Topf zurücklegen und weitere 10–15 Minuten ohne Deckel kochen, bis das Fleisch gar, aber nicht zu trocken ist. (Hühnerschenkel etwa 30 Minuten zugedeckt bei kleiner Flamme kochen.)
Während das Fleisch kocht, die Gremolata zubereiten.
Für die Gremolata Petersilie, Knoblauch, Sardellen mit einem Wiegemesser fein hacken und alles mit der geriebenen Zitronenschale vermengen.
Sobald das Fleisch gar ist, die Gremolata in die Soße geben und 2 Minuten mitkochen. Vom Herd nehmen, mit Salz und Pfeffer abschmecken. Sollten Tomaten und Wein zu viel Säure erzeugt haben, mit etwas Honig ausgleichen.

Hühnerspieße mit Knoblauch und Kräutern

Hühnerbrust – oftmals trocken und geschmacksneutral, aber eine vorzügliche Eiweißquelle – wird hier durch eine sommerliche Marinade belebt. Wenn Sie Zeit dazu haben, fädeln Sie die marinierten Fleischstücke zusammen mit Paprika, Pilzen und Zwiebeln auf Spieße und grillen Sie sie. Wenn's schnell gehen soll, braten Sie das eingelegte Fleisch einfach in etwas Olivenöl und reichen dazu einen gemischten Salat.

500 g Hühnerbrustfilet
2 Knoblauchzehen, gepresst
Saft von ½ Zitrone (unbehandelt)
abgeriebene Schale von ¼ Zitrone (unbehandelt)
2–3 EL frische und/oder getrocknete Kräuter (z.B. Petersilie, Basilikum, Oregano, Rosmarin)
1 TL Kurkumapulver
3 EL Olivenöl
schwarzer Pfeffer, frisch gemahlen
1 rote Paprika, in 2 x 2cm große Stücke geschnitten
100 g Champignons (große halbieren)
Salz
4 Zitronenviertel zum Garnieren
ca. 10 Spieße aus Edelstahl, Bambus oder Holz

Die Hühnerbrust in mundgerechte Stücke schneiden und in einen Behälter mit fest schließendem Deckel geben.
In einem kleinen elektrischen Mixer Knoblauch, Zitronensaft und -schale, Kräuter, Kurkuma, Öl und Pfeffer zu einer cremigen Soße mixen.
Diese über die Hühnchenstücke gießen und gut vermengen, damit das Fleisch ganz mit der Marinade überzogen ist. Mindestens zwei Stunden lang (am besten über Nacht) zugedeckt im Kühlschrank einziehen lassen.
Den Grill auf hoher Einstellung vorheizen. Fleisch, Paprikastücke und Champignons auf die Spieße stecken und diese auf ein Drahtgitter in einer Grillpfanne legen, die die Säfte auffangen kann.
Pfanne unter den Grill schieben und etwa 10 Minuten unter häufigem Wenden der Spieße (mithilfe einer Kochzange) grillen. Das Fleisch sollte innen noch saftig, aber nicht mehr rosa sein.
Leicht salzen und mit Zitronenvierteln garniert servieren.

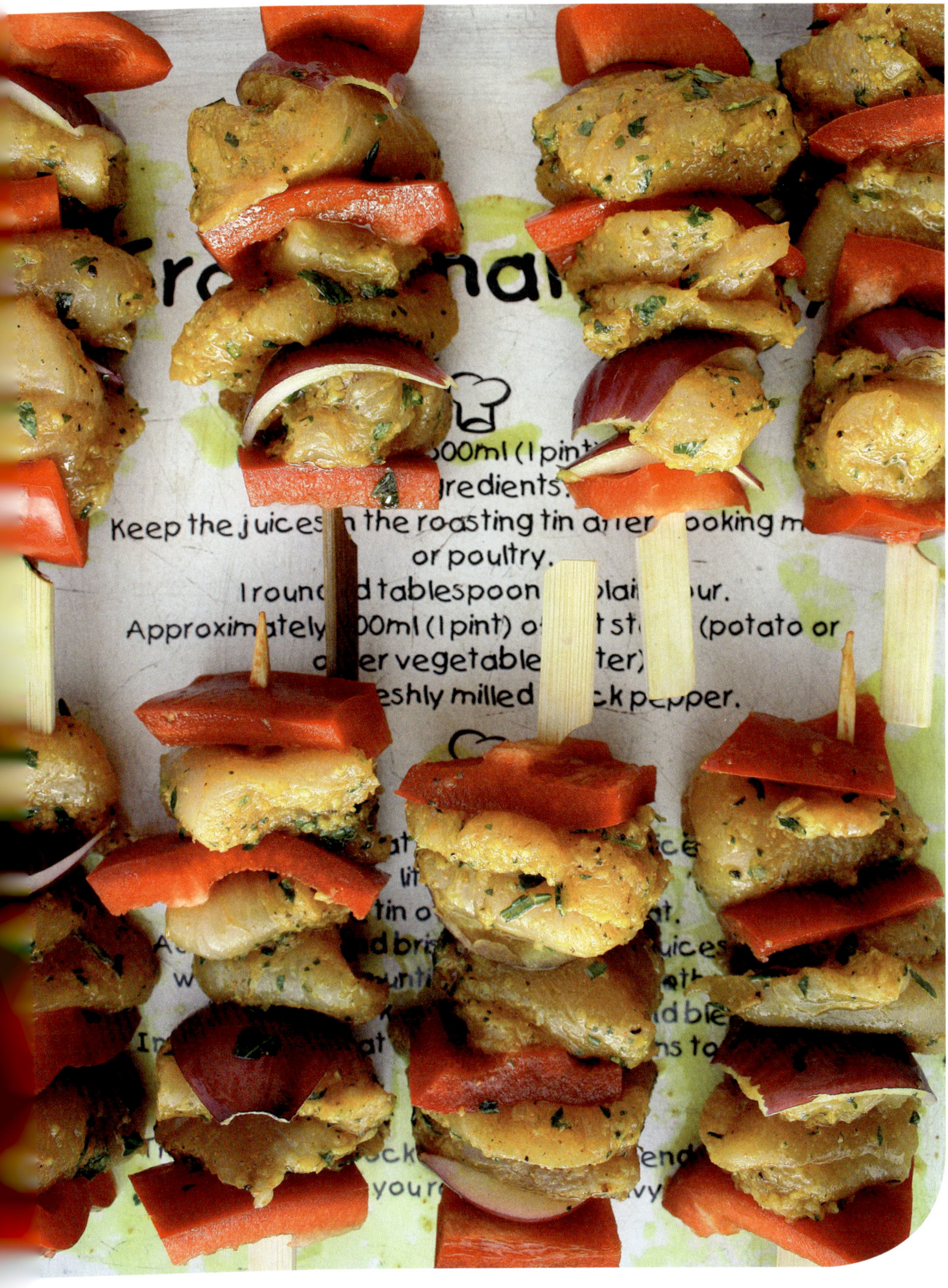
redients.
Keep the juices
he roasting tin a
or poultry.
tablespoon
Approxim ately
(potato or
er vegetable
eshly milled
k pepper.

Hühnchen-Aprikosen-Tajine

Dieses Gericht ist nach dem marokkanischen Tontopf benannt, in dem diese würzigen Eintöpfe traditionell zubereitet wurden; man kann »Tajine« aber auch in einem normalen Topf zubereiten. »Tajines« sind wunderbar vielseitig und können verschiedenartigste Sorten Fleisch, Fisch, Hülsenfrüchte, Gemüse, Gewürze und Kräuter beinhalten. Statt Aprikosen kann man hier auch Backpflaumen oder getrocknete Feigen verwenden. Vorkochen lohnt sich – »Tajine« schmeckt am nächsten Tag noch besser!

3 EL Olivenöl
4 Hühnerschenkel oder 1 kleines zerlegtes Huhn (etwa 1½ kg)
2 Zwiebeln, halbiert und in Scheiben geschnitten
1 TL Zimt
1 TL Koriander, gemahlen
1 TL Kreuzkümmel, gemahlen
1 TL Kurkuma, gemahlen
1 TL Kardamom, gemahlen
1 Prise Safranfäden oder Pulver
150 ml Hühnerbrühe
Salz, schwarzer Pfeffer, frisch gemahlen
100 g getrocknete Aprikosen, entsteint
1 Spritzer Zitronensaft
3 EL Walnüsse, gehackt
3 EL Koriander oder Petersilie, gehackt

Ofen auf 180 °C vorheizen.
In einem ofenfesten Schmortopf bei mittlerer Hitze 2 EL Olivenöl erwärmen und die Hühnchenteile auf beiden Seiten goldbraun braten, herausnehmen und auf einen Teller legen.

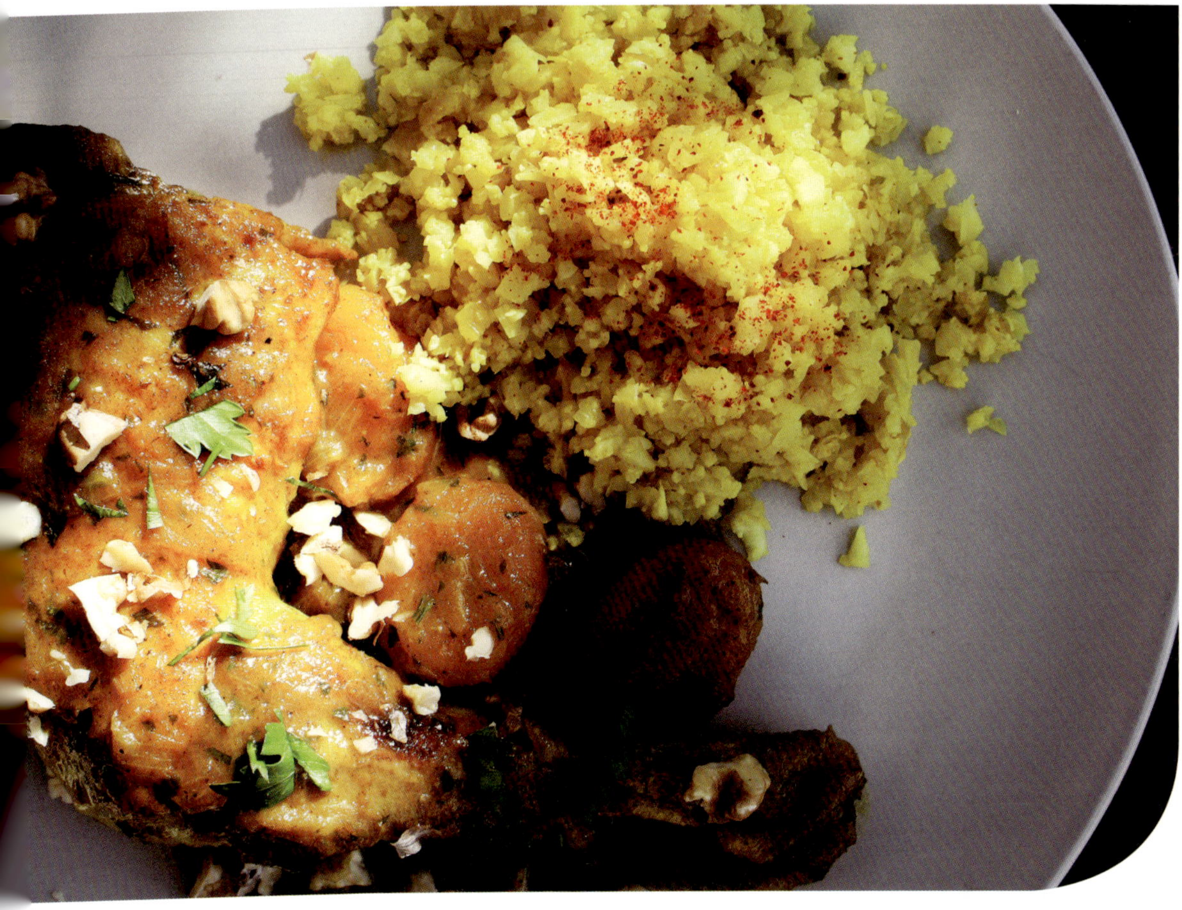

Im selben Topf das restliche Öl erwärmen und darin die Zwiebeln bei mittlerer Hitze glasig dünsten (4–5 Minuten). Gewürze dazugeben und eine weitere Minute unter ständigem Rühren anrösten.

Brühe angießen und alle Zutaten vermengen. Die Hühnerteile dazugeben und gut wenden, sodass das Fleisch von allen Seiten von würziger Soße benetzt ist. Salzen und pfeffern, Topf zudecken und in den Ofen schieben.

Nach 30 Minuten die Aprikosen zum Hühnchen geben (in die Soße drücken) und den Topf zugedeckt für weitere 30 Minuten in den Ofen schieben. Sobald das Fleisch gar ist, den gesamten Inhalt des Topfs in eine ofenfeste Auflaufform umfüllen (Zwiebeln und Aprikosen zuunterst) und 5 Minuten unter einen mittelheißen Grill schieben, damit die Hühnerhaut kross wird.

Aufpassen – sie verbrennt leicht! Soße mit Salz, Pfeffer und Zitronensaft abschmecken, Gericht mit gehackten Walnüssen und Kräutern bestreuen und servieren.

Weiße-Bohnen-Püree

Wenn Sie Kartoffelpüree lieben, nicht aber dessen blutzuckersteigernde Wirkung, dann versuchen Sie es doch mal mit diesem Püree aus weißen Bohnen. Trockenbohnen bieten eine ähnlich mehlige Konsistenz wie Kartoffeln, sind jedoch eine weitaus bessere Eiweiß- und Ballaststoffquelle – und das bei einem viel niedrigeren glykämischen Wert als Kartoffeln. Angereichert mit den mediterranen Aromen von Rosmarin, Salbei, Knoblauch, Zitrone und Olivenöl zaubern Sie so aus einfachen weißen Bohnen einen Festschmaus (als Beilage).

60 ml Olivenöl
3 Zweige frischer Rosmarin
6 Knoblauchzehen, fein gehackt
5–6 g Salbeiblätter, gehackt
600 g gekochte weiße Bohnen (eingeweicht und selbst gekocht oder aus dem Glas, abgetropft und gründlich mit Wasser abgespült)
60 ml Wasser oder Brühe
Salz, schwarzer Pfeffer, frisch gemahlen
1 Prise fein geriebene Zitronenschale (unbehandelt)
1 Spritzer Zitronensaft

In einem Topf etwa zwei Drittel des Öls mit 2 Rosmarinzweigen auf mittlerer Hitze erwärmen. Sobald das Öl heiß wird, Topf vom Herd ziehen und Rosmarin 10 Minuten im Öl ziehen lassen.

Rosmarinzweig entfernen, Knoblauch zum Öl geben, auf kleiner Flamme erwärmen und etwa 30 Sekunden andünsten. Salbeiblätter, Bohnen und Wasser oder Brühe dazugeben und umrühren. Zehn Minuten bei schwacher Hitze köcheln und dann vom Herd ziehen.

Mit einem Kartoffelstampfer oder einem elektrischen Pürierstab die Bohnen im Topf zerdrücken, bis die gewünschte Konsistenz erreicht ist (manche mögen's feiner, andere gröber). Gegebenenfalls mit etwas heißem Wasser verdünnen.

Das Püree mit Salz, Pfeffer, Zitronenschale und -saft abschmecken. Kurz vor dem Servieren mit dem restlichen Olivenöl beträufeln und es leicht unterheben. Mit dem verbleibenden Rosmarinzweig garnieren und sofort servieren.

Linsen-Moussaka

Dieses Gericht basiert auf der griechischen »Moussaka Melitzanes«, hat aber außer seinem Namen nicht viel mit der Originalversion gemeinsam. Erstens ersetzen wir das traditionelle Lammfleisch mit knackigen Linsen, zweitens werden die Auberginen nicht in Öl gebraten, sondern – mit nur einem Hauch Olivenöl bepinselt – gegrillt; und zu guter Letzt werden die Kartoffeln weggelassen. Ein Auflauf, der sättigt, ohne zu erschlagen. Für 6 Personen.

Etwa 50 ml Olivenöl
2 Zwiebeln, grob gehackt
4–5 Knoblauchzehen, fein gehackt
2 TL Oregano
2 TL Minze, gehackt
2 Lorbeerblätter
1 TL Thymian
2 TL Zimt
300 g Tomaten, gewürfelt
3 EL Tomatenmark
15 g getrocknete Pilze
120 ml Rotwein
1–2 EL Akazienhonig
500 g gekochte Puy Linsen – entpricht etwa 250 g trockenen Linsen
Salz, schwarzer Pfeffer, frisch gemahlen
3 mittelgroße Auberginen, in etwa 8-mm-dicke Scheiben geschnitten
400 ml Milch (Kuhmilch oder ungesüßte Mandel- oder Sojamilch)
3 EL Olivenöl
3 EL Vollkornmehl oder Maizena
1 TL Kurkumapulver
1 Prise geriebene Muskatnuss
200 g Feta-Käse

In einem großen Topf 2 EL Öl erhitzen und darin Zwiebeln und Knoblauch glasig dünsten (4–5 Minuten). Kräuter, Zimt, Tomaten, Tomatenmark, Trockenpilze, Wein und Honig hinzufügen und 20 Minuten unter regelmäßigem Rühren um ein Drittel einkochen. Lorbeerblätter herausnehmen und den Topfinhalt mit dem Pürierstab pürieren. Die Linsen zur Tomatensoße geben und weitere fünf Minuten kochen, mit Salz und Pfeffer abschmecken. Vom Herd nehmen und zur Seite stellen.

Den Grill bei mittlerer Hitze vorheizen. Die Auberginenscheiben auf einem Backblech auslegen, beidseitig mit Olivenöl bepinseln, mit Salz und Pfeffer würzen und goldbraun grillen (5–7 Minuten pro Seite). Zur Seite stellen.

Für die Bechamelsoße Milch, Öl, Mehl und Gewürze in einen Topf geben und mit einem Schneebesen verrühren. Bei mittlerer Hitze unter ständigem Rühren aufkochen lassen, dann auf niedrigster Temperatur 2–3 Minuten kochen, bis eine glatte Soße entsteht.

Backofen auf 180 °C vorheizen. Eine Auflaufform ölen und darin im Wechsel dünne Schichten Linsen-Tomaten-Soße und Auberginenscheiben einfüllen. Zum Schluss die Bechamelsoße über den Auflauf gießen und glatt streichen. Fetakäse darüber zerkrümeln und die Moussaka im vorgeheizten Backofen 20–25 Minuten backen, bis der Käse goldbraun ist.

Griechischer Bohneneintopf mit mariniertem Fetakäse

Dieser sättigende Eintopf aus Gemüse und weißen Trockenbohnen – auf Griechisch »Fassolatha« genannnt – wurde in Griechenland traditionsgemäß während der Fastenzeit gegessen, wenn Fleisch aus religiösen Gründen verboten war. In Griechenland wird die »Fassolatha« warm oder bei Zimmertemperatur serviert und oft werden dazu Fetakäse, schwarze Oliven und krustiges Sauerteigbrot gereicht.

Für den Fetakäse

200 g Fetakäse (abgetropft)
4 EL Olivenöl bester Qualität
1 Knoblauchzehe, gepresst
2–3 EL frische Kräuter, fein gehackt (z.B. Oregano, Minze, Petersilie)
Saft von ½ Zitrone und 1 Prise Zitronenschale (unbehandelt), fein gerieben
schwarzer Pfeffer, frisch gemahlen

Für den Bohnenteintopf

2 EL Olivenöl
1 große Zwiebel, gehackt
3 Knoblauchzehen, fein gehackt
4 Karotten, geschält und in Scheiben geschnitten
2 Stangen Sellerie, gewürfelt
1 mittelgroße Süßkartoffel
500 g gekochte weiße Bohnen (selbst eingeweicht und gekocht oder aus dem Glas)
je 1 großzügige Prise Bohnenkraut (oder Thymian) und Oregano
1 l Gemüsebrühe
3 EL Tomatenmark
1 Prise Zitronenschale (unbehandelt), fein gerieben
1 Spritzer Zitronensaft
Salz, schwarzer Pfeffer, frisch gemahlen
2 EL frische Kräuter, gehackt (z.B. Petersilie, Oregano oder Minze)

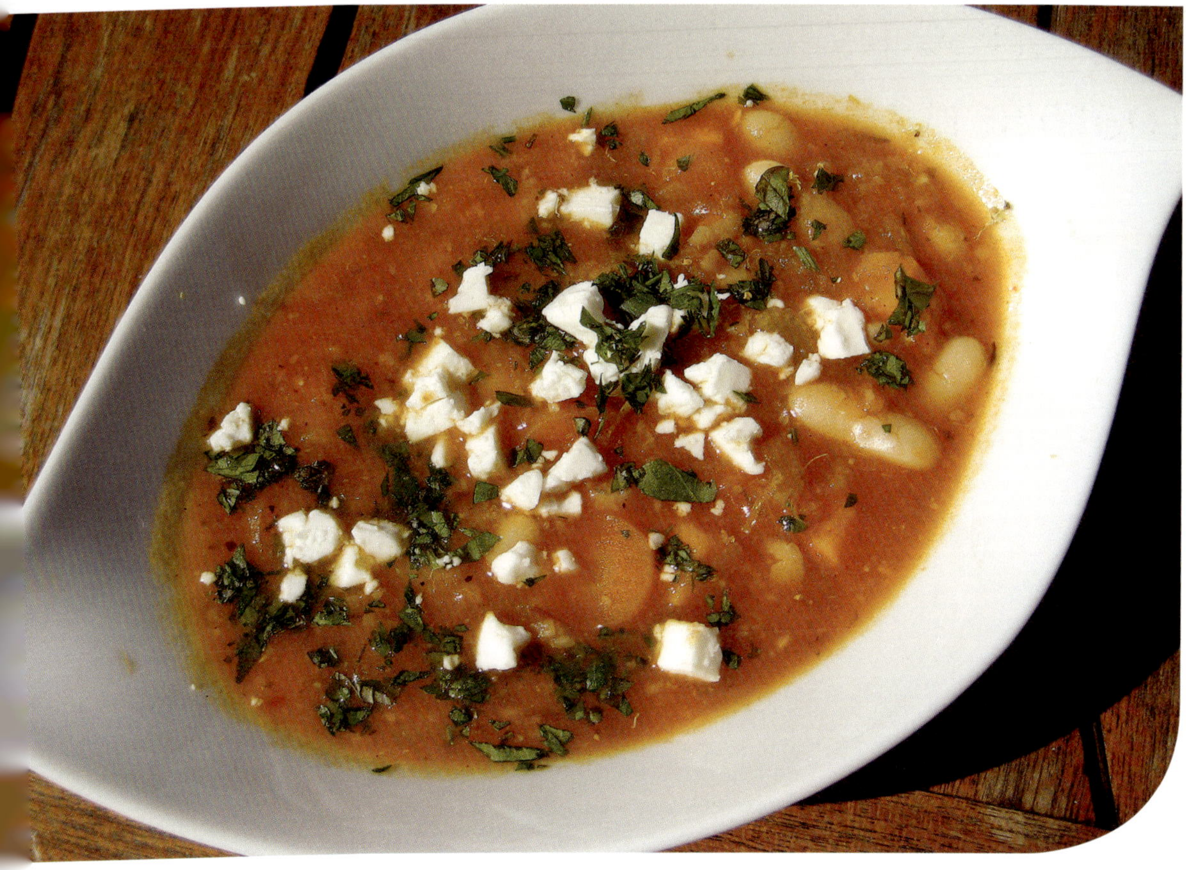

Fetakäse in etwa 1 cm x 1 cm große Würfel schneiden und in einer kleinen Schüssel mit Olivenöl, Knoblauch, Kräutern, Zitronensaft und -schale und Pfeffer vermengen. In einen fest verschließbaren Behälter geben und mindestens eine Stunde (am besten über Nacht) im Kühlschrank marinieren lassen.

In einem großen Topf mit schwerem Boden Olivenöl erwärmen und darin Zwiebel und Knoblauch glasig dünsten (4–5 Minuten). Karotten, Sellerie und die geschälte und feingewürfelte Süßkartoffel dazugeben und 5 Minuten unter Rühren andünsten. Bohnen, Bohnenkraut, Oregano und Brühe dazugeben, zum Kochen bringen, dann zugedeckt auf niedrigster Hitze schmoren, bis das Gemüse weich ist (15–20 Minuten). Tomatenmark hinzufügen und weitere 5 Minuten kochen.

Mit einem Pürierstab den Eintopf kurz durchmixen um ihm eine dickere Konsistenz zu verleihen, aber nicht zu Brei pürieren – es sei denn, Sie wünschen eine cremigere Konsistenz.

Vom Herd nehmen und Zitronenschale hinzufügen. Mit Zitronensaft, Salz, Pfeffer und Kräutern abschmecken. Dazu dann den marinierten Fetakäse reichen.

Hummus

Dieses aromatische Kichererbsen-Sesam-Mus aus dem östlichen Mittelmeerraum ist ein Nährstoffkonzentrat: Hülsenfrüchte und Sesamkerne bieten sowohl Eiweiß als auch Kohlenhydrate, die den Blutzucker nicht ins Schwanken bringen, Ballaststoffe, bakterien- und virenbekämpfenden Knoblauch und gesunde Fettsäuren sowie pflanzliche Schutzsstoffe im Olivenöl. Man kann es als Dip für rohes Gemüse, als saftige Sandwich- oder Wrap-Füllung (z.B. garniert mit Brokkolisprossen oder gegrillten Paprikastreifen) oder als schnelle Vorspeise in einer halbierten Avocado servieren.

400 g gekochte Kichererbsen, sorgfältig abgespült und abgetropft (sollten Sie die Kichererbsen selbst kochen, das Kochwasser aufbewahren)
2 EL Olivenöl bester Qualität
Saft von 1 Zitrone
1 Prise Zitronenschale (unbehandelt)
1 Knoblauchzehe, zerdrückt
150 ml Wasser oder Kichererbsen-Kochwasser
80 g Tahini (Sesam-Mus, aus dem Bioladen)
Salz und schwarzer Pfeffer, frisch gemahlen
Olivenöl und Paprika
evtl. Oliven und Pinienkerne zum Garnieren

Die Kichererbsen zusammen mit Öl, Zitronensaft und -schale, Knoblauch und (Koch-)Wasser in den Aufsatz eines kräftigen Mixers (oder einer Küchenmaschine) geben und 1–2 Minuten pürieren.
Nach und nach Tahini dazugeben und weitermixen. Die Konsistenz sollte cremig und griechischem Joghurt ähnlich sein; falls das Mus zu trocken erscheint, etwas mehr Wasser hinzufügen.
Mit Salz und Pfeffer abschmecken. In eine Servierschüssel geben, die Oberfläche glattstreichen, mit Olivenöl beträufeln und mit Paprikapulver bestreuen. Eventuell mit gehackten Oliven und/oder in der Pfanne leicht gerösteten Pinienkernen garnieren.
Hält sich 3–4 Tage in einem fest verschlossenen Behälter im Kühlschrank.

Tofu Bourguignon

Tofu muss nicht langweilig schmecken! Dieses Rezept – inspiriert vom klassischen französischen Rindfleisch-Eintopf »Boeuf Bourguignon« – verleiht dem Tofu eine mediterrane Note. »Tofu Bourguignon« passt gut zum Weiße-Bohnen-Püree auf S. 176 oder dem Blumenkohlpüree auf S. 202.

300 ml Rotwein
2 Knoblauchzehen, gehackt
2 EL Tamari (weizenfreie Sojasoße)
½ TL Thymian
1 große Zwiebel, fein gehackt
500 g fester Tofu, in etwa 1 cm große Würfel geschnitten
4 EL Olivenöl
2 EL Mondamin
200 ml Gemüsebrühe
3–4 Karotten, geschält und in Scheiben geschnitten
400 g Champignons, geviertelt
1 EL Tomatenmark
Salz, schwarzer Pfeffer, frisch gemahlen
2 EL Petersilie, gehackt

Für die Marinade Rotwein, Knoblauch, Tamari, Thymian und Zwiebeln in einem Behälter mit einem fest schließenden Deckel gut vermischen. Tofuwürfel dazugeben und rundum mit der Marinade bedecken, Deckel schließen und mindestens 1 Stunde (am besten über Nacht) kühlstellen.

Am nächsten Tag 2 EL Öl in einem Topf erwärmen. Mit einer Schöpfkelle Tofu, Zwiebeln und Knoblauch aus der Marinade heben und im Öl anbraten; gelegentlich umrühren, sodass der Tofu von allen Seiten gebräunt wird (ca. 10 Minuten). Mit Mondamin bestäuben und gut umrühren, bis es vollständig absorbiert ist.

Nun die Marinade und Brühe hinzufügen und vermischen. Karotten dazugeben, zum Kochen bringen und dann auf niedriger Hitze 20 Minuten zugedeckt kochen. Inzwischen in einer Pfanne bei mittlerer Hitze die restlichen 2 EL Olivenöl erwärmen und die Pilze 4–5 Minuten weichdünsten. Die Pilze zusammen mit dem Tomatenmark in den Topf mit dem Tofu geben und weitere 5 Minuten kochen. Vom Herd nehmen, mit Salz und Pfeffer abschmecken und mit Petersilie garnieren.

Tofu marokkanisch

Der süß-würzige Geschmack dieses Gerichts täuscht über die Einfachheit der Zubereitung hinweg. Dieses Rezept kann man anstelle von Tofu auch mit gewürfelter Hühnerbrust zubereiten. Mit »Quinoa-Couscous« (S. 186) und knackigem grünen Gemüse servieren.

4 EL Olivenöl
½ TL Kurkumapulver
½ TL *ras el hanout* (siehe Kasten)
Saft einer ½ Zitrone
schwarzer Pfeffer, frisch gemahlen
7 Knoblauchzehen, 1 gepresst und 6 gehackt
400 g Tofu (natur), in 1 cm große Würfel geschnitten
2 EL blanchierte Mandeln, gehackt
2 cm frischer Ingwer, geschält und fein gerieben
1 Prise Chili- oder Paprikapulver
800 g Tomaten, grob gewürfelt
1 große Prise Safran
½ TL Zimt
Salz
1–2 EL Honig (nach Geschmack)
2–3 EL Korianderkraut oder Petersilie, gehackt

Erst den Tofu marinieren: in einem Behälter mit einem fest schließenden Deckel 1 EL Öl, Kurkuma, *ras el hanout*, Zitronensaft, schwarzen Pfeffer und 1 gepresste Knoblauchzehe zu einer Paste verrühren. Den Tofu zur Gewürzpaste geben und gründlich vermengen, bis die Paste den Tofu vollkommen bedeckt. Über Nacht im Kühlschrank marinieren lassen.
Am nächsten Tag die Mandeln in einer trockenen Pfanne unter ständigem Rühren rösten, bis sie goldbraun sind

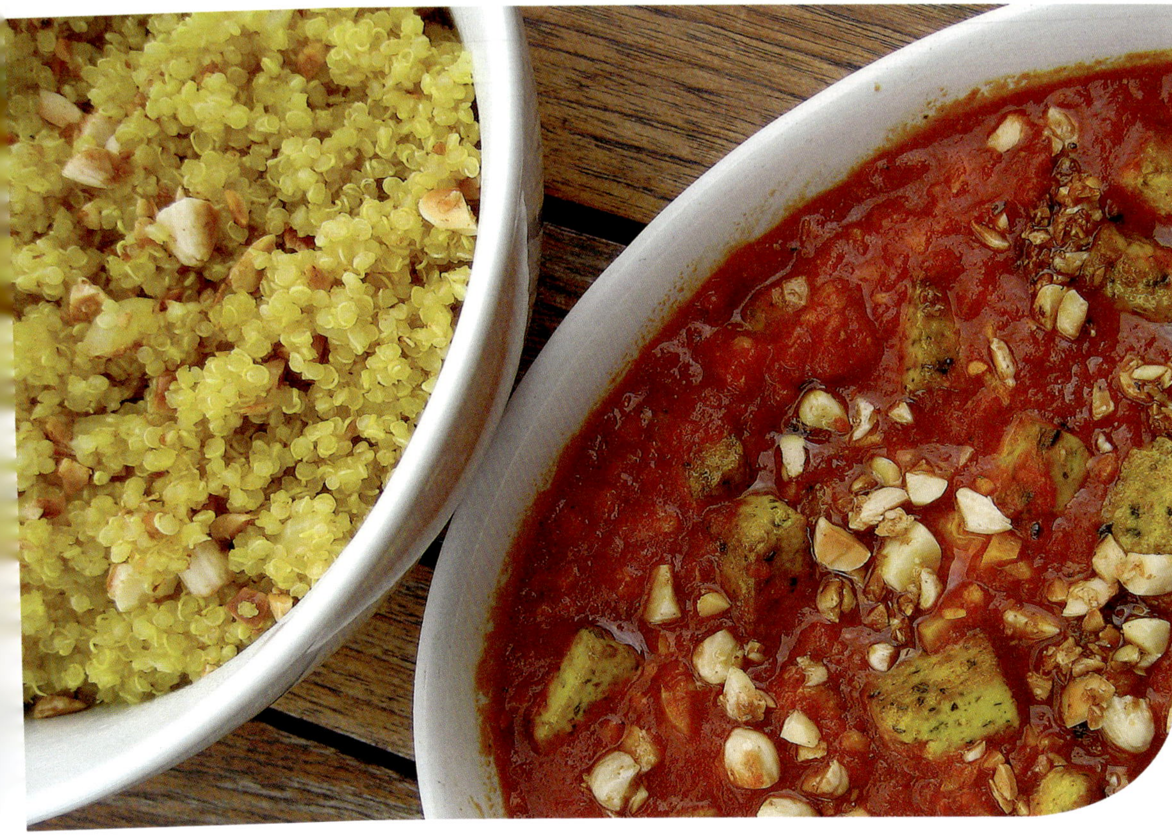

und duften (ca. 2–3 Minuten). Zum Abkühlen auf einen Teller geben und zur Seite stellen.

Nun den marinierten Tofu mit 1 EL Olivenöl bei mittlerer Hitze in einer Pfanne erwärmen, bis er rundherum goldbraun ist (etwa 10–15 Minuten). Während der Tofu brät, das restliche Öl in einem Topf erwärmen und den gehackten Knoblauch, Ingwer und Chili-/Paprikapulver etwa 1 Minute anbraten. Tomaten, Safran und Zimt dazugeben und 10 Minuten unter ständigem Rühren garen. Mit Salz, Pfeffer und Honig abschmecken. Die goldenen Tofu-Würfel in die würzige Tomatensoße geben, vermengen, mit den gerösteten Mandeln und gehackten Kräutern bestreuen und sofort servieren.

Ras el hanout ist eine marokkanische Gewürzmischung, die in der Regel folgende Zutaten enthält: Muskatnuss, Ingwer, Pfeffer, Anis, Kreuzkümmel, Kardamom, Rosenknospen, Chili, Kurkuma, Nelken, Zimt, Paprika, Cayennepfeffer und Piment. Man kann auch improvisieren, indem man folgende Gewürze selbst mischt: ½ TL Kurkuma, ½ TL Koriander, ¼ TL gemahlener Ingwer, ¼ TL Zimt, ¼ TL Kreuzkümmel und ¼ TL Paprikapulver ergeben 2 TL Ras el hanout.

Leinsamen-»Pizza«

Dieses Gericht sieht aus wie Pizza, duftet und schmeckt wie Pizza, ist jedoch in vieler Hinsicht radikal anders: Der Boden enhält weder glutenhaltiges Getreide noch Hefe, stattdessen Leinsamen mit seinem Reichtum an gesundheitsfördernden Lignanen und Omega-3-Fettsäuren sowie Mandeln und Eier, die ihm einen weitaus höheren Eiweißanteil verleihen als bei herkömmlichem Pizzateig. Der Boden kann nach Lust und Laune belegt werden, z. B. mit der »Universal-Tomatensoße« und darauf dünnen Zucchinischeiben und Champignons, Artischockenherzen, Paprikastreifen, fein gehobelten Zwiebeln, Sardellen oder Thunfisch, Oliven oder Kapern.

100 g goldener Leinsamen, fein gemahlen (z.B. in einer Kaffeemühle)
100 g Mandeln, fein gemahlen
1 Prise Herbes de Provence
1 TL Backpulver
½ TL Salz
4 Eier
1 Knoblauchzehe, gepresst
4 EL Olivenöl
150 ml Wasser
1 Portion »Universal-Tomatensoße« S. 203), diverse Pizza-Beläge

Den Backofen auf 180 °C vorheizen. Ein Backblech (ca. 30 x 40 cm) mit einem Blatt Backpapier belegen.
In einer Schüssel den gemahlenen Leinsamen, Mandeln, Kräuter, Backpulver und Salz vermischen. In einer anderen Schüssel Eier, Knoblauch, Olivenöl und Wasser miteinander aufschlagen.
Die flüssige Mischung in die trockenen Zutaten gießen und mit einem elektrischen Quirl zu einer glatten Paste verrühren. Diese auf dem Backblech gleichmäßig verteilen und in den vorgeheizten Ofen schieben. Etwa 20–25 Minuten goldbraun backen.
Aus dem Ofen nehmen, 5 Minuten abkühlen lassen, dann auf ein Holzbrett kippen, sodass die untere Seite der Teigplatte zuoberst liegt. Diese vom Brett auf das Backblech zurückgleiten lassen – der Boden ist nun bereit, garniert zu werden.
Ofentemperatur auf 200 °C erhöhen. Pizzaboden mit Tomatensoße und den Zutaten Ihrer Wahl belegen und für weitere 10 Minuten in den Ofen schieben, bis der Belag gar ist. Sofort servieren.

Pissaladière

Die berühmte Pissaladière, eine würzige Zwiebelpizza mit Oliven und Kapern, stammt aus der französischen Mittelmeerhafenstadt Nizza. Normalerweise wird sie mit Brotteig zubereitet, aber wir verwenden hier den oben beschriebenen Leinsam-Pizzateig, der nicht nur lecker und gesünder (er ist unter anderem glutenfrei), sondern auch viel schneller zuzubereiten ist als traditioneller Hefeteig.

1 Boden »Leinsam-Pizzateig« (siehe links)
1 EL Olivenöl
1 kg Zwiebeln, geschält, halbiert und in feine Scheiben gehobelt
3 Knoblauchzehen, fein gehackt
½ TL Thymian
1 Lorbeerblatt
Salz, schwarzer Pfeffer, frisch gemahlen
1 EL Kapern (in Olivenöl)
12 Sardellenfilets (in Olivenöl), 5–10 Minuten in kaltem Wasser eingelegt, um überschüssiges Salz zu entfernen
10–15 schwarze Oliven

Den Pizzateig laut Rezept auf S. 184 zubereiten. Den Backofen auf 180 °C vorheizen.
Für den Zwiebelbelag in einer großen Pfanne mit dickem Boden bei mittlerer Hitze das Öl erwärmen und darin Zwiebeln, Knoblauch, Thymian und Lorbeerblatt mit 1 Prise Salz und Pfeffer dünsten. Zudecken und häufig umrühren, damit nichts anbrennt.
Das Zwiebelgemüse weichkochen (ca. ½ Stunde). Eventuell etwas Wasser hinzufügen, sollte die Mischung trocken werden. Erscheint sie zu feucht, Deckel abnehmen und Saft für ein paar Minuten verdampfen lassen; die Zwiebelmischung sollte cremig, aber nicht nass sein. Kapern abtropfen lassen, fein hacken und unter die weichgekochten Zwiebeln rühren.
Während die Zwiebeln weichkochen, den Pizzateig backen. Sobald er goldbraun ist, Blech aus dem Ofen nehmen (die Temperatur jetzt auf 200 °C erhöhen), den Teig auf dem Backblech wenden und darauf die weich gekochten Zwiebeln in einer gleichmäßigen Schicht verteilen. Die Sardellenfilets in einem Raster-Muster auf die Zwiebeln legen und in regelmäßigen Abständen Oliven darauf platzieren. Dann die Pissaladière zurück in den heißen Ofen schieben und weitere 10 Minuten backen bis die Zwiebeln goldbraun sind. Sofort servieren.

Quinoa-Couscous

Hier ersetzen wir das traditionelle nordafrikanische Weizen-Couscous mit Quinoa, dem nussig-knusprigen Getreide, das nicht nur glutenfrei ist, sondern dank seines relativ hohen Eiweiß- und Ballaststoffgehalts auch eine moderate Auswirkung auf den Blutzuckerspiegel hat. Dazu geben wir traditionelle Zutaten wie Rosinen, Mandeln und Butter. Als Beilage für 4 Personen gedacht.

2 EL Olivenöl
1 kleine Zwiebel, fein gehackt
200 g trockenes Quinoa, gründlich gespült und abgetropft
400 ml Gemüse- oder Hühnerbrühe
1 Zimtstange
1 EL Butter
2 EL Rosinen
2 EL Mandelblättchen
Salz nach Geschmack

In einem Topf bei mittlerer Hitze das Öl erwärmen und darin die Zwiebel glasig dünsten (4–5 Minuten). Quinoa hinzufügen und rühren, bis die Körner gut mit dem Öl vermengt sind.
Brühe und Zimtstange dazugeben, zum Kochen bringen und zugedeckt auf niedrigster Hitzestufe 20 Minuten köcheln (oder bis die Körner alle Feuchtigkeit absorbiert haben und mit einer Gabel leicht aufzulockern sind).
Sobald das Quinoa gar ist, vom Herd nehmen und Butter, Rosinen und Mandelblättchen leicht mit einer Gabel unter das gekochte Quinoa heben, ohne dass Klumpen entstehen. Mit Salz abschmecken und servieren.
Passt gut zu allen »soßigen« Gerichten, wie z.B. »Tofu marokkanisch« (Seite 182).

Tipp
Mit Zimt bestäubt, etwas Honig beträufelt und warmer Mandelmilch begossen, schmecken Reste vorzüglich zum Frühstück.

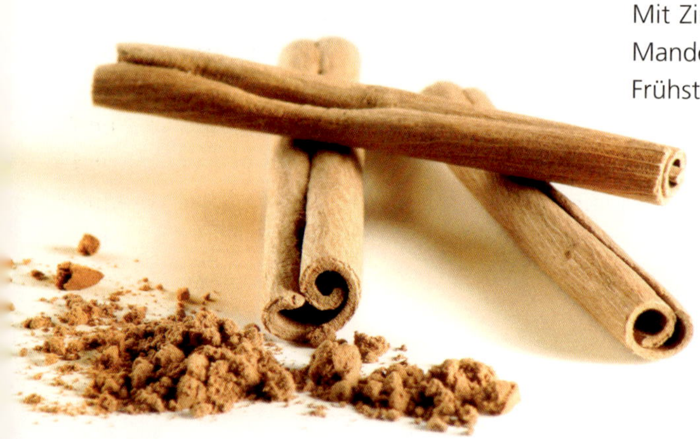

Moujadara

Dieses Reis-Linsen-Gericht stammt aus dem östlichen Mittelmeerraum. Die Kombination von Linsen und Vollkorngetreide liefert hochwertige Proteine, die der Körper leicht aufnehmen kann. Traditionell wird dieses Gericht mit Weizen- oder Dinkelschrot zubereitet, aber hier verwenden wir Basmatireis, da dieser glutenfrei und daher für viele Menschen bekömmlicher ist. Quinoa kann hier auch gut verwendet werden; es gibt dem Gericht einen besonderen Biss.

4 EL Olivenöl
Salz
4 Zwiebeln, in Scheiben geschnitten
3 Knoblauchzehen, fein gehackt
1 TL Kurkuma
1 TL Kreuzkümmel
1 TL Zimt
200 g Basmatireis
400 ml Gemüsebrühe
250 g Linsen (grün oder braun), über Nacht eingeweicht
400 ml Wasser
1 Lorbeerblatt
Pfeffer, frisch gemahlen
Saft von 1 Zitrone
3–4 EL gehacktes frisches Korianderkraut oder Petersilie (oder etwas von beiden)
1–2 EL Gomasio (geröstete, leicht gesalzene Sesamkörner aus dem Reformhaus)

In einer großen Pfanne bei mittlerer Hitze das Öl erhitzen und darin die leicht gesalzenen Zwiebeln und Knoblauch 25–30 Minuten lang zugedeckt unter gelegentlichem Rühren weichdünsten. Fügen Sie ein wenig Wasser hinzu, falls sie zu trocken werden. Sobald die Zwiebeln weich sind, die Gewürze hinzugeben und eine weitere Minute unter ständigem Rühren dünsten. Beiseitestellen.

Während die Zwiebeln braten, den Reis in einen Topf geben, Brühe darübergießen und zum Kochen bringen. Zugedeckt bei schwacher Hitze etwa 15 Minuten bissfest kochen.

Die Linsen in einen zweiten, etwas größeren Topf geben, 400 ml Wasser und das Lorbeerblatt hinzufügen und die Linsen zugedeckt bei schwacher Hitze 8–10 Minuten kochen.

Die noch etwas knackigen Linsen und den Reis im Linsentopf vermischen und weitere 5 Minuten garen, bis beide weich sind. Mit Salz und Pfeffer würzen.

Die Zwiebeln kurz erhitzen. Die Linsen-Reis-Mischung und gebratenen Zwiebeln in eine große Schüssel geben, mit Zitronensaft, Salz und Pfeffer abschmecken und behutsam vermischen; die Konsistenz sollte locker und körnig sein. Zwei Drittel der gehackten Kräuter untermischen. Mit *Gomasio* und den restlichen Kräutern bestreuen und sofort servieren.

Linsen-Bolognese mit Spaghettikürbis

Diese vegetarische Interpretation der klassischen italienischen »Sauce Bolognese« schmeckt besonders gut auf Spaghettikürbis, aber außerhalb der Kürbissaison mundet sie auch bestens auf Vollkornspaghetti (s. Foto) oder als Füllung für vegetarische Lasagne. Für 4–6 Personen.

1 Spaghettikürbis
Salz, schwarzer Pfeffer, frisch gemahlen
4 EL Olivenöl
1 Zwiebel, gehackt
2 Knoblauchzehen, fein gehackt
1 Karotte, geschält und fein gewürfelt
1 Stange Lauch, in Scheiben geschnitten
1 Stange Sellerie, gehackt
15 g getrocknete Pilze, 15 Minuten in warmem Wasser eingeweicht und klein gehackt
400 g gekochte Puy Linsen
je ½ TL Thymian, Oregano und Basilikum
1 Lorbeerblatt
60 ml Rotwein
60 ml ungesüßte Milch (z.B. Mandel-, Soja-, Schafs-, Ziegen- oder Kuhmilch)
400 g Tomaten, grob gehackt
2 EL Tomatenmark
evtl. Akazienhonig
Parmesan oder Pecorino, frisch gerieben

Den Kürbis halbieren, Kerne mit einem Löffel herauskratzen, dann die beiden Hälften in einem großen Topf mit fest schließendem Deckel dämpfen (Schnittseite nach oben). Nach 30 Minuten Gartest vornehmen: Wenn das Innere des Kürbis mit einer Gabel in Spaghetti-ähnlichen Fäden herausgekratzt werden kann, ist er so weit (die Fäden sollten etwas »al dente« sein). Kürbisfleisch vorsichtig herausschaben und in eine vorgewärmte Servierschüssel geben, mit Salz und Pfeffer würzen, mit 2 EL Olivenöl beträufeln, mischen, zudecken und warmhalten.

Während der Kürbis gart, 2 EL Olivenöl in einem Topf erwärmen und darin Zwiebel und Knoblauch glasig dünsten. Karotten, Lauch, Sellerie und Pilze hinzufügen und 10 Minuten kochen. Linsen, Kräuter, Rotwein und Milch dazugeben und um die Hälfte einkochen. Tomaten und Tomatenmark hinzufügen, abdecken und für weitere 10 Minuten garen. Mit Salz und Pfeffer würzen. Sollte die Soße zu sauer sein, mit etwas Honig abschmecken.

Kürbis und Linsen-Bolognese zusammen mit Parmesan oder Pecorino servieren. Wer mag, kann über seine Portion noch etwas Olivenöl träufeln.

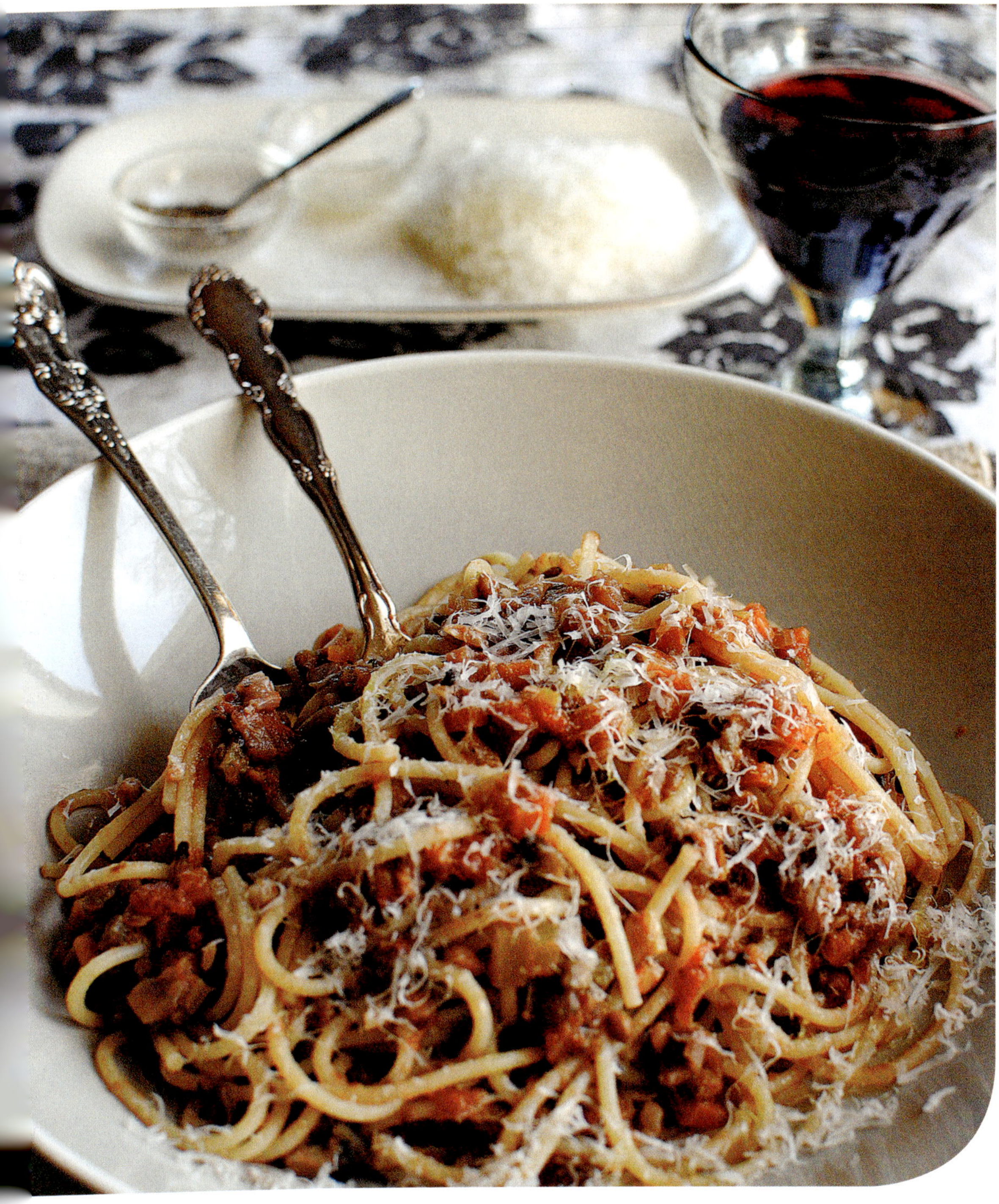

Pilz-Orzotto

Dieses Gericht wird wie ein klassisches Risotto zubereitet, nur verwenden wir hier Gerste (»orzo« auf Italienisch) anstatt Reis. Dieser Tausch bietet viele Vorteile, denn Gerste ist reich an wichtigen Nährstoffen wie Selen, Lignanen und löslichen Ballaststoffen. Sie hat auch einen niedrigeren glykämischen Wert als die meisten Reissorten. Gerste muss über Nacht eingeweicht werden – dadurch wird sie verdaulicher und lässt sich schneller zubereiten.

2 EL Olivenöl
4 Knoblauchzehen, fein gehackt
500 g Pilze (z. B. Champignons, Austern- oder Shiitakepilze), in Scheiben geschnitten
15–20 g getrocknete Pilze, z.B. Skiitake, Steinpilze (15 Minuten in warmem Wasser eingeweicht und grob gehackt)
½ TL Thymian
1 Zwiebel, fein gehackt
200 g Nacktgerste (12 Stunden eingeweicht, gespült und abgetropft)
800 ml Gemüse-oder Hühnerbrühe
evtl. 2–3 EL trockener Weißwein
Salz, schwarzer Pfeffer, frisch gemahlen
1 Spritzer Zitronensaft
2 EL Butter
2 EL Petersilie, gehackt
Parmesan oder Pecorino-Käse, frisch gerieben

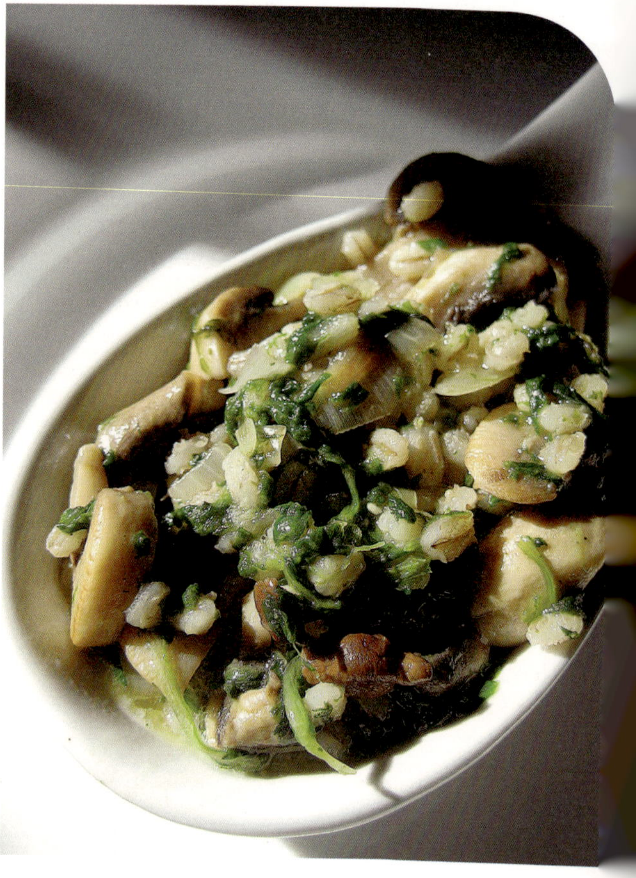

In einer großen Pfanne bei mittlerer Hitze 1 EL Olivenöl erwärmen und Knoblauch, frische und eingeweichte Pilze und den Thymian unter regelmäßigem Rühren andünsten, bis sie weich sind und die beim Kochen austretende Feuchtigkeit verdunstet ist (ca. 10 Minuten).

In einem anderen Topf 1 EL Olivenöl bei mittlerer Hitze erwärmen und darin die Zwiebel glasig dünsten. Die Gerste dazugeben und eine Minute lang andünsten. Nun eine Kelle Brühe dazugeben und mit einem Holzlöffel rühren, bis die Flüssigkeit von den Körnern aufgesaugt worden ist. Dann eine weitere Kelle Brühe dazugießen, rühren etc.

Nach etwa 20 Minuten des Brühe-Angießens und Rührens sollten die Gerstenkörner bissfest und die Brühe aufgebraucht sein. Die gekochten Pilze und ein wenig Weißwein zur Gerste geben und weitere 2–3 Minuten unter sanftem Rühren kochen. Erscheint die Mischung zu trocken (sie sollte cremig sein), etwas Brühe, Wasser oder noch einen Spritzer Weißwein hinzufügen.

Mit Salz, Pfeffer und Zitronensaft abschmecken. Butter und Petersilie unterrühren, in einer Servierschüssel anrichten und mit geriebenem Käse bestreuen. Sofort servieren.

Varianten

- Um den Eiweißgehalt dieses Gerichts zu steigern, zum Schluss einige Tofuwürfel oder Hühnerreste hinzufügen.
- Als Gemüsezulage und zusätzlichen Farbtupfer in den letzten 2 Minuten eine Handvoll Babyspinatblätter oder Rauke unterrühren.

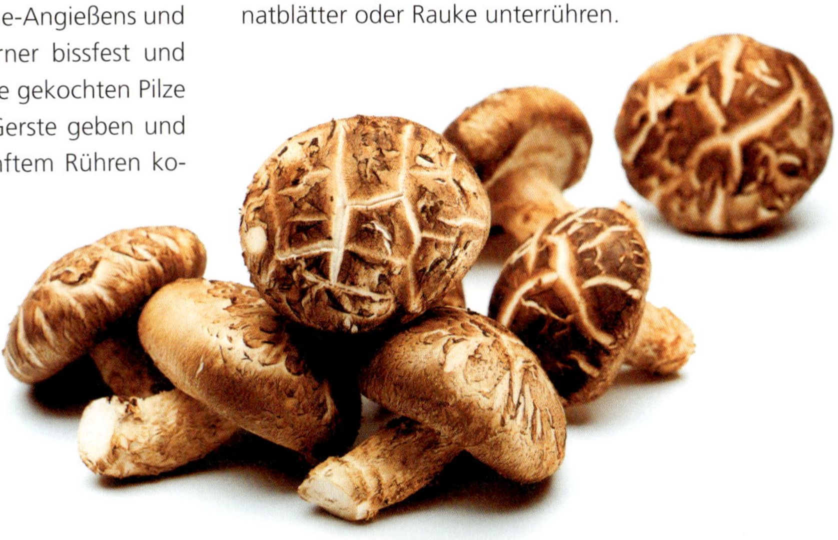

Sizilianisches Auberginenragout

Eines der berühmtesten Gerichte Siziliens – die »Caponata Siciliana« – ist eine köstliche, süß-saure Mischung schmelzend weicher Auberginen, salziger Kapern, knuspriger Selleriewürfel, säuerlicher Tomaten und knackiger Pinienkerne, abgerundet mit aromatischem Basilikum – ein sommerlicher Gaumenschmaus, und dazu noch so gesund!

2 EL Pinienkerne
6 EL Olivenöl
1 Zwiebel, geviertelt und in Scheiben geschnitten
2 Stangen Sellerie, fein geschnitten
2 Auberginen, in etwa 1 cm große Würfel geschnitten
400 g Tomaten, grob gehackt
12 schwarze Oliven, grob gehackt
2 EL Rotweinessig
2 EL Kapern
1 EL Akazienhonig
Salz, schwarzer Pfeffer, frisch gemahlen
2 EL Basilikum (oder Petersilie), gehackt

In einer trockenen Pfanne bei niedriger Hitze die Pinienkerne goldgelb anrösten (2–3 Minuten). Auf einen Teller geben und zur Seite stellen.

In einer großen Pfanne bei mittlerer Hitze 2 EL Olivenöl erwärmen und darin Zwiebeln und Sellerie unter regelmäßigem Rühren 5 Minuten dünsten. Aubergine und das restliche Olivenöl dazugeben und weiterkochen, bis die Auberginenwürfel beginnen, golden zu werden (ca. 10 Minuten). Gemüse gelegentlich mit einem Spatel wenden, dabei aufpassen, dass die Aubergine nicht zerdrückt wird.

Tomaten, Oliven, Essig, Kapern und Akazienhonig hinzufügen, zudecken und bei niedriger Hitze weitere 15 Minuten schmoren. Mit Salz und Pfeffer abschmecken, mit Basilikum und den Pinienkernen bestreuen und servieren.

Caponata kann heiß, lauwarm oder sogar kalt – als Salat oder sommerliche Vorspeise – gegessen werden. Sie schmeckt vorzüglich auf geröstetem Sauerteigbrot (als Bruschetta), als Omelettefüllung, zu Fisch, Fleisch, Quinoa, Reis oder Vollkornnudeln.

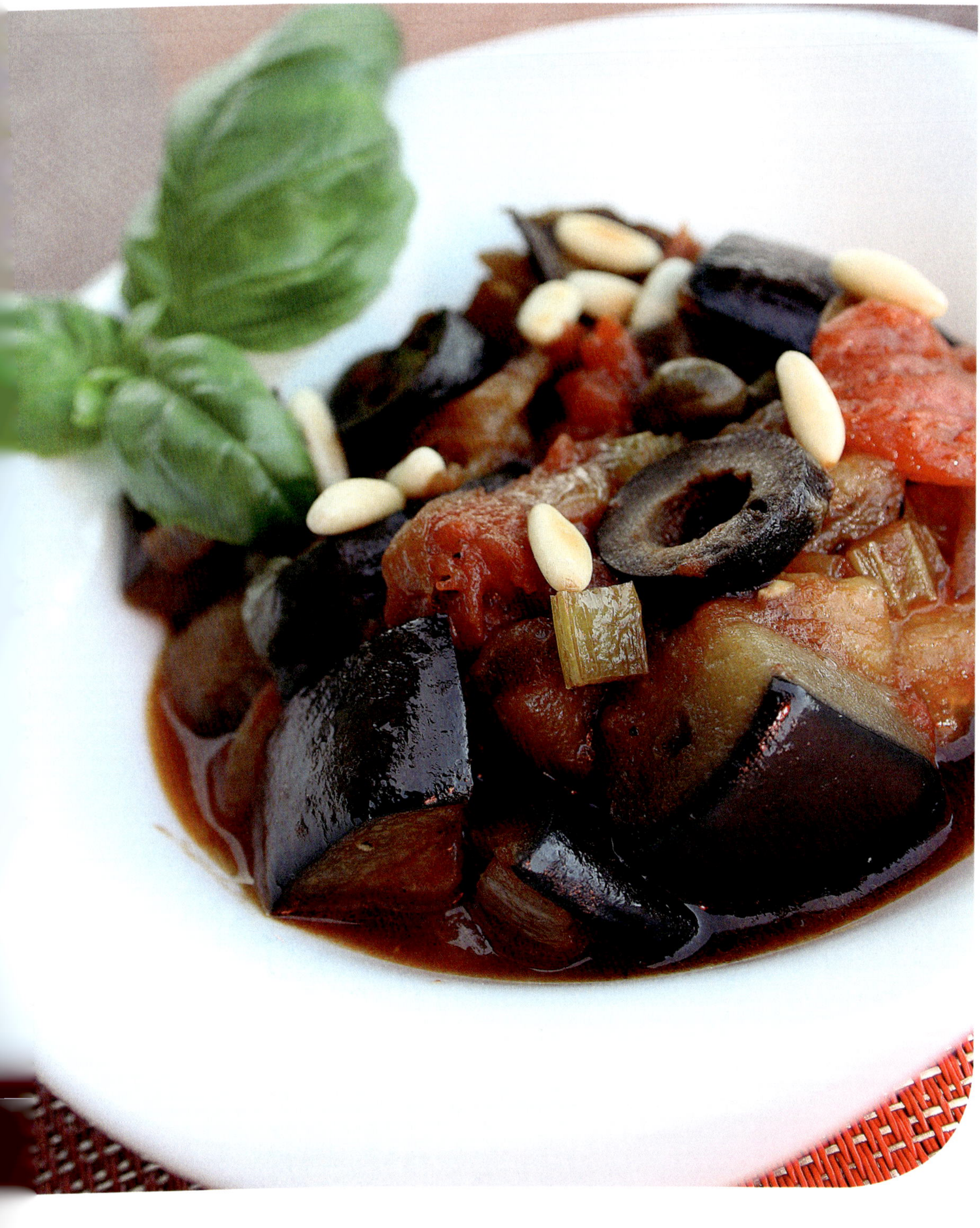

Französisches Pilzragout

Diese aromatische Beilage ist schnell und einfach zuzubereiten und wunderbar vielseitig: als Belag für eine Scheibe getoastetes Sauerteigbrot (»Bruschetta«), als Füllung für »Steinpilzomelette« (S. 155), als Grundlage für »Pilzcremesuppe« (S. 148) oder als Beilage für Fleisch-, Fisch oder Eiergerichte. Steinpilze verleihen diesem Gericht eine dunkle, herbstliche Note, Austernpilze wiederum ergeben einen leichteren, sommerlicheren Geschmack.

400 g Pilze (eine Mischung aus Champignons, Steinpilzen, Austernpilzen, Shiitakepilzen etc.; können auch gefroren sein)
2 EL Olivenöl
3 Knoblauchzehen, fein gehackt
Salz, schwarzer Pfeffer, frisch gemahlen
1 Spritzer Zitronensaft
1 EL Petersilie, fein gehackt

Pilze putzen und vierteln. In einer großen Pfanne bei mittlerer Hitze das Olivenöl erwärmen und darin den Knoblauch 30 Sekunden andünsten. Pilze hinzufügen und unter regelmäßigem Rühren 10–15 Minuten dünsten, bis die Pilze weich, aber nicht matschig sind. Die beim Kochen austretende Feuchtigkeit sollte größtenteils verdunstet sein.
Mit Salz, Pfeffer und Zitronensaft abschmecken und mit Petersilie bestreuen.

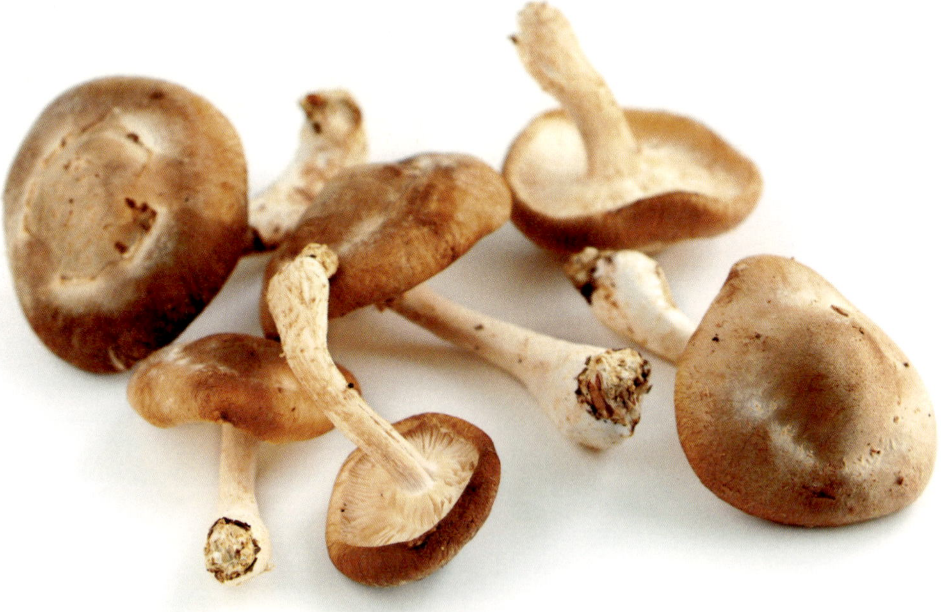

Spinat-Tomaten-Gratin

In Frankreich wird Spinat oft als gratinierter Auflauf zubereitet; allerdings verwende ich statt der traditionellen Béchamelsoße lieber Tomatensoße, die nicht nur leichter und frischer schmeckt, sondern auch den etwas bitteren Geschmack überdeckt, der viele Spinatmuffel abstößt. Für dieses Rezept eignet sich auch frischer Mangold.

350 ml »Universal-Tomatensoße« (S. 204)
750 g frischer Spinat
100 g Schafsmilchhartkäse, frisch gerieben

Die Universal-Tomatensoße zubereiten.
Ofen auf 180 °C vorheizen. Einen großen Topf Wasser zum Kochen bringen.
Vom Spinat die Stiele entfernen und in einem Spülbecken mit Wasser gründlich waschen (bei besonders sandigem Spinat mehrmals das Wasser wechseln). Abtropfen lassen und grob hacken.
Sobald das Wasser kocht, den Spinat 1 Minute lang darin blanchieren; durch ein Sieb abgießen und die überschüssige Feuchtigkeit mit einer Kelle aus dem Spinat herausdrücken.
Während der Spinat abtropft, die Tomatensoße in einem Topf erwärmen. Den abgetropften Spinat dazugeben, gut mit der Soße vermischen und erwärmen. Die Gemüsemischung in eine ofenfeste Auflaufform geben und mit dem Käse bestreuen.
Im Ofen 10 Minuten backen, bis der Käse geschmolzen und golden ist. Passt besonders gut als Beilage zu Eierspeisen (z.B. Omelett) oder Fischgerichten (z.B. Kabeljau mit Knoblauchkruste).

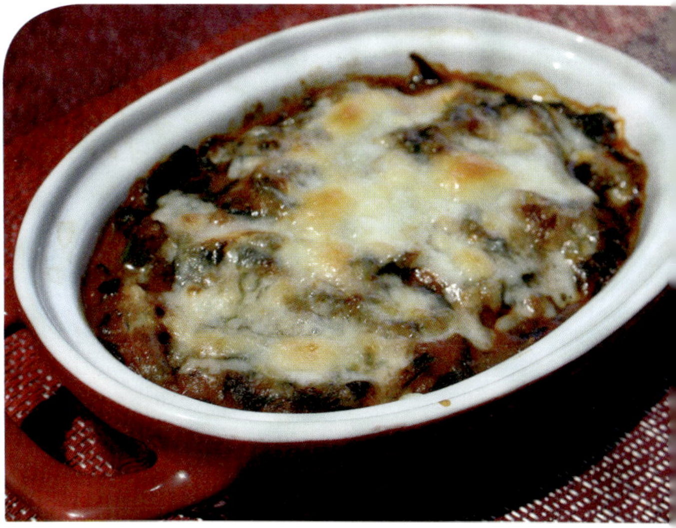

Schneller Mittelmeer-Rosenkohl

An alle Rosenkohlmuffel: Wenn man Rosenkohl frisch kauft und kurz und schonend gart, kann er überraschend süß und knackig schmecken. Und weil er besonders reich an Anti-Krebswirkstoffen ist, möchte ich Ihnen mit diesem Rezept den Zugang zu diesem leider vielfach verschmähten Gemüse erleichtern.

500 g frischer, junger Rosenkohl
2 EL Olivenöl
1 Zwiebel, in Scheiben geschnitten
3 Knoblauchzehen, fein gehackt
50 g sonnengetrocknete Tomaten in Olivenöl, gehackt
60 ml Wasser oder Brühe
2 EL Pinienkerne
Salz und Pfeffer, frisch gemahlen
1 Spritzer Zitronensaft
eventuell etwas Honig, falls die Tomaten zu sauer sind
2 EL Petersilie, gehackt

Den Rosenkohl säubern: welke oder braune Außenblätter abtrennen und die Stiele kappen. Rosenkohl vierteln (je kleiner man ihn schneidet, desto schneller ist er gar und desto weniger Bitterstoffe entstehen beim Kochen). In einer großen Pfanne in Olivenöl Zwiebeln und Knoblauch bei mittlerer Hitze glasig dünsten. Rosenkohl und sonnengetrocknete Tomaten dazugeben und alle Zutaten vorsichtig mit einem Spatel vermengen. Wasser oder Brühe hinzufügen und zudecken.

Etwa 8–10 Minuten bei niedriger Hitze schmoren lassen, dabei ab und zu vorsichtig wenden. Wenn nötig, etwas mehr Wasser hinzufügen.

Während der Rosenkohl kocht, die Pinienkerne in einer trockenen Pfanne bei niedriger Hitze 2–3 Minuten goldbraun rösten. Zum Auskühlen auf einen Teller geben.

Den Rosenkohl probieren – er sollte zart, aber bissfest und leuchtend grün sein. Mit Salz, Pfeffer, Zitronensaft und – bei Bedarf – Honig abschmecken. In eine Servierschüssel geben und mit Petersilie und Pinienkernen bestreuen. Sofort servieren.

Passt gut als Beilage zu Fisch- oder Geflügelgerichten und Wintereintöpfen wie »Coq au vin« (S. 170).

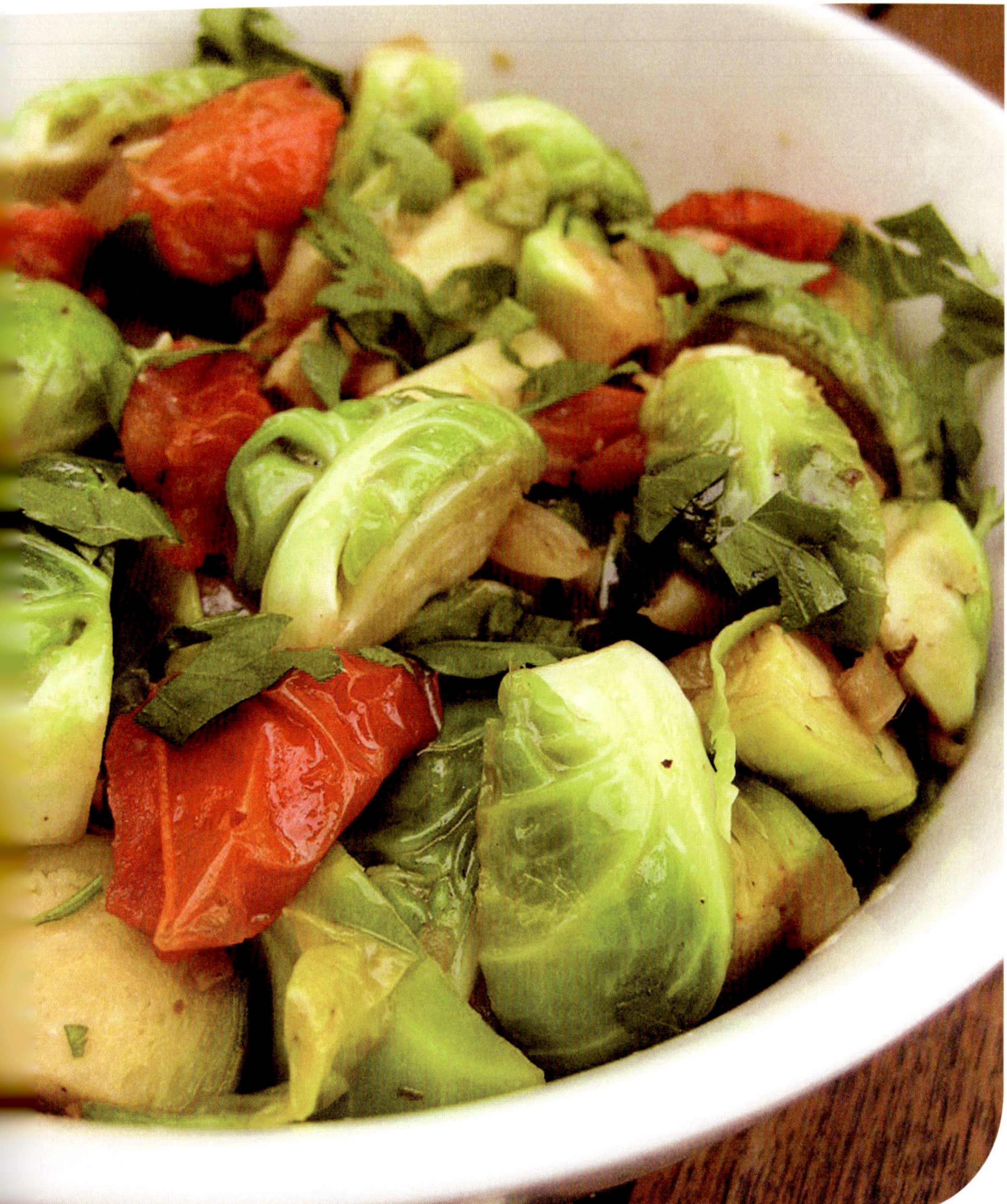

Blumenkohl-»Couscous«

Weil er milder schmeckt als andere Kohlsorten, ist Blumenkohl einer meiner Anti-Krebs-Favoriten. Hier wird der rohe Kohl kleingehackt und kurz mit Zwiebeln und Knoblauch gedünstet, was ihm die Konsistenz von knusprigem Weizen-Couscous verleiht (aber eine viel gesündere Alternative darstellt). Ich serviere ihn daher gerne mit »soßigen« Gerichten wie zum Beispiel der »Hühnchen-Aprikosen-Tajine« (S. 174).

1 Blumenkohl, mit einem großen Küchenmesser in grobe Würfel geteilt
2 EL Olivenöl
1 Zwiebel, fein gehackt
2 Knoblauchzehen, fein gehackt
1 TL Kurkuma
60 ml Wasser
Salz, schwarzer Pfeffer, frisch gemahlen
1 Spritzer Zitronensaft
1 EL Petersilie, gehackt

In einer Küchenmaschine (ausgerüstet mit S-förmigem Hackmesser) die Blumenkohlwürfel zerkleinern, bis sie groben Brotkrumen ähneln. Sollten Sie keine Küchenmaschine besitzen, hacken Sie den Blumenkohl mit einem langen Messer oder Wiegemesser so fein wie möglich.

In einem großen Topf bei mittlerer Hitze das Olivenöl erwärmen und darin Zwiebeln und Knoblauch glasig dünsten (4–5 Minuten). Kurkuma hinzufügen und 1 Minute unter ständigem Rühren weiterkochen.

Den Blumenkohl und 60 ml Wasser zu Zwiebeln und Knoblauch geben und zugedeckt unter regelmäßigem Rühren bissfest garen (etwa 10 Minuten). Mit Salz, Pfeffer und Zitronensaft abschmecken, mit Petersilie bestreuen und sofort servieren.

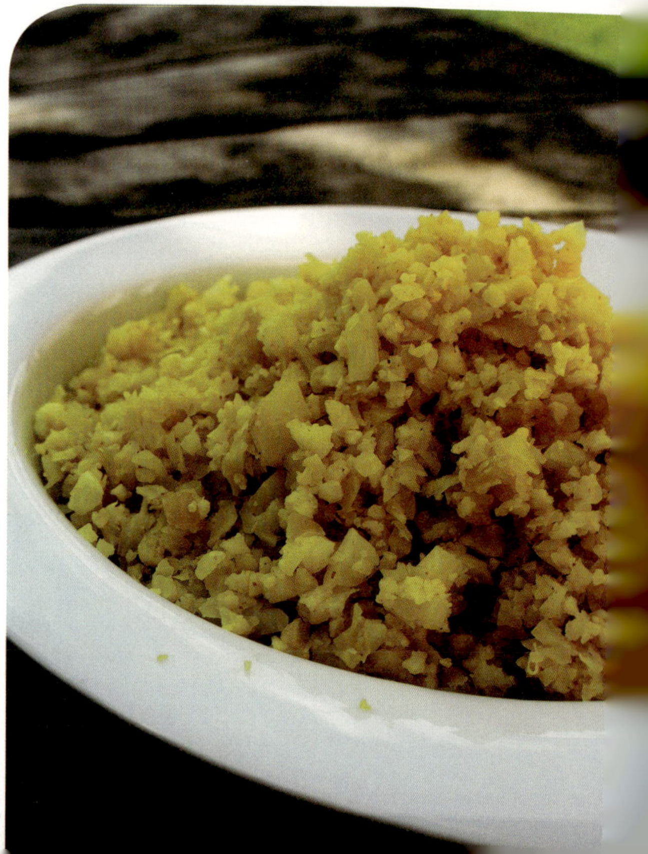

Auberginen-»Pizza«

Hier ersetzen wir blutzuckersteigernden Pizzateig mit nährstoffreichem Gemüse in der Form gegrillter Auberginenscheiben, die wir dann mit noch mehr Gemüse belegen (dieseVersion enthält sage und schreibe sieben verschiedene Gemüsesorten!). Wenn Sie es eilig und keine »Universal-Tomatensoße« vorrätig haben, können Sie diese Auberginenpizzas auch mit gekauftem Pesto oder Tomatenmark zubereiten. Auch als Vorspeise geeignet.

2 große, feste Auberginen
60 ml Olivenöl
200 ml »Universal-Tomatensoße« (S. 204)
15 Champignons, fein gehobelt
170 g marinierte Paprika in Olivenöl (selbst gemachte »Gegrillte Paprika« S. 130 oder aus dem Glas)
10 schwarze Oliven, gehackt oder in Scheiben geschnitten
100 g Feta oder Mozzarella-Käse
4 EL Pinienkerne

Grill auf mittlere Hitze vorheizen.
Mit einem langen Messer die Auberginen in etwa 1 cm dicke Scheiben schneiden, diese beidseitig leicht mit Olivenöl bepinseln und auf ein mit Backpapier ausgelegtes Backblech legen. Unter den Grill schieben und auf jeder Seite etwa 4–5 Minuten goldbraun grillen.
Tomatensoße auf den gegrillten Auberginenscheiben verteilen und danach mit den Pizzazutaten Ihrer Wahl belegen; hier verwenden wir Champignonscheiben, marinierte Paprikastreifen, Oliven, Käse und Pinienkerne, aber Sie können auch Thunfisch, Sardellen, Kapern oder Parmaschinken verwenden. Weitere 8–10 Minuten grillen, bis der Käse schmilzt und golden wird.
Mit einem Spatel vom Blech heben und sofort servieren. Wenn Sie Ihre Gemüse-Quote noch weiter steigern möchten, servieren Sie die Auberginenpizzas mit einer Portion gemischten Salat.

Variante
Wer spanische Tapas liebt, der kann diese Auberginenpizzas wie folgt abwandeln: pro Person eine Scheibe Sauerteigbrot toasten, kurz mit einer frischen Knoblauchzehe darüberreiben und mit etwas Olivenöl beträufeln. Die Auberginenpizza darauflegen und mit einem hölzernen Zahnstocher feststecken. Zum Aperitif servieren.

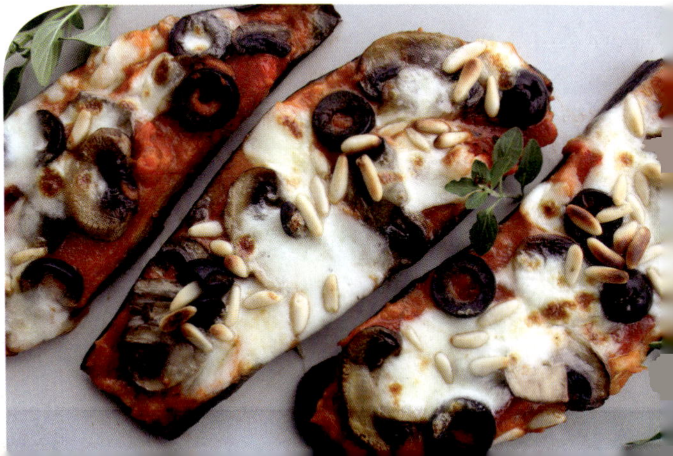

Rote-Bete-Karotten-Ragout

Diese schmelzende Mischung von Karotten, Roter Bete und karamelisierten Zwiebeln passt besonders gut als Beilage zu Fischgerichten, kann aber auch gut kalt als Salat gegessen werden. Die Säure der Zitronen ergibt einen interessanten Kontrast zur natürlichen Süße der langsam im eigenen Saft geschmorten Wurzeln und Zwiebeln. Für 4 Personen als Beilage.

4 EL Olivenöl
3 rote Zwiebeln, der Länge nach in Achtel geschnitten
3 Knoblauchzehen, in feine Scheiben geschnitten
5 Karotten, geschält und in etwa 2 cm dicke Scheiben diagonal geschnitten
Salz
2 Rote Bete, gekocht, halbiert und in 2 cm dicke Scheiben geschnitten
Saft von ½ Zitrone
schwarzer Pfeffer, frisch gemahlen
1 EL Petersilie, gehackt

In einem Topf das Olivenöl bei mittlerer Hitze erwärmen und darin Zwiebeln, Knoblauch und Karotten andünsten; das Gemüse leicht salzen. Die Hitze auf niedrigste Stufe senken, den Topf zudecken und etwa 15 Minuten lang unter gelegentlichem Rühren sanft schmoren, bis die Karotten bissfest sind. Sollte die Mischung zu trocken erscheinen oder drohen, sich am Topfboden festzusetzen, etwas Wasser hinzufügen.
Rote-Bete-Scheiben hinzufügen und weiterkochen, bis die Zwiebeln und Karotten weich sind (ca. 10 Minuten). Mit Zitronensaft, Salz und Pfeffer abschmecken, mit Petersilie bestreuen und servieren.

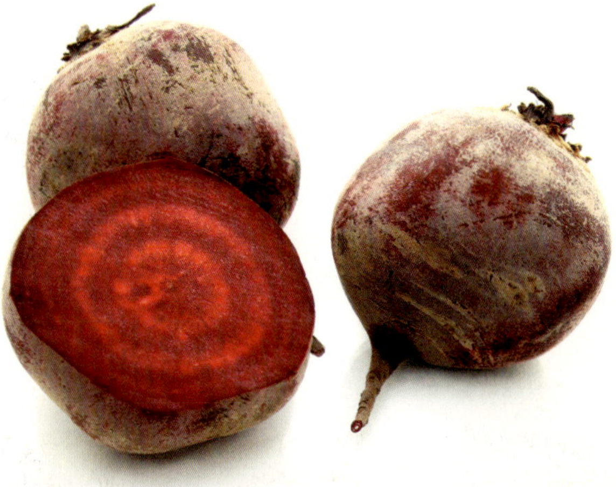

Lauch-Karotten-Kompott

Man kann nicht nur Obst-, sondern auch Gemüsekompott machen – zum Beispiel mit Lauch und Karotten, die hier dank einer längeren Garzeit bei sanfter Hitze schmelzend weich geschmort werden. Kokosmilch und Koriander verleihen ihnen eine etwas exotische Note, aber wer dieses Gemüse zu einem traditionellen deutschen Gericht reichen möchte, der kann Kokosmilch durch Cashewsahne (»Cashewsahne mit Variationen«, S. 208) oder Crème fraîche und Koriander durch fein gehackte Petersilie ersetzen.

2 EL Olivenöl
4–5 Stangen Lauch (nur die weißen und hellgrünen Teile benutzen), gehobelt
2 Knoblauchzehen, gehackt
4–5 Karotten, in feine Scheiben geschnitten
1 gestrichener TL Kurkuma
Salz, schwarzer Pfeffer, frisch gemahlen
75 ml Kokosmilch
1 Spritzer Zitronensaft
2 EL frisches Korianderkraut, gehackt

In einer großen Pfanne bei mittlerer Hitze das Öl erwärmen und Lauch, Knoblauch und Karotten 4–5 Minuten darin anbraten. Kurkuma untermischen, salzen, mit 4 EL Wasser ablöschen und zudecken. Bei niedrigster Hitze 25–30 Minuten lang unter gelegentlichem Rühren schmoren. Sollte die Mischung zu trocken erscheinen oder drohen, sich am Pfannenboden festzusetzen, etwas Wasser hinzufügen. Wenn das Gemüse weich gekocht ist, Kokosmilch und Zitronensaft unterrühren, mit Salz und Pfeffer abschmecken und noch einmal kurz durchwärmen. Mit Koriander bestreuen und sofort servieren.

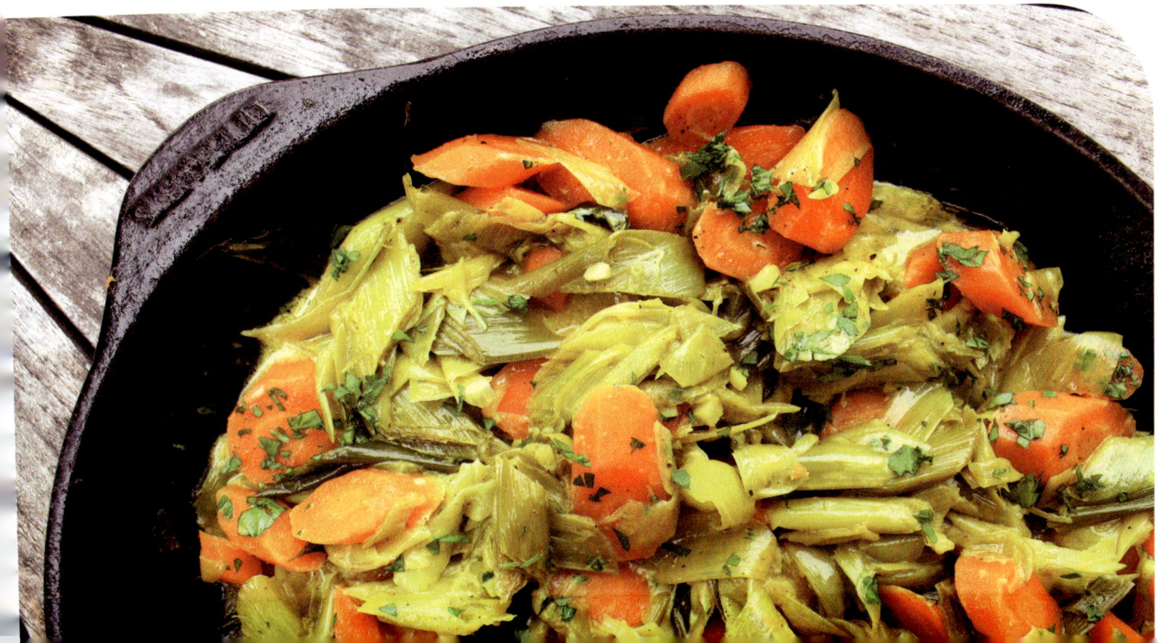

Blumenkohlpüree

Versuchen Sie es als Alternative zum relativ nährstoffarmen Kartoffelbrei doch einmal mit einem Püree aus Blumenkohl und diversen Zwiebelgemüsesorten. Es enthält eine Vielfalt an Anti-Krebs-Pflanzenstoffen und erhöht außerdem den Blutzuckerspiegel weniger als Kartoffeln. Passt bestens zu jedem »soßigen« Gericht, wie z.B. »Coq au vin« (S. 170) oder »Hühnchen mit Gremolata« (S. 171).

3 EL Olivenöl

1 Zwiebel, fein gehackt

2 Knoblauchzehen, fein gehackt

2 Stangen Lauch, fein gehobelt

Salz

1 TL Kurkumapulver

schwarzer Pfeffer, frisch gemahlen

1 mittelgroßer Blumenkohl, mit dem Messer grob gehackt

100 ml Brühe oder Wasser

1 Spritzer Zitronensaft

2 EL Petersilie, gehackt

In einem großen Topf bei mittlerer Hitze 1 EL Olivenöl erwärmen und darin Zwiebeln, Knoblauch und Lauch – leicht gesalzen – 5 Minuten andünsten. Kurkuma und Pfeffer hinzufügen und 1 Minute unter ständigem Rühren weiterkochen.

Blumenkohl hinzufügen und unter die anderen Zutaten mischen. Brühe oder Wasser dazugießen, zudecken und 10–12 Minuten kochen – bzw. bis der Blumenkohl weich ist.

Das Gemüse mit einem Pürierstab mixen, bis es die gewünschte Konsistenz hat. Mit Salz, Pfeffer und Zitronensaft abschmecken.

Mit dem restlichen Olivenöl beträufeln, mit gehackter Petersilie bestreuen und servieren.

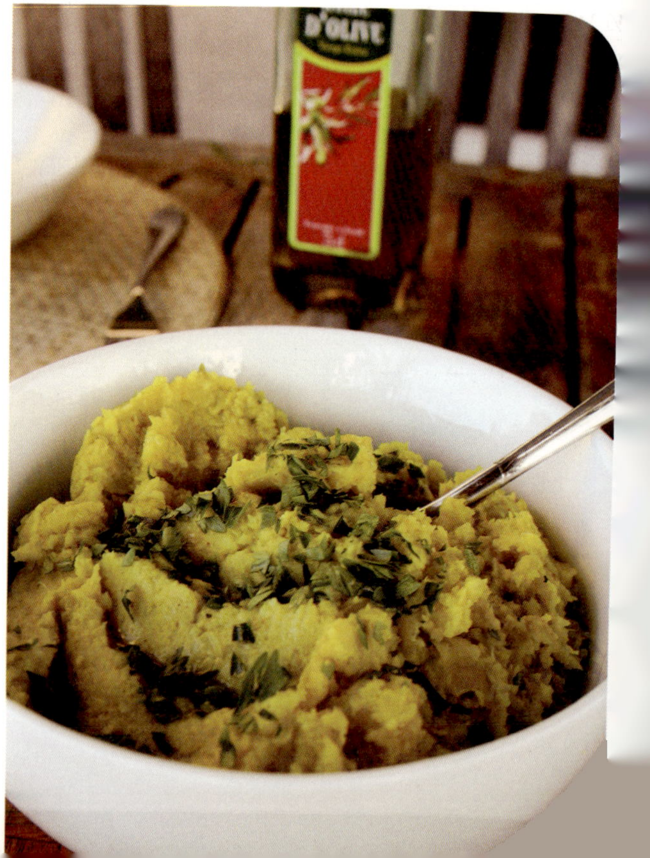

Tomatenketchup

Diese Tomatensoße ist um einiges gesünder als gekaufter Ketchup, da sie mit getrockneten Aprikosen gesüßt wird, immunstärkende Gewürze enthält und außerdem mit viel weniger Salz auskommt.

2 EL Olivenöl
1 Zwiebel, grob gehackt
½ TL Pfefferkuchengewürz (oder je 1 gute Prise Ingwer, gemahlene Nelken, Zimt und geriebene Muskatnuss)
½ TL Kurkumapulver
800 g Tomaten, grob gehackt, frisch oder aus dem Glas
4 EL Tomatenmark
100 g getrocknete Aprikosen, mit der Küchenschere geviertelt
2 EL Apfel- oder Rotweinessig
Salz, schwarzer Pfeffer, frisch gemahlen
evtl. Apfelsaft
evtl. 1 EL Akazienhonig

In einem Kochtopf bei mittlerer Hitze Öl erhitzen, die Zwiebel glasig dünsten (etwa 4–5 Minuten). Pfefferkuchengewürz und Kurkuma dazugeben und 1 Minute lang unter ständigem Rühren weiterdünsten.
Dann Tomaten, Tomatenmark, Aprikosen, Essig, Salz und Pfeffer hinzufügen. Aufkochen und auf schwacher Flamme 30 Minuten weiterköcheln lassen. Etwa alle 10 Minuten umrühren, damit sich nichts am Topfboden festsetzt. Sollte die Mischung dickflüssig sein, den Topf mit einem Deckel abdecken; ist sie eher wässrig (bei frischen Tomaten ist dies manchmal der Fall), unbedeckt lassen, damit die Mischung einkochen kann.
Nach 30 Minuten Garzeit in einen Mixer geben und zu einer cremigen Soße pürieren. Sollte diese zu dick sein, mit etwas Apfelsaft, Essig oder Wasser verdünnen. Wer die Soße besonders glatt mag, kann sie durch ein Sieb streichen.
Mit Salz, Pfeffer und evtl. Honig abschmecken. Dann in eine saubere Glasflasche abfüllen und den Deckel fest schließen; hält mindestens 2 Wochen im Kühlschrank.

Universal-Tomatensoße

Dieses Rezept kann man so vielseitig einsetzen – z.B. als Tomatensuppe (mit Brühe verdünnt und mit Basilikum verfeinert), als Soße für »Linsen-Bolognese« (S. 188) oder als Belag für Pizza –, dass man eigentlich immer etwas davon vorrätig haben sollte. Ich koche oft die drei- oder vierfache Menge und friere sie in 500-g-Portionen ein – so kann ich auch an hektischen Abenden ein leckeres Essen improvisieren. Wenn Sie es eilig haben, können sie diese Soße in 15 Minuten zubereiten – sollten Sie aber etwas mehr Zeit haben, lassen Sie die Soße etwas länger köcheln, damit sich die Aromen vertiefen. Wenn frische Tomaten nach nichts schmecken (z.B. im Winter), können Sie getrost Tomaten aus dem Glas benutzen.

2 EL Olivenöl
2 Zwiebeln, gehackt
2 Knoblauchzehen, fein gehackt
800 g Tomaten, grob gehackt
je 1 TL Thymian und Oregano
1 Lorbeerblatt
3 EL Tomatenmark
evtl. Weiß- oder Rotwein
Salz, schwarzer Pfeffer, frisch gemahlen
evtl. Akazienhonig

In einem Topf das Öl erwärmen und darin Zwiebel und Knoblauch glasig dünsten (4–5 Minuten). Tomaten, Kräuter und Tomatenmark dazugeben, zum Kochen bringen und mindestens 15 Minuten unter gelegentlichem Rühren zugedeckt bei schwacher Hitze köcheln lassen. Wenn die Soße zu dickflüssig erscheint, etwas Wasser oder einen Schuss Weiß- oder Rotwein hinzufügen.

Lorbeerblatt entfernen. Die Soße in einen Mixer oder mit einem Pürierstab feinpürieren, bis sie glatt und cremig ist. Mit Salz und Pfeffer würzen. Sollte die Soße etwas zu sauer sein, ein wenig Akazienhonig hinzufügen.

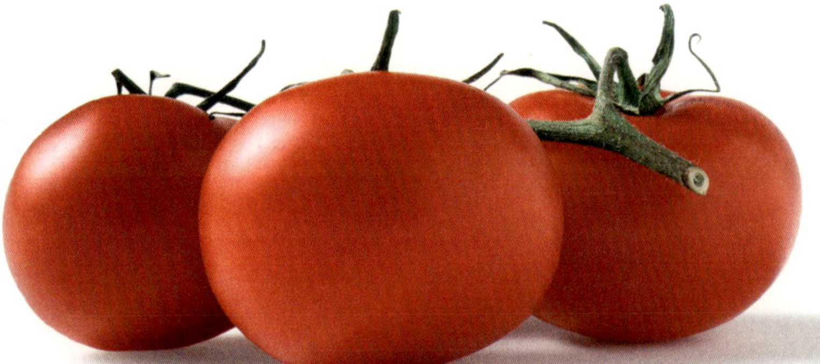

Klassisches Basilikumpesto

Seit Jahrtausenden bereiten Köche rund ums Mittelmeer in ihren Mörsern aromatische Pasten aus Kräutern, Olivenöl, Nüssen und Gewürzen zu, um damit Fisch-, Fleisch-, Gemüse- und Nudelgerichte anzureichern.
Das bekannteste Pesto ist Italiens pesto alla Genovese, in dem frische Basilikumblätter, leicht geröstete Pinienkerne, Parmesan, Knoblauch und Olivenöl zusammen verarbeitet werden. Es gleicht dem südfranzösischen »pistou« (welches allerdings ohne Pinienkerne und Käse zubereitet wird). Für eine würzigere Version können Sie die Hälfte des Basilikums mit Rauke ersetzen. Ergibt 8–10 EL.

50 g Pinienkerne
50 g frische Basilikumblätter
2 Knoblauchzehen, gepresst
70 ml Olivenöl
50 g Parmesan oder Pecorinokäse, frisch gerieben
Salz und schwarzer Pfeffer, frisch gemahlen
1 Spritzer Zitronensaft

Pinienkerne in einer trockenen Pfanne 2–3 Minuten unter ständigem Rühren leicht anrösten. Diese mit den Basilikumblättern, Knoblauchzehen und Olivenöl in einer Küchenmaschine zu einer glatten Paste pürieren. In eine kleine Schüssel geben und den geriebenen Käse unterrühren. Mit Salz, Pfeffer und Zitronensaft anschmecken. Hält in einem dicht verschlossenen Behälter mindestens 1 Woche im Kühlschrank.

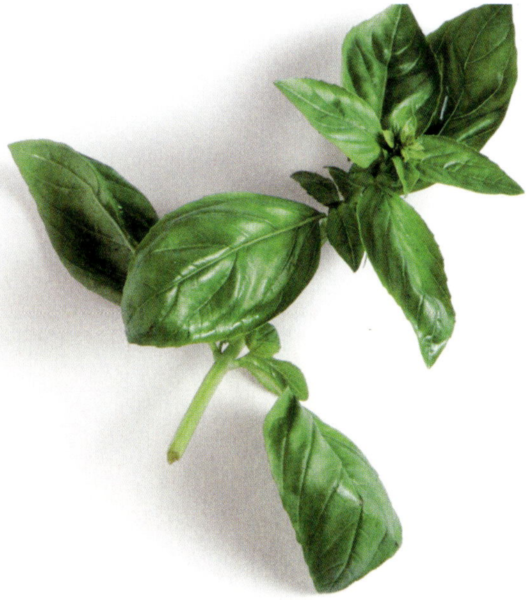

Marokkanische Chermoula

»Chermoula« ist eine aromatische Emulsion aus orientalischen Kräutern und Gewürzen, die wunderbar zu den meisten Gemüsesorten, öligem Fisch – etwa Sardinen – oder Huhn passt und für diese auch bestens als Marinade geeignet ist. Ergibt 8–10 EL.

6–8 EL frisches Korianderkraut, grob gehackt
3 EL glatte Petersilie, grob gehackt
3 EL Olivenöl
2 Knoblauchzehen, gepresst
2 EL Paprikapulver
1 TL Kreuzkümmel, gemahlen
1 TL Koriander, gemahlen
1 TL Kurkumapulver
½ TL Salz
1 TL frischer Ingwer, fein gerieben
Saft von ½ Zitrone
1 Prise geriebene Zitronenschale (unbehandelt)
1 Prise Chilipulver
1 Prise Safran (in 1 EL warmem Wasser 10 Minuten eingeweicht)
schwarzer Pfeffer, frisch gemahlen

Alle Zutaten in einer elektrischen Küchenmaschine zu einer glatten Paste pürieren, mit Salz, Pfeffer und Zitronensaft abschmecken.
In einem dicht verschlossenen Behälter hält die Paste im Kühlschrank mindestens 1 Woche.

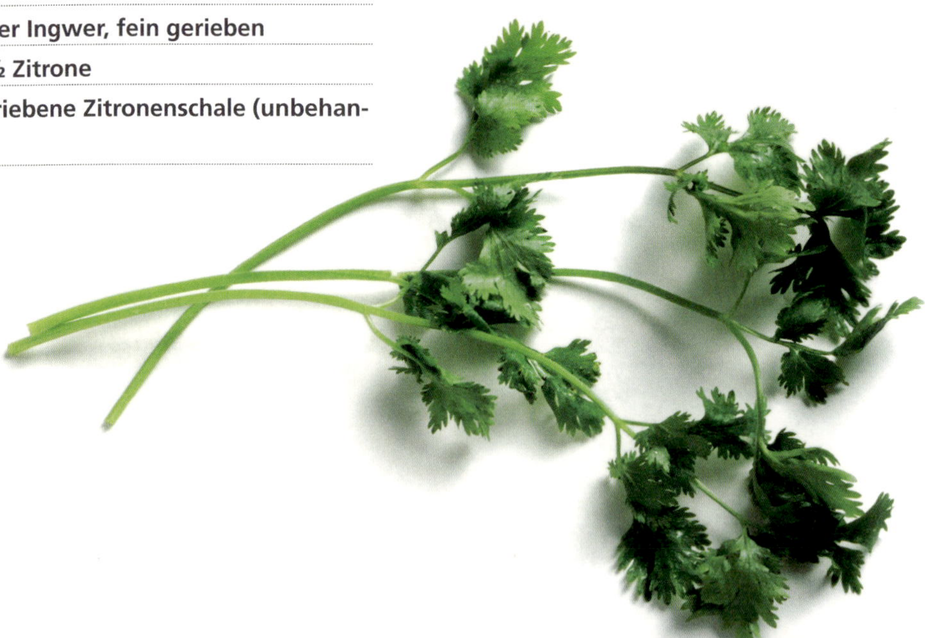

Walnuss-Tarator

Diese ungewöhnliche Knoblauch-Walnusspaste ist im Libanon und der Türkei beliebt. In einigen Regionen wird sie mit Gurken und Joghurt verlängert und als erfrischende kalte Suppe serviert. Die dickflüssigere Version hier kann als Rohkost-Dip, als Soße für gekochtes oder gegrilltes Gemüse, Fisch oder Geflügel oder einfach auf heiße Pasta gelöffelt genossen werden. Ergibt 8–10 EL.

100 g Walnüsse
1 große Knoblauchzehe, gepresst
4 EL Olivenöl
2 EL Zitronensaft
1 TL Dill, gehackt
Salz und schwarzer Pfeffer, frisch gemahlen

Nüsse, Knoblauch, Öl und Zitronensaft in einem elektrischen Mixer geben und zu einer glatten Soße pürieren. Einige EL Wasser hinzufügen, um die gewünschte Konsistenz zu erhalten. Dill dazugeben und mit Salz und Pfeffer würzen. In einem dicht verschlossenen Behälter hält diese Paste im Kühlschrank mindestens 1 Woche.

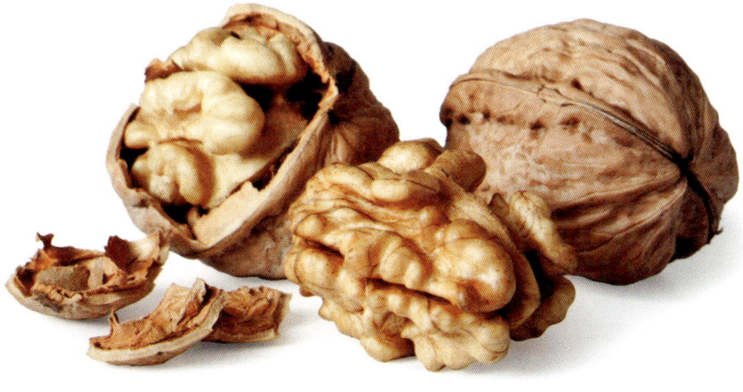

Cashewsahne mit Variationen

Sahne ist eine der magischen Zutaten der französischen Küche. Allerdings wird Sahne in der traditionellen Mittelmeerdiät kaum verwendet und manche Menschen, z. B. Milch-Allergiker, vertragen sie nicht. Meine Lösung ist daher Cashewsahne. Sie hat dasselbe milde Aroma wie süße Sahne, ist einfach herzustellen und enthält gesunde Fettsäuren und eine Reihe von wichtigen Mineralstoffen. Genießen Sie Cashewsahne kalt – z. B. übers Dessert gelöffelt – oder verwenden Sie sie in der Küche. Beim Kochen dickt sie an und bindet, ergibt daher das perfekte Soßenbindemittel. Die Cashewnüsse sollten über Nacht – oder zumindest einige Stunden vorher – eingeweicht werden. Die Sahne wird so besonders cremig und außerdem wird dadurch die in allen Nüssen enthaltene Phytinsäure abgebaut, was Verdauung und Mineralaufnahme verbessert. Dieses Rezept ergibt etwa 350 ml.

Hier das Grundrezept:

250 g ungesalzene, rohe Cashewnüsse, über Nacht in Wasser eingeweicht

200 ml Wasser

1 Prise Salz

Das Einweichwasser abgießen. Die Nüsse unter fließendem Wasser abspülen, mit frischem Wasser in einen elektrischen Mixer geben und etwa 2 Minuten pürieren, bis eine glatte Soße entsteht. Eventuell Wasser hinzufügen, um die erwünschte Konsistenz zu erreichen. In einem verschlossenen Behälter im Kühlschrank hält die Sahne bis zu 3 Tage.

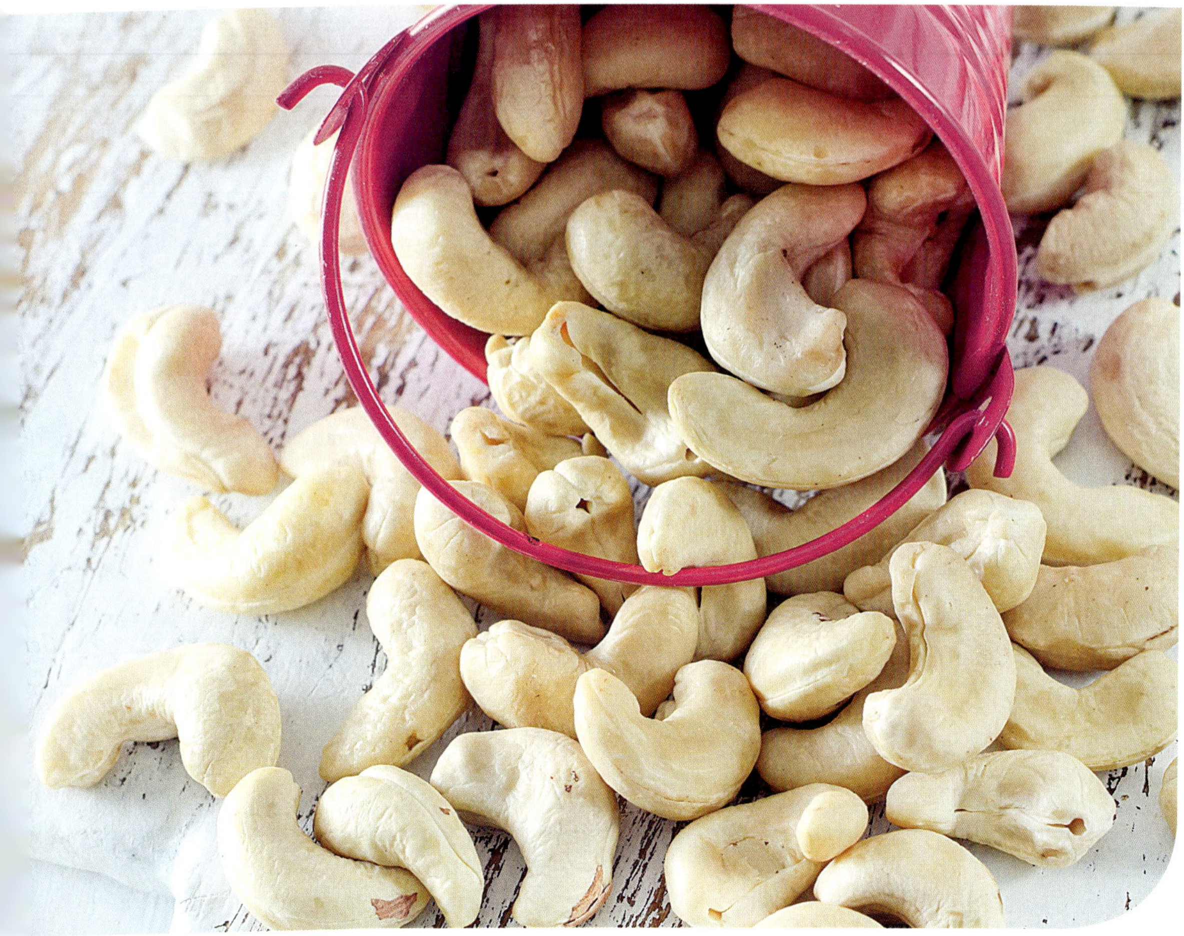

Variationen:

Würzige Cashewsahne

Cashewnüsse, Wasser und Salz wie im Grundrezept in den Mixer geben und ½ TL Kurkuma, ½ TL gemahlenen Ingwer, frisch gemahlenen schwarzen Pfeffer und 1 Knoblauchzehe dazugeben. Mixen und, wenn nötig, mit etwas Wasser verdünnen. Diese würzig-goldenene Creme kann über Suppen (z.B. »Brokkolisuppe« S. 142), Eintöpfe, Fleisch oder Fisch geträufelt werden.

Zitronen-Cashewsahne

Die Schale von ½ unbehandelter Zitrone und einen Spritzer Zitronensaft zu dem Cashewsahne-Grundrezept geben und wie beschrieben mixen. Als süße Zugabe für Desserts 1 TL Akazienhonig hinzufügen. Als Zugabe zu herzhaften Gerichten – z.B. in Suppen oder mit Fisch – den Honig weglassen.

Vanille-Cashewsahne

Kann man statt Sahne zu Kuchen und Desserts reichen. 1 TL natürlichen Vanille-Extrakt (oder ½ Vanilleschote auskratzen) und 1 TL Akazienhonig zu dem Cashewsahne-Grundrezept hinzufügen und wie beschrieben mixen.

Zitronen-Knoblauch-Marinade

Marinaden verfeinern nicht nur den Geschmack von Fleisch und Fisch, sie kön auch die Krebsrisiken von gekochtem Fleisch reduzieren (siehe »Die Fette, die essen«, S. 51). Die Zitronen-Knoblauch-Marinade ist eine sommerliche Marinc die gut zu Huhn, Pute und frischem Tintenfisch passt. Dieses und die beiden weite Rezepte ergeben je etwa 100 ml. Frische Marinaden halten 3–4 Tage im Kühlschra Benutzte Marinadenreste nicht wiederverwenden.

4 Knoblauchzehen, grob gepresst
Saft von 1 Zitrone
Schale von ½ Zitrone (unbehandelt), fein gerieben
3 EL Kräuter (z.B. Oregano, Rosmarin, Petersilie, Salbei)
1 TL Kurkuma
6 EL Olivenöl
schwarzer Pfeffer, frisch gemahlen

Alle Zutaten in einer elektrischen Küchenmaschine einer dünnflüssigen Soße vermixen, Fleisch oder Fis damit bedecken und mindestens 1 Stunde (am best über Nacht) im Kühlschrank marinieren lasse Anschließend das Fleisch so schonend wie möglich k chen. Geben Sie kein Salz an die Marinade, das trockr das Fleisch aus. Fleisch und Fisch erst beim Koch salzen.

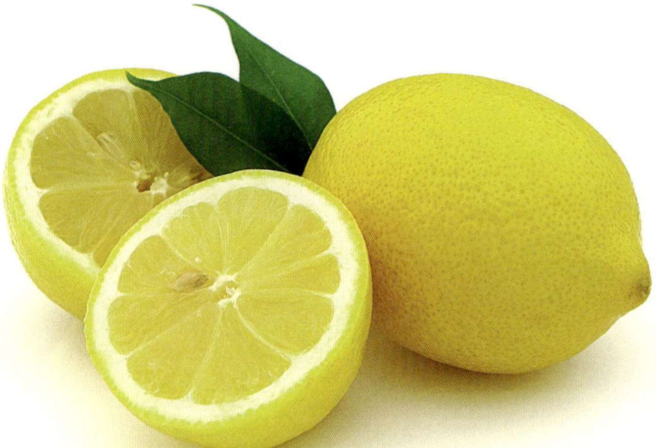

Würzige »Barbecue«-Marinade

Hühnerteile oder Tofuwürfel hierin marinieren und im Ofen rösten – himmlisch!

2 TL frischer Ingwer, fein gerieben
2 Knoblauchzehen, zerdrückt
1 TL Kurkuma
4 EL Tomatenketchup (S. 203)
Saft von ½ Orange
1 Prise Orangenschale (unbehandelt), fein gerieben
2 EL Tamari (weizenfreie Soja-Soße)
2 EL Honig
schwarzer Pfeffer, frisch gemahlen

Alle Zutaten in einem Mixer zu einer dünnflüssigen Marinade verarbeiten. Zubereitung von Fleisch und Tofu wie im Rezept für die Zitronen-Knoblauch-Marinade beschrieben.

Senfmarinade

Diese leicht scharfe Marinade passt gut zu Huhn, Pute oder Tofu. Sie können dafür glatten oder körnigen Senf verwenden, oder auch eine Mischung beider Senfsorten.

4 EL Senf (2 EL körniger Senf, 2 EL glatter)
60 ml Olivenöl
3 EL Zitronensaft
1 Prise Zitronenschale (unbehandelt), fein gerieben
3 Knoblauchzehen, zerdrückt
1 EL Rosmarin, gehackt

Alle Zutaten in einem Mixer zu einer dünnflüssigen Marinade verarbeiten. In einem verschlossenen Behälter im Kühlschrank 3–4 Tage haltbar.

Klassische französische Vinaigrette

Sie werden bestimmt häufiger Salat essen, wenn Sie schmackhafte, selbst gemachte, fertige Dressings im Kühlschrank stehen haben. Für einen halben Liter Dressing brauchen Sie nicht viel mehr Zubereitungszeit als für eine Einzelportion – aber er reicht für ungefähr 10 Salate! Dieses und die beiden weiteren Rezepte ergeben je etwa 500 ml.

300 ml Öl (halb Olivenöl, halb Walnuss-, Raps- oder Haselnussöl)
100 ml Rotweinessig
2 EL Akazienhonig (mehr oder weniger – je nach Geschmack)
1 EL körniger Senf
1 Prise Herbes de Provence
Salz, schwarzer Pfeffer, frisch gemahlen

Alle Zutaten in einen Mixer zu einer glatten Emulsion aufschlagen. Abschmecken und in ein sauberes, verschließbares Marmeladenglas füllen. Hält mindestens 2 Wochen im Kühlschrank. Vor Gebrauch schütteln.

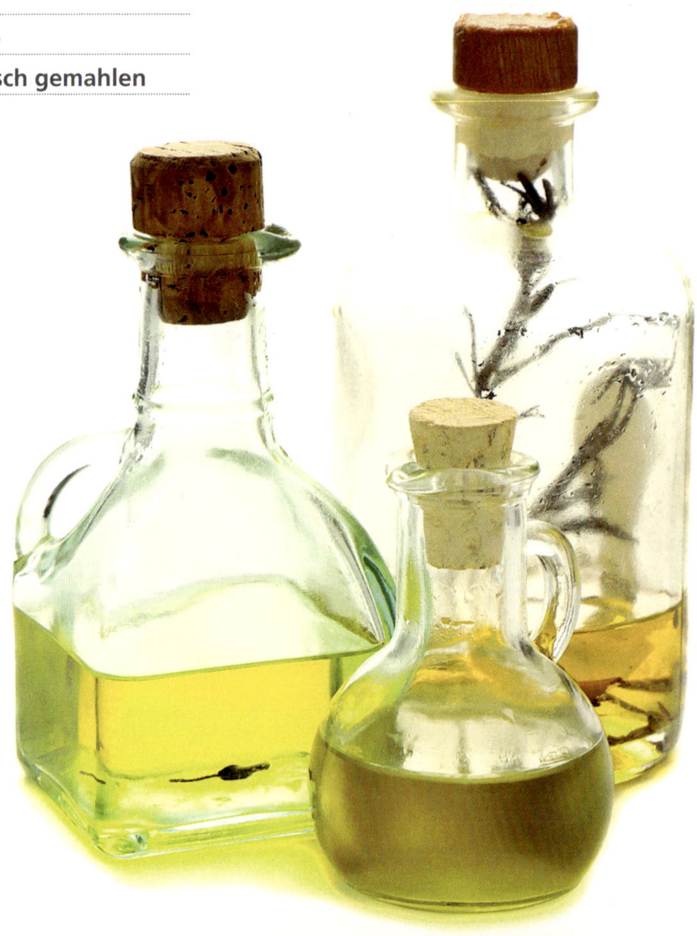

Italienisches Dressing

Das frisch-fruchtige Aroma dieses cremigen Dressings lässt von Zitronenhainen der italienischen Riviera träumen. Es passt besonders gut zu sommerlichen Salaten und Fischgerichten.

300 ml Olivenöl
60 ml Zitronensaft
2 EL Weinessig
ca. 2 EL Honig (nach Geschmack)
1 Knoblauchzehe, gepresst
2 Sardellenfilets in Öl, abgespült
Salz, schwarzer Pfeffer, frisch gemahlen

Zubereitung und Haltbarkeit wie im Rezept für die französische Vinaigrette.

Kurkuma-Ingwer-Dressing

Schmeckt besonders köstlich auf gehobeltem Weißkohl, bestreut mit geröstetem Sesam und frischem Koriander.

200 ml Rapsöl
60 ml chinesischer Reisessig
3 EL Sesamöl
2 EL Tahini (Sesampaste)
ca. 2 EL Akazienhonig (nach Geschmack)
1 EL Kurkuma
½ EL frischer Ingwer, fein gerieben
Salz

Zubereitung und Haltbarkeit wie im Rezept für die französische Vinaigrette.

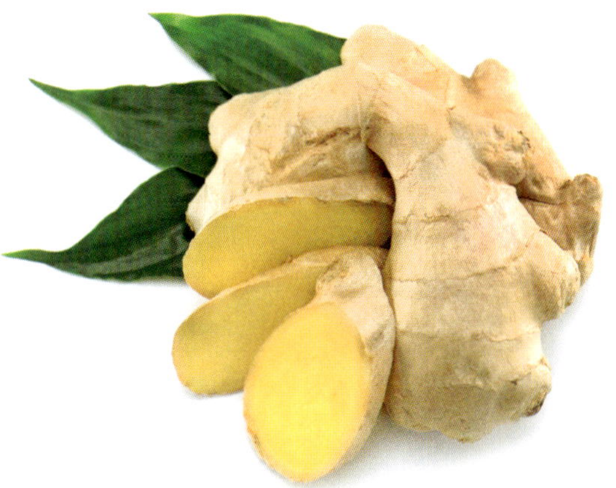

Bircher-Müsli

Entwickelt wurde diese Speise im Jahr 1900 vom Schweizer Arzt Maximilian Bircher-Benner für die Patienten seines Sanatoriums, in dem eine an frischem Obst und Gemüse reiche Ernährung ein wesentlicher Bestandteil der Therapie war. Im Gegensatz zu den meisten modernen Flockenmischungen besteht dieses Müsli großteils aus frischen Früchten. Getreide, Nüsse und Joghurt spielen dabei eine leckere, nahrhafte Nebenrolle. Dank seines Reichtums an gesunden Fettsäuren, Ballaststoffen, Eiweiß, Mineralstoffen, Vitaminen und gesunden Bakterien bietet das Bircher-Müsli einen sehr nahrhaften Start in den Tag. Für 2 Personen.

4 EL Haferflocken oder andere Getreideflocken (z.B. Gerste, Dinkel, Roggen, Weizen)
2 EL Zitronensaft
6 EL Wasser
Evtl. getrocknete Früchte (Aprikosen, Äpfel, Feigen, Rosinen, Beeren etc.)
4 EL Naturjoghurt
2 TL Akazienhonig
2 kleine oder 1 großer Apfel, gerieben
1 große Prise Zimt
Zitronenschale (unbehandelt), fein gerieben (oder Ingwer, frisch gerieben)
Eine Portion Obst, der Jahreszeit entsprechend (Himbeeren, Erdbeeren, Aprikosen, Pfirsiche, Birnen, Bananen etc.)
2 EL gehackte Nüsse (z.B. Mandeln, Hasel-, Wal-, Pekan-, Paranüsse) oder Samen (z.B. Sonnenblumen-, Sesam-, Kürbiskerne)

Haferflocken, Zitronensaft und Wasser in einem Behälter vermischen und fest verschlossen über Nacht im Kühlschrank einweichen lassen. Bei Verwendung von Trockenobst dieses klein geschnitten zusammen mit den Flocken einweichen. (Diesen Bestandteil des Müslis können Sie für mehrere Tage im Voraus zubereiten, ruhig auch in größeren Portionen, denn die Basismischung hält gut im Kühlschrank; so brauchen Sie das Einweichen nur alle paar Tage vorzunehmen.)
Am nächsten Morgen Joghurt, Honig, Apfel und Gewürze hinzufügen und verrühren. Sollte das Müsli zu trocken erscheinen, noch etwas Wasser oder ein wenig Milch dazugeben.
Mit frisch geschnittenem Obst und gehackten Nüssen oder Samen bestreuen.

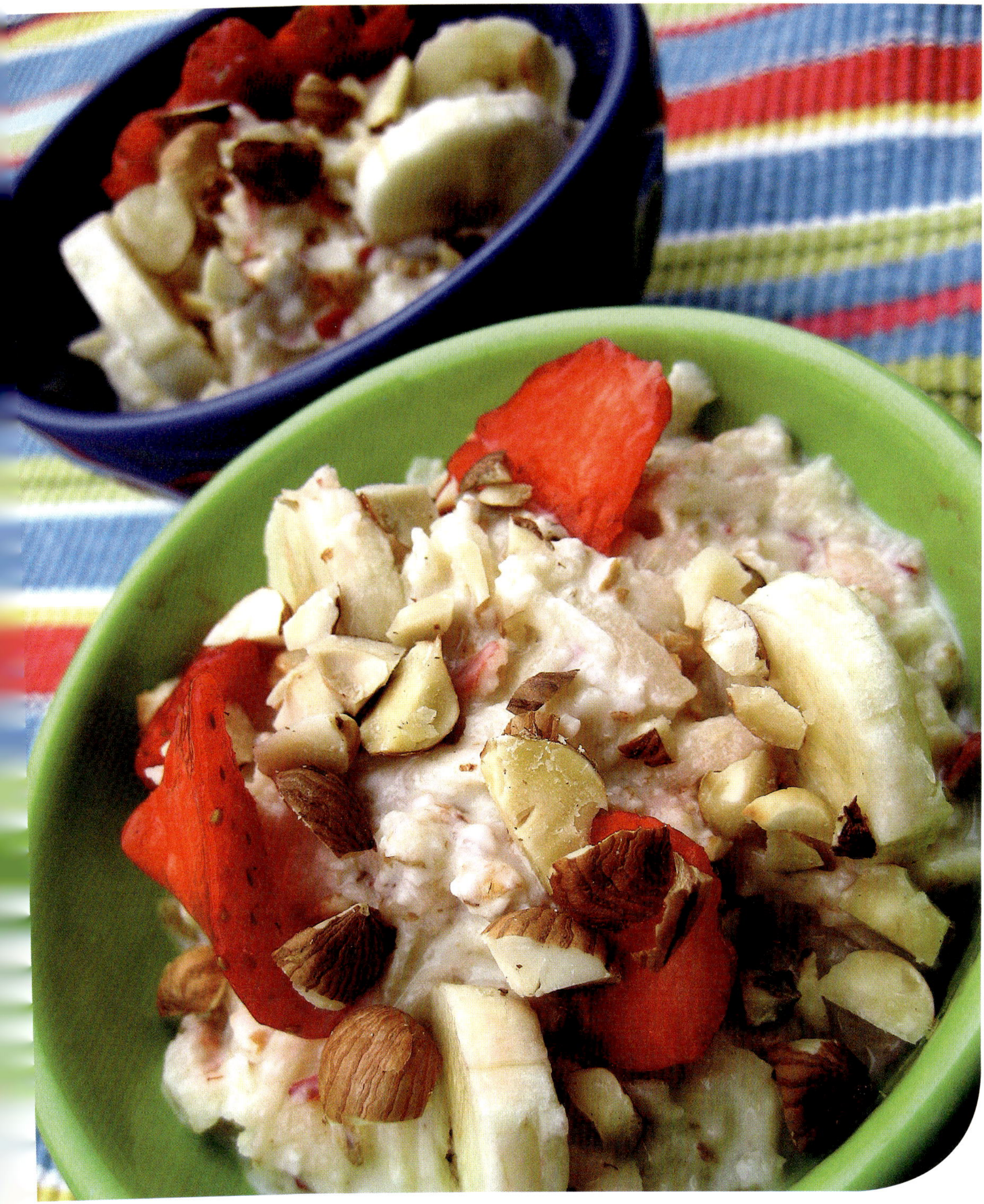

Prunella (Haselnuss-Schoko-Pflaumen-Brotaufstrich)

Prunella ist eine leckere, gesunde Alternative zur herkömmlichen Haselnuss-Schok paste. Sie strotzt vor gesunden Fetten, immunstärkenden Wirkstoffen von Pflaum und Kakao und naturbelassenem Akazienhonig (der im Gegensatz zu anderen H nigsorten wenig Einfluss auf den Blutzuckerspiegel hat). Kommerzielle Haselnu. Schoko-Pasten hingegen bestehen zu mehr als der Hälfte aus Zucker und zu et einem Viertel aus ungesunden Industriefetten, hinzu kommen Aromastoffe und Milc pulver. Haselnüsse und Kakao machen höchstens 20 % aus. Allerdings ist auch Pr nella recht kalorienhaltig, also sparsam damit umgehen und lieber auf Vollkornbr als auf Weißbrot streichen. Dieses Rezept ergibt etwa 300 g.

100 g Pflaumenmus (Bioladen oder selbst gemacht, s.u.)
35 g Akazienhonig
1 Tl Vanilleextrakt
Etwa 25 ml lauwarmes Wasser
15 g ungesüßtes Kakaopulver
150 g Haselnussmus (Bioladen)

In einer kleinen Rührschüssel Pflaumenmus, Honig, Vanilleextrakt, Wasser und Kakao glattrühren. Haselnussmus dazugeben und vorsichtig unterheben – nicht zu kräftig rühren, sonst trennt sich das Fett von der Creme. Abschmecken, nach Belieben etwas mehr Kakao, Honig, Vanille oder Wasser hinzufügen. In ein sauberes, trockenes Marmeladenglas abfüllen. Hält sich im Kühlschrank etwa 2 Wochen.

Backpflaumenmus

Neben seiner Verwendung in Prunella schmeckt diese Pflaumenmus köstlich zu Pfannkuchen oder zu herzha ten Gerichten wie Entenbraten. Wer Abwechslung ma und seine Einnahme von Antikrebs-Wirkstoffen erhöhe möchte, kann 1 TL Zimt oder Ingwerpulver dazugeben allerdings passen diese beiden Gewürze nicht so gu zum Prunella-Rezept.

200 g Backpflaumen, entkernt
300 ml Wasser oder Tee (z.B. Grüntee, Rooibos-Tee, schwarzer Tee)

Pflaumen (und ggf. Gewürze) in einen kleinen Topf geben und mit Wasser oder Tee bedecken. Aufkochen lassen, vom Feuer nehmen und die Pflaumen zugedeckt mindestens 1 Stunde aufquellen lassen. In einem Mixer pürieren. Wenn nötig, etwas mehr Wasser oder Tee dazugeben, um die gewünschte Konsistenz zu erhalten.

Budwig-Creme

Dies ist das berühmte Rezept für die von der deutschen Krebsforscherin Johanna Budwig (1908–2003) entwickelte Quark-Leinöl-Speise – oft »Budwig-Creme« genannt. Sie empfahl zur Krebsprävention den Verzehr von Leinsamen und kalt gepresstem Leinöl, Hüttenkäse und Quark. Zwar kann diese Speise nicht als Krebs-Therapeutikum angesehen werden, aber sie ist nahrhaft und leicht verdaulich und bietet daher einen guten Start in den Tag. Sie ist außerdem einfach und schnell zuzubereiten, vor allem wenn man – wie hier beschrieben – alle Zutaten in einem Mixer zu einer Art »Smoothie« verarbeitet. Für 2 Personen. (Mehr Informationen unter http://www.dr-johanna-budwig.de.)

250 g Quark oder Hüttenkäse
4 EL Leinöl oder Walnussöl
3–4 EL Leinsamen (unmittelbar vor dem Verzehr in einer Kaffeemühle fein gemahlen)
1 Banane oder 1 EL unbehandelter Honig
2 Portionen unbehandeltes Obst der Saison, kleingeschnitten
Saft von ½ Zitrone
evtl. 1 Prise Ingwer, frisch gerieben, oder Zitronenschale (unbehandelt), Zimt, Kardamom
1 EL rohe Nüsse (Walnüsse, Mandeln, Haselnüsse), gehackt, zum Bestreuen

Den Quark mit dem Öl in einen Mixer geben und 1 Minute mixen. Die Leinsamen und die Banane (oder Honig) dazugeben und eine weitere Minute mixen. Nun das frische Obst, den Zitronensaft und ggf. Ingwer, Zimt oder andere Gewürze dazugeben und zu einer geschmeidigen Creme pürieren.
In zwei Gläser füllen und mit etwas Obst und gehackten Nüssen garnieren. Sofort servieren.

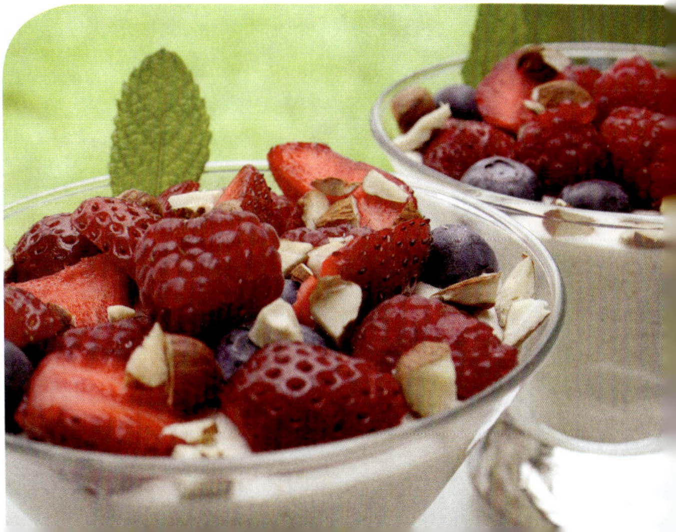

Olivenöl-Knuspermüsli

»Olivenöl in mein Müsli?« Ja, rohes Olivenöl hat durchaus ein starkes Aroma, doch mit Vanille und Zimt verfeinert und zusammen mit Honig, Mandelmus, Vollkorngetreide, Nüssen und Trockenfrüchten im Ofen gebacken, bleibt nur noch ein Hauch seiner Würze zurück. Dieses einfache Rezept bietet eine leckere und nahrhafte Alternative zu überzuckerten Frühstücksflocken, die sich oft als »gesund« ausgeben, in Wirklichkeit jedoch nährstoffarm und kalorienreich sind. Mit frischem Obst und einem Klacks Joghurt ist diese Mischung so sättigend, dass Sie damit bis zum Mittagessen durchhalten werden.

350 g Getreideflocken (z.B. Hafer, Gerste, Dinkel)

100 g gemischte Nüsse (z.B. Mandeln, Haselnüsse, Pekannüsse, Cashewnüsse, Pinienkerne), grob gehackt

3 EL gemischte Samen (z.B. Kürbis-, Sonnenblumen-, Sesamkerne, Leinsamen)

1 TL Zimt

3 EL Olivenöl

3 EL Akazienhonig

3 EL Mandel- oder Haselnussmus (Bio-Laden)

2 TL natürliches Vanille-Extrakt

1 Prise Salz

75 g Trockenobst (z.B. gehackte Apfelringe und gehackte Aprikosen, Preiselbeeren, Kirschen, Blaubeeren)

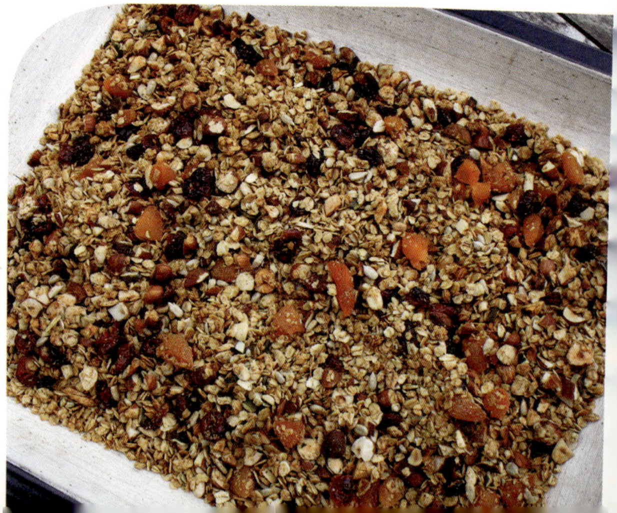

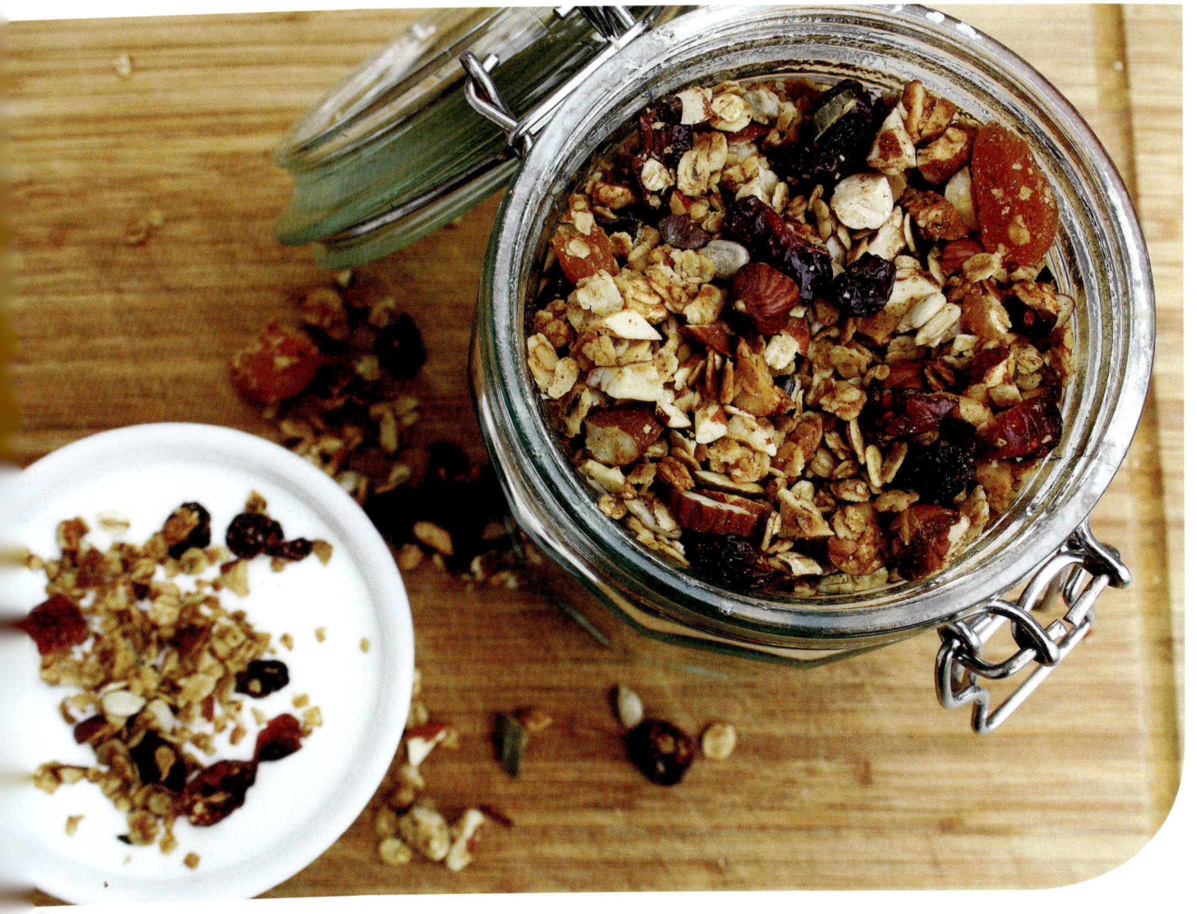

Ofen auf 180 °C vorheizen.

In einer großen Schüssel die trockenen Zutaten (außer dem Trockenobst) vermischen.

Olivenöl, Honig, Nussmus und Vanille-Extrakt in einen kleinen Topf geben und bei schwacher Hitze unter ständigem Rühren erwärmen (nicht zum Kochen bringen). Sobald die Mischung glatt und glänzend ist, vom Herd nehmen und über die trockenen Zutaten gießen.

Salz hinzufügen und alle Zutaten (bis auf das Trockenobst) mit einem Mixer gründlich vermischen und auf einem Backblech ausbreiten. Im Ofen 30 Minuten backen, dabei die Müslimischung alle 10 Minuten mit einem Spatel wenden.

Aus dem Ofen nehmen, Trockenfrüchte unter die Flocken mischen und abkühlen lassen. Nach dem Abkühlen werden die Flocken knusprig.

Dieses Knuspermüsli hält in einem luftdicht verschlossenen Gefäß bis zu 4 Wochen.

Mandelwaffeln mit Heidelbeersoße

Wer zum Frühstück Eiweiß und gesunde Fettsäuren isst, der kommt besser durch den Tag: Die Konzentration ist gesteigert, man hat größere Energiereserven, einen ausgeglicheneren Blutzuckerspiegel und vermeidet Heißhungerattacken zwischen den Mahlzeiten. Diese Waffeln enthalten sowohl Eiweiß als auch gesunde Fettsäuren. Sie sind einfach zuzubereiten und können im Voraus gebacken und eingefroren werden. Ergibt 4–6 Waffeln, je nach Größe des Waffeleisens.

Heidelbeersoße

1 EL Mondamin

50 ml Beerensaft (z.B. Heidelbeere, Kirsche, Himbeere), ungesüßt

250 g Heidelbeeren (frisch oder aufgetaut)

1 Prise Zitronenschale (unbehandelt), gerieben

1–2 EL Akazienhonig

Waffeln

50 g weiche Butter

4 Eigelb

1 Päckchen Vanillezucker

125 g Mandeln oder Haselnüsse, gemahlen

50 g Mondamin

50 g Dinkel-, Weizen- oder Reismehl (Letzteres ergibt glutenfreie Waffeln)

1 TL Backpulver

225 ml Milch (z.B. Mandel-, Soja-, Schafs-, Ziegen- oder Kuhmilch)

1 Prise Salz

Für die Heidelbeersoße (diese kann auch im Voraus zubereitet werden) in einem mittelgroßen Topf Mondamin in den Saft einrühren und aufkochen lassen; mit einem Schneebesen rühren, bis der Saft eingedickt ist.

Vom Herd nehmen, Heidelbeeren, Zitronenschale und Honig hinzufügen. Behutsam miteinander vermischen und abkühlen lassen. Hält 3–4 Tage in einem dicht verschlossenen Behälter im Kühlschrank.

Für die Waffeln das Waffeleisen vorheizen. In einer Rührschüssel Butter, Eigelb und Vanillezucker verquirlen. Mandeln, Mondamin, Mehl, Backpulver, Milch und Salz dazugeben und alles zu einem glatten, dickflüssigen Teig verrühren.

Waffeln laut Gebrauchsanleitung des Herstellers Ihres Geräts backen. Kurz auf dem Kuchengitter abkühlen lassen und dann mit Heidelbeeresoße servieren.

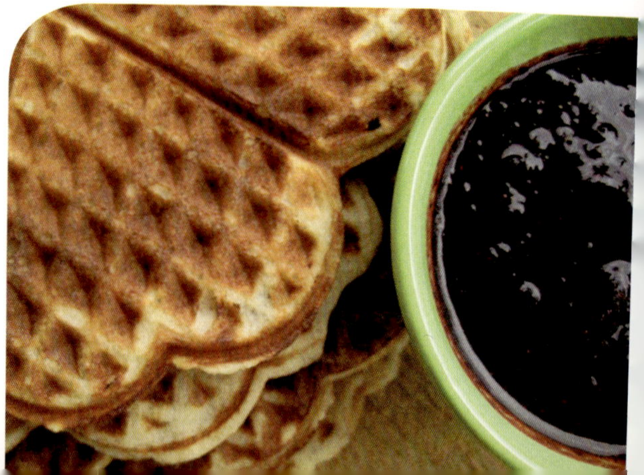

Pflaumen in Rotwein

Ich kann mir kein einfacheres, eleganteres und preiswerteres Winterdessert vorstellen als diese würzigen Backpflaumen, deren Soße an wärmenden Glühwein erinnert. Man kann sie zum Nachtisch essen – »nur so« oder mit etwas griechischem Joghurt oder Vanillepudding –, aber sie passen auch gut zu Enten- oder Gänsebraten. Auch zum Frühstück sind sie vielseitig anwendbar, zum Beispiel klein geschnitten und in Müsli oder Haferbrei gerührt oder leicht püriert und auf eine Scheibe gebutterten Sauerteigtoast gestrichen.

500 g Backpflaumen, entkernt
250 ml Orangensaft, möglichst frisch gepresst
100 ml Rotwein
½ TL Ingwer, gemahlen
Schale von ½ Orange (unbehandelt)
1 Anisstern
1 Zimtstange

Backpflaumen in einen kleinen Topf geben und mit Saft und Wein bedecken. Ingwer, abgeriebene Orangenschale, Anisstern und Zimtstange dazugeben und langsam zum Kochen bringen. Zudecken und bei niedriger Hitze 15 Minuten köcheln lassen.
Vom Herd nehmen und die Backpflaumen im Kochsud abkühlen lassen. Sollten die Pflaumen sehr viel Saft aufnehmen, noch etwas Orangensaft dazugießen. Die Soße sollte eine sirupartige Konsistenz haben.
Wenn die Pflaumen vollständig abgekühlt sind, zusammen mit der Soße in ein fest verschließbares Behältnis füllen und in den Kühlschank stellen – sie halten sich so mehrere Wochen.

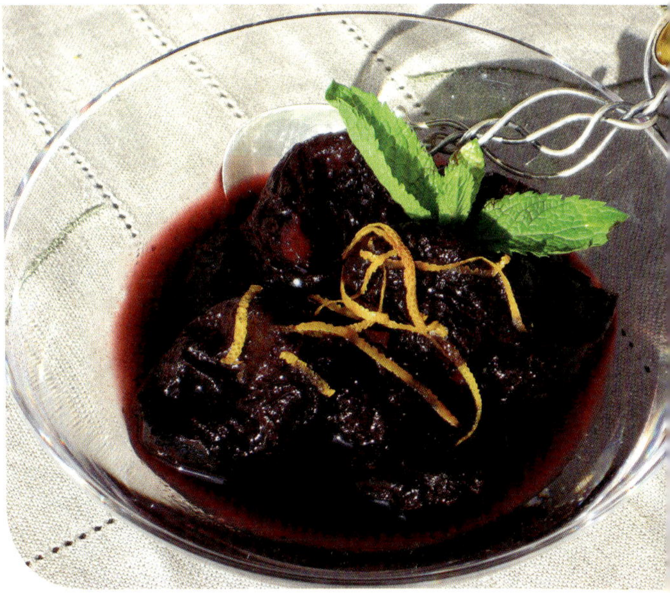

Rote-Bete-Schokokuchen

In Frankreich frönt man gerne dunklem, saftigem Schokoladenkuchen, der oft unter den Namen »moelleux« (saftig) oder »fondant« (schmelzend) angeboten wird. Dieselbe schmelzende Konsistenz – aber mit weniger Kalorien – kann man erreichen wenn man einen Teil der Butter und des Zuckers durch Rote Bete ersetzt, die dem Kuchen sowohl Saftigkeit als auch Süße verleiht. Anstatt Mehl verwenden wir gemahlene Mandeln. Obendrauf noch eine dünne Schicht geschmolzene Schokolade – und fertig ist der glutenfreie Festtagskuchen! Sogar meine feinzüngigsten Tester konnten die Rote Bete nicht herausschmecken. Schmeckt vorzüglich mit Himbeercoulis (s.u.).

165 g dunkle Schokolade (mindestens 70 % Kakaoanteil)
3 EL Butter oder Olivenöl
250 g Rote Bete, geschält, gekocht und grob gehackt
4 Eier
2 EL Akazienhonig
1 TL natürlicher Vanilleextrakt
1 EL Kakaopulver, ungesüßt
1 TL Backpulver
1 Prise Salz
125 g Mandeln, fein gemahlen
2 EL Mandelblätter, geröstet

Den Ofen auf 180 °C vorheizen.
Eine Springform (23 cm ø) an den Seiten ausfetten, den Boden mit Backpapier auslegen.
150 g Schokolade in kleine Stücke brechen und zusammen mit Butter oder Olivenöl in eine Glas- oder Metallschüssel geben. Die Mischung im Wasserbad schmelzen, dabei sanft mit einem Löffel rühren, bis Schokolade und Fett flüssig und miteinander vermischt sind.
Während die Schokolade schmilzt, in einem Mixer rote Bete, Eier, Honig, Vanilleextrakt, Kakaopulver, Backpulver und Salz 2–3 Minuten zu einer glatten Creme pürieren. Mandeln hinzugeben und noch einmal durchmixen.

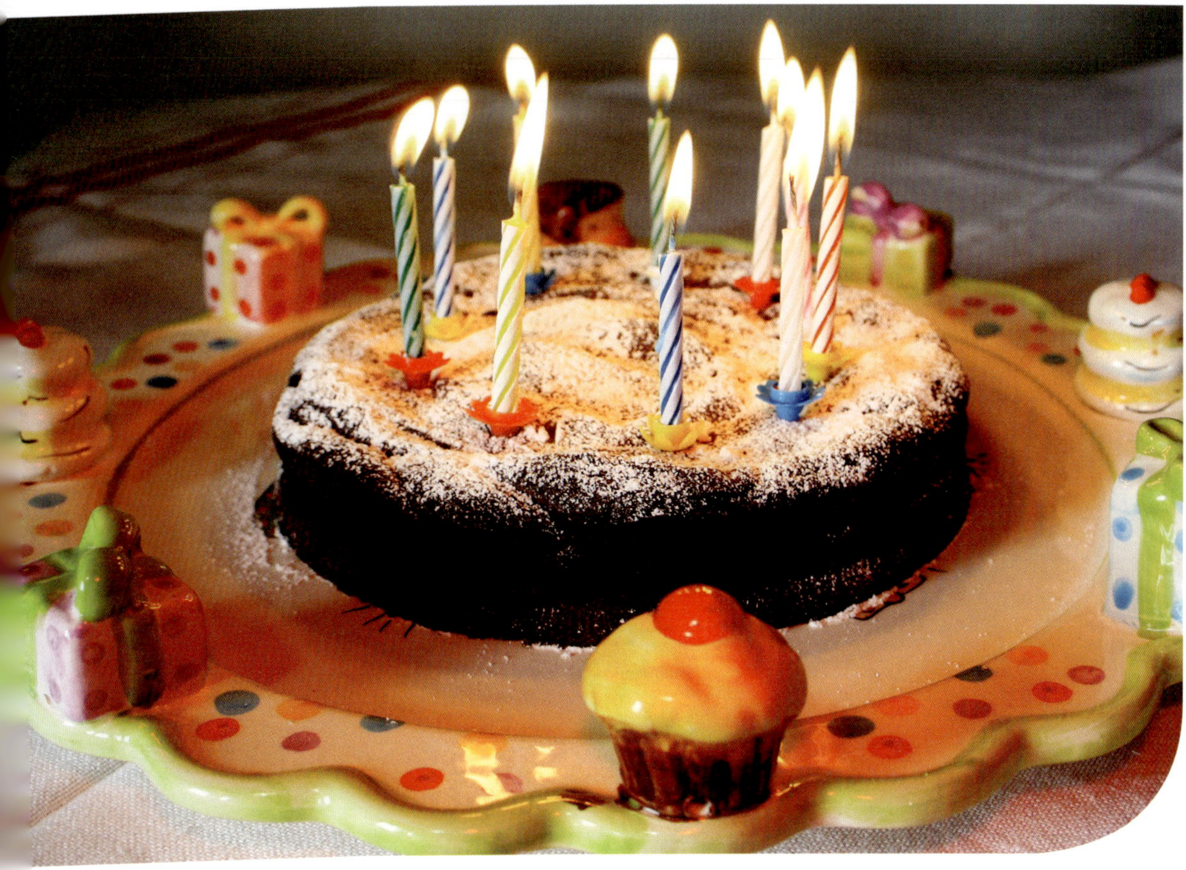

Schokoladenmischung ebenfalls in den Mixer geben und mit der Rote-Bete-Eier-Mischung gründlich vermengen.

Den Teig in die Backform füllen und im vorgeheizten Ofen 35–40 Minuten lang backen. Herausnehmen und die restlichen Schokoladenstückchen (15 g) auf der heißen Kuchenoberfläche verteilen; schmelzen lassen und mit dem Rücken eines Teelöffels auf der Kuchenoberfläche verstreichen. Mit Mandelbättern bestreuen und mindestens 1 Stunde abkühlen lassen.

Himbeercoulis

500 g gefrorene Himbeeren, aufgetaut

2–3 EL Akazienhonig (nach Geschmack)

Beeren in einen Mixer geben und pürieren. Mit einem Löffel durch ein feines Sieb streichen um die Kerne zu entfernen. Mit Honig süßen und servieren.

Schokoladenfondue

Ich werde immer ungläubig angesehen, wenn ich behaupte, Schokolade sei gesund! Natürlich meine ich nicht die zuckersüße Milchschokolade aus der Fabrik und schon gar nicht weiße »Schokolade«, die ja eigentlich nur aus Zucker, Fett und Milchpulver besteht. Ich meine dunkle Bioschokolade mit einem Kakaogehalt von mindestens 75%, reich an pflanzlichen Schutzstoffen (siehe Kasten »Kakao und Schokolade gesunde Süßigkeit«, S. 94) und so sättigend, dass man schwer zu viel davon essen kann. Dieses lustige, festliche und gesunde Dessert ist schnell und einfach zuzubereiten und begeistert Gäste jeden Alters.

Frisches Obst, etwa 150 g pro Person, im Winter eventuell auch getrocknete Früchte
Saft von ½ Zitrone
3–4 EL Nüsse (Mandeln, Haselnüsse, Kokosnuss), gehackt oder gerieben
125 g dunkle Schokolade (75 % Kakaoanteil oder mehr)
150 ml Milch (z.B. Mandel-, Soja-, Schafs-, Ziegen- oder Kuhmilch)
1 TL natürlicher Vanilleextrakt

Größere Früchte in mundgerechte Stücke schneiden. Das frische Obst auf einem Servierteller arrangieren und mit Zitronensaft beträufeln, damit es sich nicht verfärbt. Zudecken und kühl stellen. Nüsse in ein Schüsselchen geben und zur Seite stellen.

Schokolade in kleine Stücke brechen. Milch in einem Topf erhitzen. Kurz bevor sie kocht, vom Feuer nehmen und Schokoladenstückchen und Vanilleextrakt in den Milchtopf geben.

Energisch mit einem Schneebesen oder Quirl rühren, bis Schokolade und Milch zu einer cremigen Mischung verschmolzen sind. Sollte sie zu dickflüssig sein, 1–2 EL warme Milch zum Verdünnen hinzufügen.

Schokoladensoße in einen kleinen vorgewärmten Fonduetopf gießen und über ein Teelicht stellen. Sollten Sie keinen Fonduetopf besitzen, die Schokoladensoße in

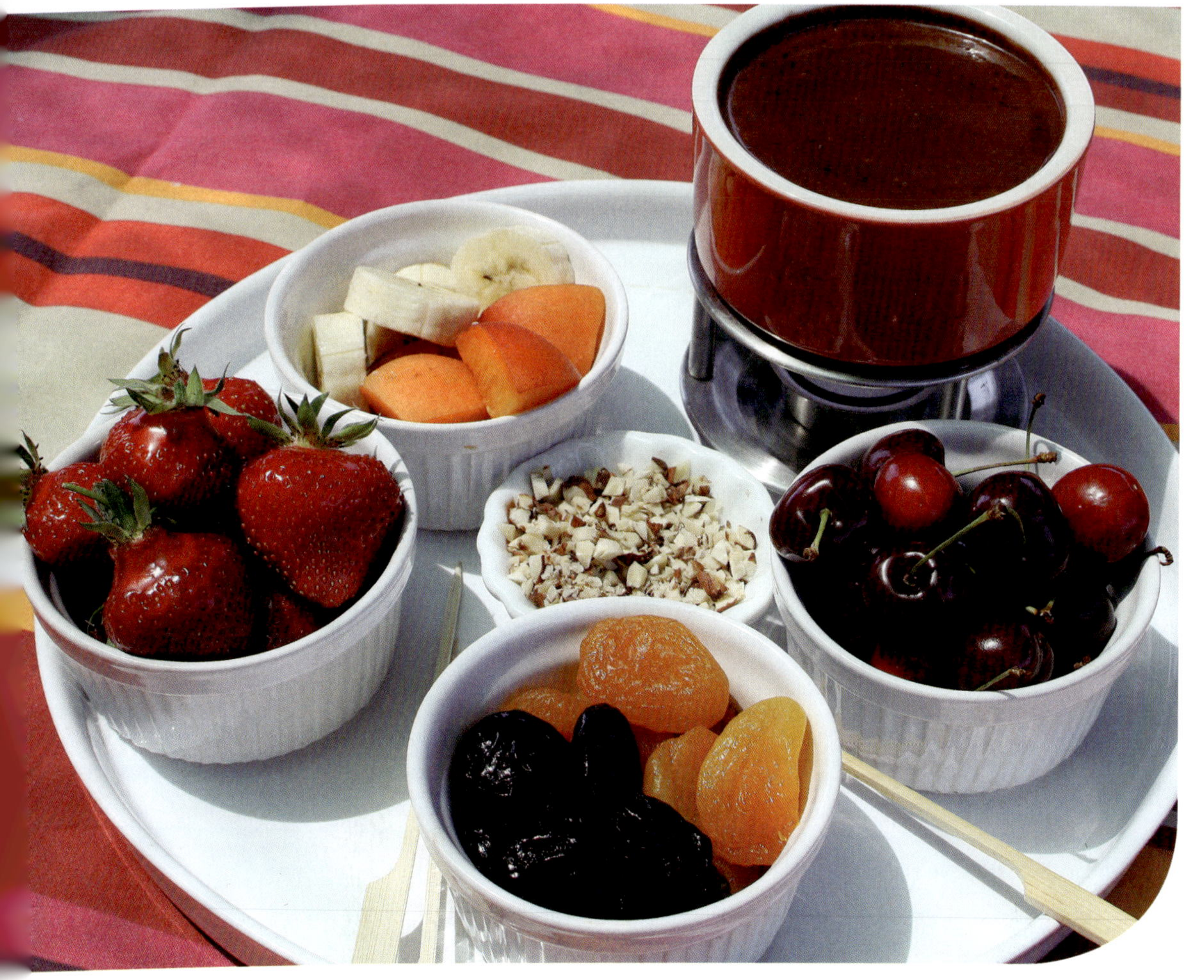

vorgewärmte Keramik- oder Glasschälchen gießen und jedem eins geben.

Die Früchte mit einem Schaschlikspieß oder einer Fonduegabel aufspießen und in die Schokolade tauchen, dann, falls gewünscht, in die gehackten Nüsse tunken und genießen!

Varianten

Einmal geschmolzen, können Sie die Schokoladensoße verfeinern durch die Zugabe von

- ein paar Löffeln »Himbeercoulis« (S. 223)
- 1 Prise Zimt oder Cayennepfeffer
- 1 Spritzer Rosenwasser für eine exotische Note
- ein paar Tropfen Orangen- oder Zitronenöl (aus biologischem Anbau)
- 4 EL starkem, aromatischem Tee, z.B. Earl Grey

Backpflaumentrüffel

Pflaumen und Schokolade sind ein Traumpaar. Im verschlafenen südwestfranzösischen Städtchen Agen – dem Zentrum von Frankreichs Backpflaumenproduktion – verkauft praktisch jeder Souvenirladen Pflaumen-und Schokoladewaren wie diese Trüffel und die lokalen Restaurants servieren köstliche Schoko-Pflaumen-Desserts. Fügen Sie wenn Sie möchten, Ingwer, Orangenöl oder Zimt als individuelle Note hinzu. Ergibt etwa 20–25 Trüffel.

100 g dunkle Schokolade (75 % Kakaoanteil oder mehr)
50 g Haselnuss- oder Mandelmus
150 g Backpflaumen (entsteint)
2 EL Akazienhonig
1 TL natürlicher Vanille-Extrakt
evtl. 2–3 Tropfen Bio-Orangenöl
evtl. 1 Prise Ingwer, frisch gerieben, oder kandierter Ingwer, fein gehackt
evtl. 1 gestrichener TL Zimt
ungesüßtes Kakaopulver
fein gehackte Haselnüsse oder Walnüsse
Kokosraspel, leicht geröstet

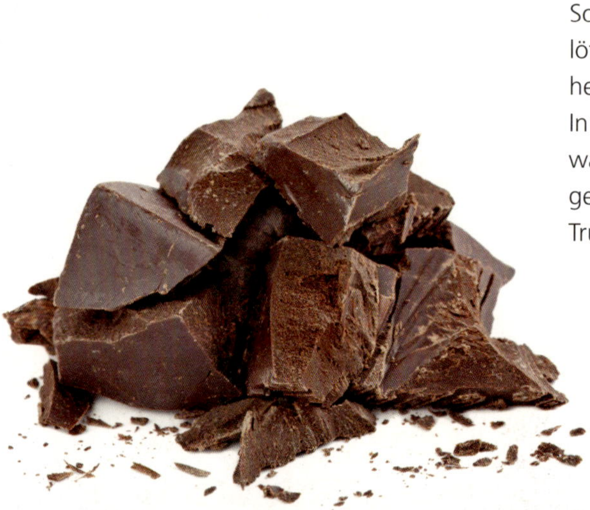

Die Schokolade in kleine Stücke brechen und zusammen mit dem Nussmus in eine Glas- oder Metallschüssel geben. Schokolade und Nussmus im Wasserbad zu einer glatten Creme verschmelzen. Beiseitestellen.

Die Backpflaumen in eine mit einem S-förmigen Messer ausgestattete Küchenmaschine geben und pürieren. Honig und Vanille-Extrakt hinzufügen und nochmals durchmixen. Sollte die Masse zu fest sein, 1–2 EL Wasser hinzufügen und weiter pürieren.

Nun die warme Schokoladen-Nussmus-Mischung hinzufügen und gründlich mixen. Ggf. zusätzliche Aromen hinzufügen, wie Orangenöl, Ingwer oder Zimt. In einen verschließbaren Behälter geben und mindestens 2 Stunden kalt stellen.

Sobald die Mischung sich gefestigt hat, mit einem Teelöffel kleine Portionen Schoko-Pflaumen-Masse herausheben und mit den Händen zu kleinen Kugeln formen. In Kakao oder/und gehackten Nüssen oder Kokosraspeln wälzen und eine weitere Stunde kalt stellen, bevor sie gegessen werden. Luftdicht verpackt halten sich diese Trüffel im Kühlschrank etwa 1 Woche.

Aprikosenclafoutis mit Mandeln

Dieser Obst-Eier-Auflauf ist ein französischer Sommerklassiker, den man auch mit anderen Früchten – z.B. Kirschen, Pfirsichen, Pflaumen, Birnen oder Backpflaumen – abwandeln kann. Eignet sich prima als Nachtisch nach einer leichten Suppen- oder Salatmahlzeit oder als gesunder Kuchenersatz für den Nachmittagskaffee.

65 g Butter
1 Päckchen natürlicher Vanillezucker
600 g reife Aprikosen, gewaschen, entsteint und halbiert
2 Eier, 2 Eigelb
2 EL Akazienhonig
1 Prise Zitronenschale (unbehandelt), fein gerieben
250 ml Milch (z.B. Mandel-, Soja-, Kuhmilch)
60 g Mandeln, gemahlen
40 g Mondamin
2 EL Mandelblätter, fein gehobelt
1 TL Puderzucker

Die Butter in einem kleinen Topf zerlassen und vom Herd nehmen, sobald sie flüssig ist. Ofen auf 200 °C vorheizen.
Eine ofenfeste, runde Form mit 30 cm Durchmesser mit ca. 1 TL Butter einfetten, den Vanillezucker gleichmäßig darüber verteilen und darauf die Aprikosenhälften, mit der Schnittstelle nach unten, auslegen.

In einer Rührschüssel Eier, Eigelb, Honig, Zitronenschale, die zerlassene Butter und Milch verquirlen. Mandeln und Mondamin dazugeben und nochmals gut verrühren. Eiermischung über die Aprikosenhälften gießen, mit den Mandelblättern bestreuen und in den vorgeheizten Ofen schieben. Etwa 30 Minuten backen oder bis die Oberfläche des Clafoutis goldbraun und die Eiermasse gestiegen ist.
Aus dem Ofen nehmen. Der Clafoutis wird innerhalb weniger Minuten zusammenfallen, aber das tut seinem Geschmack keinen Abbruch. Warm oder kalt servieren; kurz vorher etwas Puderzucker darübersieben.

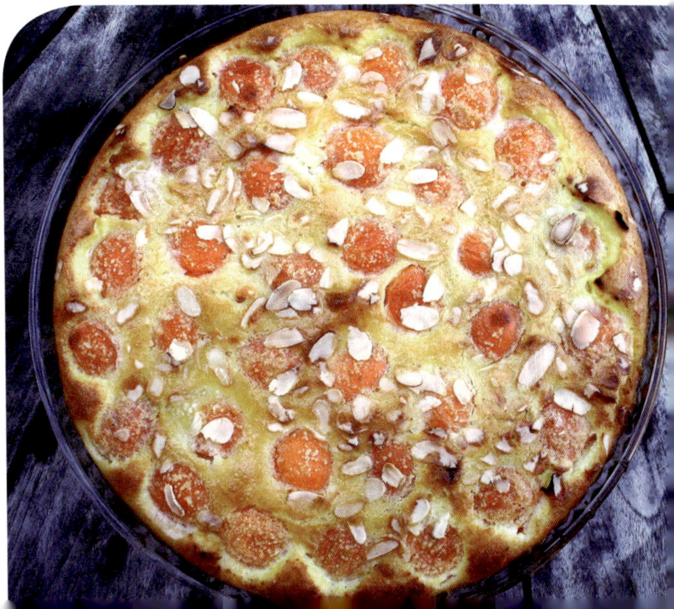

Grüne Zitrone

Die Grüne Zitrone kann warm oder kalt getrunken werden. Im Sommer die mehrfache Menge davon zubereiten und kühlen – ergibt erfrischenden Eistee!

1 gehäufter TL Grüntee oder Weißer Tee
1 dünner Streifen Zitronenschale, unbehandelt (ca. 4 cm)
300 ml heißes (aber nicht kochendes) Wasser
Saft von ½ Zitrone
1 TL Honig

Tee und Zitronenschale in ein Baumwoll-Teenetz geben und in einen großen Becher hängen. Mit heißem Wasser übergießen und 3–4 Minuten ziehen lassen. Das Teenetz herausnehmen, Zitronensaft dazugießen und mit etwas Honig süßen.

Marokkanischer Pfefferminztee

In Marokko wird der traditionelle Grüntee mit Minze über längere Zeit eingekocht und stark gesüßt. Unsere Variante ist frischer und erfordert daher auch nicht so viel Zucker.

1 gehäufter TL Grüner Tee
1 gehäufter EL frische Minze, gehackt (oder 1 Teebeutel Pfefferminztee)
300 ml heißes (aber nicht kochendes) Wasser
1 TL Honig

Tee und Minze in ein Baumwoll-Teenetz geben und in einen großen Becher hängen. Mit heißem Wasser übergießen und 7–8 Minuten ziehen lassen. Teenetz entfernen, mit Honig süßen und servieren.

Chai

Im Winter besonders wohltuend: dieser köstliche indische Gewürztee mit Milch. Sie können auch andere als die hier vorgeschlagenen Gewürze verwenden, wie z.B. Safran, Pfeffer, Koriander, Piment, Vanille, Fenchel, Muskat oder Sternanis.

150 ml Wasser
150 ml Mandelmilch
Gewürze (1 Kardamomkapsel, 1 Nelke, je 1 große Prise gemahlener Zimt, Ingwer und Muskatnuss)
1 gehäufter TL Grüner oder Weißer Tee
1 Prise Zitronenschale (unbehandelt), fein gerieben
1 TL Honig

In einem kleinen Topf Wasser, Mandelmilch und Gewürze zum Kochen bringen und 5 Minuten auf kleiner Flamme köcheln lassen. Vom Herd nehmen und Tee und Zitronenschale hinzufügen, umrühren und 5 Minuten ziehen lassen. Abseihen, Honig hineinrühren und heiß oder gekühlt genießen.

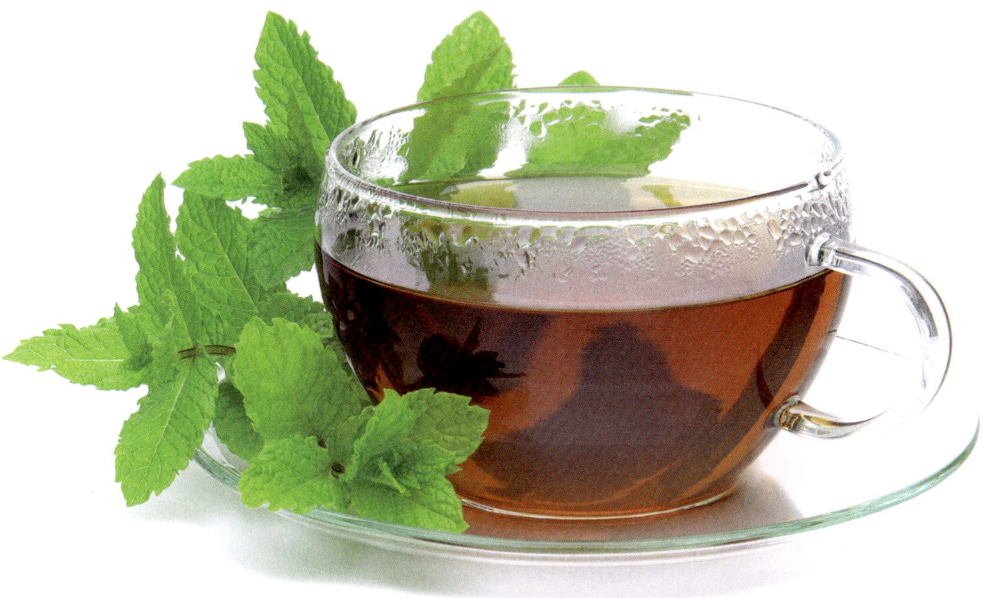

Danksagung

Meine tiefe Dankbarkeit gilt meiner Mutter Hanna und meiner Großmutter Christel, zwei begnadeten Köchinnen, die mir nicht nur beigebracht haben, wie man kocht, sondern auch, welche Freude und Geborgenheit man mit einfachen, schmackhaften, hausgemachten Mahlzeiten vermitteln kann. Meinem Vater Wolf danke ich für seine Liebe zur Geselligkeit, zum Knoblauch und zum Rotwein, und bei Mimi möchte ich mich für ihre südländische Heiterkeit und kulinarische Inspiration bedanken.

Lybi Ma danke ich für die Einladung, Beiträge für den Blog von Psychology Today zu schreiben, Pascale Hervieux für Übersetzungen und guten Rat und Kim und Tracy Chevalier sowie Tim Nash für das Probieren der Rezepte und moralischen Beistand. Auch bei folgenden Menschen möchte ich mich für ihre Unterstützung bedanken: Tina und Andrew Mendelsohn, David und Lauren Meisels, Jeanine Beck, Sue Whitney-Wolfson, Richenda Carey, Ken Whitney, Kathy Filipowicz, Wiebke Middelmann, Francoise Boucek, Laura und Michael van der Sande und Béatrice Grunmeier. Darüber hinaus gebührt mein Dank meinen Klienten für ihren Enthusiasmus und ihre Lebensfreude: Möge dieses Buch ihnen auf ihrem Weg zu gesunder Ernährung und Heilung eine Hilfe sein.

Überaus dankbar bin ich auch allen Fachleuten, die sich die Zeit nahmen, mir ein tieferes Verständnis für die Zusammenhänge zwischen Ernährung und Krebs zu vermitteln. Dazu gehören Professor Bharat Aggarwal vom M.D. Anderson Cancer Center der University of Texas, Professor Denis Corpet von der Université de Toulouse, Dr. Mario Feruzzi von der Purdue University, Dr. Claude Fischler vom französischen Forschungszentrum Centre National de la recherche scientifique (CNRS), Professor Michel de Lorgeril von der Université de Grenoble und dem CNRS, Professor Declan Naughton von der Kingston University, Dr. Annie Sasco, Krebsforscherin an der Université de Bordeaux, Dr. David Servan-Schreiber, Autor des Buches Das Antikrebs-Buch: Was uns schützt: Vorbeugen und Nachsorgen mit natürlichen Mitteln, Professor Stephen Taylor von der University of Queensland, Dr. Rachel Thompson vom World Cancer Research Fund, Professor Carlo La Vecchia von der Mailänder Universität und Pierre Weill, Agrarwissenschaftler und Begründer von Bleu-Blanc-Coeur.

Meine allertiefste Dankbarkeit gilt Glenn, der mir während der zwei Jahre, in denen ich an diesem Buch schrieb, unerschütterlich zur Seite stand. Er hielt es mit einem permanent unorganisierten Haushalt und einer ebensolchen Ehefrau aus und war mir eine unschätzbare Hilfe als Rezeptkritiker, Gesprächspartner und Sponsor.

Nicht zuletzt möchte ich mich bei unseren drei wunderbaren Kindern bedanken, die sich durch alle in diesem Buch enthaltenen Rezepte »futterten«, Rückmeldungen gaben und mir verziehen, dass ich so viel Zeit in meinem Arbeitszimmer zubrachte. Dieses Buch ist für Euch.

Anmerkungen

Vorwort

1 Basierend auf Daten im *World Cancer Report 2008* (Welt-Krebs-Bericht 2008) des internationalen Krebsforschungszentrums der Weltgesundheitsorganisation WHO und auf persönlichen Erhebungen von Professor Bernard Stewart, University of New South Wales.

2 Weitere Informationen über das komplette Spektrum an Möglichkeiten, durch einen bestimmten Lebensstil das persönliche Krebsrisiko zu verringern, finden Sie auf den Internetseiten des *World Cancer Research Fund UK* (http://www.wcrf-uk.org/) und des *American Institute for Cancer Research* (http://www.aicr.org); beide gehören zum *World Cancer Research Fund International* (http://www.wcrf.org/).

3 Eine Diskussion ausgewählter wissenschaftlicher Studien über die gesundheitlichen Vorzüge der Mittelmeerkost finden Sie auf der Internetseite des Oldways Trust, einer gemeinnützigen Organisation, die es sich zur Aufgabe gemacht hat, für die traditionelle mediterrane Ernährung zu werben. http:// www.oldwayspt.org/scientific-studies-mediterraneandiet.

4 Von der Website http://www.wcrf-uk.org/preventing_cancer/recommendations.php.

Kapitel 1 Die Nahrung neu entdecken: Meine Geschichte

1 World Cancer Research Fund und American Institute for Cancer Research: *Food, Nutrition, Physical Activity and the Prevention of Cancer: A Global Perspective*. Washington DC, 2007.

2 Donaldson MS, *Nutrition and Cancer: A Review of the Evidence for an anti-cancer diet*. Nutrition Journal, 2004, 3; 19.

3 Ornish D, Weidner G, Fair WR, et al., *Intensive lifestyle changes may affect the progression of prostate cancer*. Journal of Urology, 174(3), 2005: 1065–1069; discussion 9–70.

4 Hayat MJ, Howlader N, Reichman ME, Edwards BK, *Cancer Statistics, Trends and Multiple Primary Cancer Analyses from the Surveillance, Epidemiology and End Results (SEER) Program*. The Oncologist, Band 12, Nr. 1, 2037, Januar 2007.

Kapitel 2 Die Mittelmeerkost

1 Kouris-Blazos A, Gnardellis C, Wahlqvist ML, et al., *Are the advantages of the Mediterranean Diet transferable to other populations? A cohort study in Melbourne, Australia*. British Journal of Nutrition 1999; 82: 57–61; Lagiou P, Trichopoulos D, Sandin S, et al., *Mediterranean dietary pattern and mortality among young women: a cohort study in Sweden*. British Journal of Nutrition 2006; 96: 384–392 sowie Mitrou PN, Kipnis ., Thiébaut ACM, et al., *Mediterranean dietary pattern and prediction of all-cause mortality in a US population*. Arch Intern Med 2007; Ausgabe 167 (22): 2461–2468.

2 Trichopoulou A, Lagiou P, Kuper H, Trichopoulos D, *Cancer and Mediterranean Dietary Traditions*. Cancer Epidemiology, Biomarkers & Prevention. 2000; 9: 869–876.

3 Benetou V, Trichopoulou A, Orfanos P, et al., *Conformity to traditional Mediterranean diet and cancer incidence: the Greek EPIC cohort*. British Journal of Cancer 2008; 99: 191–195.

4 Knoops, KTB, et al., *Mediterranean Diet, Lifestyle Factors and 10-Year Mortality in Elderly European Men and Women – The HALE Project*. JAMA, 2004; 292: 1433–1439.

5 De Lorgeril M, Salen P, Martin J-L, et al., *Mediterranean dietary pattern in a randomised trial; prolonged survival and possible reduced cancer rate.* Arch Int Med 1998; 158 (11).

6 Benetou V, Orfanos P, Lagiou P, et al., *Vegetables and fruits in relation to cancer risk: evidence from the Greek EPIC cohort study*. Cancer Epidemiol Biomarkers Prev 2008; 17 (2).

7 http://p57160.typo3server.info/fileadmin/images-web/Veroeffentlichungen/2011/Obst_Gem_Broschuere_2011.pdf.

8 World Cancer Research Fund/American Institute for Cancer Research, *Food, Nutrition, Physical Activity and the Prevention of Cancer: a Global Perspective*. Washington DC, 2007 sowie Sinha R, et al., *Meat Intake and Mortality. Archives of Internal Medicine*, 2009; 169: 562–571.

9 Norat T, et al., *Meat, fish and colorectal cancer risk: the European prospective investigation into cancer and nutrition*. Journal of the National Cancer Institute 2005. Ausgabe 97 (12): 906–916.

10 Fernandez E, Chatenoud L, La Vecchia C, et al., *Fish consumption and cancer risk*. Am J Clin Nutr. Juli 1999; 70v(1): 85–90.

11 Lucenteforte E, Garavello W, Bosetti C, et al., *Diet diversity and the risk of sqamous cell esophageal cancer*. Int J Cancer 2008; 123: 2397–2400; Fernandez E, D'Avanzo B, Negri E, et al., *Diet Diversity and the risk of colorectal cancer in northern Italy*. Cancer Epidemiol Biomarkers Prev, Juni 1996; 5 (6): 433–436 sowie Garavetto W, Giordano L, Bosetti C, et al., *Diet diversity and the risk of oral and pharyngeal cancer*. Eur J Nutr 2008; 47: 280–284.

12 Ghadirian P, Narod S, Fafard ., et al., *Breast Cancer risk in relation to the joint effect of BRCA mutations and diet diversity*. Breast Cancer Res Treat, Januar 2009.

13 Pollan M, *In Defence of Food*, Penguin Books, 2008.

14 Fischler C, Masson E, *Manger – Français, Européens et Américains face à l'alimentation*. Odile Jacob (Paris), 2008.

Kapitel 3
Eine Krebsepidemie

1 IARC Press Release, 1. Juni 2010, www.iarc.fr/en/mediacentre/pr/2010/pdfs/pr201_E.pdf.

2 Hayat MJ, Howlader N, Reichman ME, Edwards BK, *Cancer Statistics, Trends and Multiple Primary Cancer Analyses from the Surveillance, Epidemiology and End Results (SEER) Program*. The Oncologist, Ausgabe 12, Nr. 1, 2037, Januar 2007.

3 Kaatsch P, Steliarova-Foucher E, Crocetti E, et al., *Time trends of cancer incidence in European children (1978-1997): report from the Automated Childhood Cancer Information System project*. Eur J Cancer, Sept. 2006; 42 (13): 1961–1971 sowie Stiller CA, Desandes E, Danon SE, et al., *Cancer and survival incidence in European adolescents (1978–1997). Report from the Automated Childhood Cancer Information System project*. Eur J Cancer. Sept. 2006; 42 (13): 2006–2018.

4 Cordain L, Eaton SB, Sebastian A, et al., *Origins and evolution of the western diet: health implications for the 21st century*. American Journal of Clinical Nutrition 81(2), 2005: 341–354.

5 Ebd.

6 World per capita consumption of sugar, 2002 to 2008; International Sugar Organization London.

7 WCRF/AICR: Food, Nutrition, Physical Activity and the Prevention of Cancer, Washington, 2007.

8 Grothey A, Voigt W, Schober C, et al., *The role of insulin-like growth factor I and its receptor in cell growth, transformation, apoptosis and chemoresistance in solid tumours*. J Cancer Res Clin Oncol 1999; 125 (3–4): 166–173.

9 Sieri S, Pala V, Brighenti F, et al., *Dietary glycemic index, glycemic load and the risk of breast cancer in an Italian prospective cohort study*. Am J Clin Nutr., 2007; 86 (4): 1160–1166; Silvera SA, Jain M, Howe GR, et al., *Dietary carbohydrates and breast cancer risk: a prospective study of the roles of overall glycemic index and glycemic load*. Inf J Cancer, 2005; 114 (4): 653–658 und Higginbotham S, Zhang ZF, Lee IM, et al., *Dietary glycemic load and breast cancer risk in the Women's Health Study*. Cancer Epidemiol Biomarkers Prev. 2004; 13 (1): 65–70.

10 Michaud DS, Fuchs CS, Liu S, et al., *Dietary glycemic load, carbohydrate, sugar and colorectal cancer risk in men and women*. Cancer Epidemiology, Biomarkers and Prevention, 2005; 14 (1): 138–147.

11 Augustin LSA, Polesel J, Bosetti C, et al., *Dietary glycemic index, glycemic load and ovarian cancer risk: a case control-study in Italy*. Annals of Oncology, 2003; 14 (1): 78–84.

12 Stocks T, Rapp K, Bjorge T, et al., *Blood glucose and risk of incident and fatal cancer in the metabolic syndrome and cancer project (me-can): analysis of six prospective cohorts*. PloS Med., Dez. 2009; 6 (12).

13 Die Universität von Sydney, Australien, verfügt über die umfassendste Datenbank der GI- und GL-Werte von Nahrungsmitteln. Weitere Informationen unter: (www.glycemicindex.com).

14 Simopoulos AP, *The importance of the ratio of omega-6/omega-3 essential fatty acids*. Biomed Pharmacother., Oktober 2002; 56 (8): 365–379.

15 Innis S, Dietary Omega-3 and Omega-6 Fatty Acids, Hrsg. Gallic, Simopoulos AP, NATO ASI Series, 171: 142, 1989.

16 Simopoulos AP und Norman Salem, Omega-3 *fatty acids in eggs from range-fed Greek chickens*. New England Journal of Medicine, 1989; 321 (20): 1412.

17 Slots T Butler G, Leifert C, *Potentials to differentiate milk composition by different feeding strategies*. J Dairy Sci., Mai 2009; 92 (5): 2057–2066.

18 Zu Magenkrebs siehe: Kelley NS, Hubbard NE, Erickson KL, *Conjugated Linoleic Acid isomers and cancer*. Journal of Nutrition, 2007; 137 (12): 2599–2607; zu Gehirntumor siehe: Sikorski AM, Hebert N, Swain RA, *Conjugated Linoleic Acid (CLA) inhibits new vessel growth in the mammalian brain*. Brain Res., Juni 2008; 1213: 35–40. Epup 16. Februar, 2008.

19 Commission of the European Communities. White Paper Strategy for a future Chemicals Policy, 2001. http://eurlex.europa.eu/LexUriServ/LexUri/Servdo?-uri=COM:2001:0088FIN:en:PDF.

20 United States Environmental Protection Agency. Pesticides Industry Sales and Usage: 2000 and 2001 Market Estimates. http://www.epa.gov/oppbead1/pestsales/01pestsales/market_estimates2001.pdf.

21 http://www.greenpeace.de/fileadmin/gpd/user_upload/themen/chemie/Essen_ohne_Pestizide.pdf

22 WCRF/AICR. *Food, Nutrition, Physical Activity and the Prevention of Cancer: a Global Perspective*. Washington DC, 2007.

23 Curl CL, Fenske RA, Elgethun K, *Organophosphorus pesticide exposure of urban and suburban preschool children with organic and conventional diets*. Environmental Health Perspectives, 2003; 111 (3): 377–382.

24 Einen Vergleich der größten Supermärkte im deutschsprachigen Raum finden Sie unter: http://www.greenpeace.de/fileadmin/gpd/user_upload/themen/umweltgifte/greenpeace_ratgeber_pestizide_supermarkt.pdf. Zusätzlich kann unter http://www.greenpeace.de/fileadmin/gpd/user_upload/themen/chemie/Essen_ohne_Pestizide.pdf der Ratgeber: *Essen ohne Pestizide. Einkaufsratgeber für Obst und Gemüse* abgerufen werden. Auch die US Arbeitsgruppe Umweltschutz (US Evironmental Working Group EWG) hat auf ihrer Internetseite Informationen über die Pestizidrückstände in 50 beliebten Obst- und Gemüsesorten veröffentlicht. Die Daten basieren auf einer Auswertung von 89 000 Proben dieser Lebensmittel, welche das US Landwirtschaftsministerium und die *amerikanische Food and Drug Administration* in den Jahren 2000 bis 2008 untersucht haben (www.foodnews.org/fullist.php). Daten am 3. März 2011 auf der Website der Environmental Working Group abgerufen.

25 WCRF/AICR. *Food, Nutrition, Physical Activity and the Prevention of Cancer: a Global Perspective*. Washinton DC, 2007.

26 Smith JS, Ameri F, Gadgil P, *Effect of marinades on the formation of heterocyclic amines in grilled beef steaks*. J Food Sci 2008 Aug; 73 (6): T 100–105

27 http://www.efsa.europa.eu/de/efsajournal/pub/2829.htm

28 IARC Monographs on the Evaluation of Carcinogenic Risks to Humans; Volume 60: Some Industrial Chemicals. http://monographs.iarc.fr/ENG/Monographs/vol60/volume60.pdf.

29 Yang CZ, Yaniger SI, Jordan VC, et al., *Most Plastic Products Release Estrogenic Chemicals: A Potential Health Problem That Can Be Solved*. Environ Health Perspect. 2011 July 1; 119(7): 989–996.

30 La Pensee EW, Tuttle TR, Fox SR, *Bisphenol A at Low Nanomolar Doses Confers Chemoresistance in Estrogen Receptor Alpha Positive and Negative Breast Cancer Cells*. Environ Health Perspect 2008: doi: 10.1289/ehp.11788 (abzurufen unter http://dx.i.org/).

Kapitel 4
Essen fürs Leben

1 Die ernährungsbasierte Chemoprävention wird sehr klar und ausführlich in *Krebszellen mögen keine Himbeeren: Nahrungsmittel gegen Krebs. Das Immunsystem stärken und gezielt vorbeugen* beschrieben, Béliveau R., Gingras D., Goldmann 2010.

2 Chu M, Seltzer TF, *Myxedema coma induced by ingestion of raw bok choy*. N Engl. J Med. 20.Mai, 2010; 362 (20), 1945–1946.

3 Doerge DR, Sheeham DM, *Goitrogenic and estrogenic activity of soy isoflavones*. Environ Health Perspect, Juni 2002; 110, Nachtrag 3, 349–353.

4 Craig WJ, *Health effects of vegan diets*. Am J Clin Nutr. Mai, 2009; 89 (5), 1627–1633.

5 Burgos-Moron E, Calderon-Montano JM, et al., *The dark side of curcumin*. Int J Cancer, 2009; 126: 1771–1775.

6 Lopez-Lazaro M, *Anticancer and carcinogenic properties of curcumin: considerations for its clinical development as a can-cer chemopreventive and chemotherapeutic agent*. Mol Nutr Food Res, 2008; 52 (Suppl.1): S. 103–127 und Somasundaram S, Edmund NA, Moore DT, et al., *Dietary curcumin inhibits chemotherapy-induced apoptosis in models of human breast cancer*. Cancer Res, 2002; 67: 3853–3875.

7 Cao J, Jia L, Zhou HM, et al., *Mitrochonrial and nuclear DNA damage induced by curcumin in human hepatoma G2 cells*. Toxical Sci, 2006; 91: 476–483.

8 Jiao Y, Wilkinson J, Di X, et al., *Curcumin, a cancer chemopreventive and chemotherapeutic agent, is a biologically active iron chelator*. Blood, 2009; 113 (2): 462–469.

9 WCRF/AJCR, Policy and Action for Cancer Prevention. Washington DC, 2009. Hier können Sie Ihren Body-Mass-Index berechnen: https://www.uni-hohenheim.de/wwwin140/info/interaktives/bmi.htm.

10 Bofetta P, et al., *Fruit and vegetable intake and overall cancer risk in the European Prospective Investigation into Cancer and Nutrition (EPIC)*. J Natl Cancer Inst., 21. April 2010; 102 (8): 529–537.

11 Tabelle übersetzt aus Béliveau R, Gingras D, *La santé pour le plaisir de bien manger*. Editions Trécarré, 2008.

12 Michels Blanck H, Gillespie C, Kimmons JE, Seymour JD, Seruda MK, *Trends in fruit and vegetable consumption among U.S. men and women, 1994–2005*. Prev Chronic Dis 2008; 5 (2): A 35.

13 *Health of Britain – Perspective on Nutrition 2008*, TNS World Panel, September 2008. http://www.tnsglobal.com/_assets/files/TNS_Market_research_shape_of_Britain(1).pdf.

14 Tamers SL, Agurs-Collins T, Dodd KW, Nebeling L, *US and France adult fruit and vegetable consumption patterns: an international comparison*. European Journal of Clinical Nutrition 2009; 63: 11–17.

15 Robert Koch Institut: *Facts and Trends from federal Health Reporting (Fakten und Trends aus dem Bundes-Gesundheitsbericht*; Band 2, Nr. 6, 2011,) gefunden auf: http://rki.deEN/Content/Health_Reporting/GBEDownloadsK/Obst_gemuese.pdf?_blob=publicationFile).

16 Yang P, Liang M, Zhang Y. Shen B, *Clinical application of a combination therapy of lentinan, multi-electrode RFA and TACE in HCC*. Adv Ther 2008; 25 (8): 878–95; Nakano H, Namatame K, Nemoto H, *A multi-institutional prospective study of lentinan in advanced gastric cancer patients with unresectable and recurrent diseases: effect on prolongation of survival and improvement of quality of life*. Hepatogastroenterology 1999; 46 (28): 2662–2668 sowie Hazama S, Wantabe S, Ohashi M, et al., *Efficacy of Orally Administered Superfine Dispersed Lentinan ({beta}-1,3-Glucan) for the Treatment of Advanced Colorectal Cancer*. Anticancer Res 2009; 29 (7): 2611–2617.

17 Zhang M, Huang J, Xie X, Holman CD, *Dietary intakes of mushrooms and green tea combine to*

reduce the risk of breast cancer in Chinese woman. Int J Cancer. 2009 Mar 15; 125 (6): 1404–1408.

18 Talcott ST, Howard, LR, Brenes CH, *Antioxidant Changes and Sensory Properties of Carrot Puree Processed with and without Periderm Tissue.* J. Agric. Food Chem., 2000, 48 (4), 1315–1321.

19 Miglio C, Chiavaro E, Visconti A, et al., *Effects of Different Cooking Methods on Nutritional and Physiochemical Characteristics of Selected Vegetables.* J. Agric. Food Chem., 2008, 56 (1), 139–147.

20 Dewanto V, Wu X, Adorn KK, RH Liu, *Thermal Processing Enhances the Nutritional Value of Tomatoes by Increasing Total Antioxidant Activity.* J. Agric. Food Chem., 2002, 50 (10), 3010–3014.

21 Garcia AL, Koebnick C, Dagnelie PC, et al., *Long-term strict raw food diet is associated with favourable plasma beta-carotene and low plasma lycopene concentrations in Germans.* Br. J. Nutr., Juni 2008; 99 (6): 1293–1300.

22 Nach: Heber, David; *Die Farben-Diät. Schlank und gesund durch ausgewogene Ernährung,* Goldmann, 2005.

23 Kaefer CM, Milner JA, *The role of herbs and spices in cancer prevention.* J. Nutr. Biochem., 2008; 19 (6): 347–361.

24 Fang J, Zhou Q, Liu LZ, *Apigenin inhibits tumour angiogenesis through decreasing HIF-1 and VEGF expression.* Carciogenesis, April 2007; 28 (4): 858–864.

25 Aggarwal BB, Kunnumakkara AB, Kuzhuveli B, *Potential of spice-derived phythochemicals for cancer prevention.* Planta Med. 2008; 74: 1560–1569.

26 Park SY, Murphy SP, Wilkens LR, et al., *Pulse and isoflavone intake and prostrate cancer risk: The Multiethnic Cohort Study.* Int. J. Cancer, August 2008, 15; 123 (4): 927–932.

27 Wu AH, Yu MC, Tseng CC, Pike MC, *Epidemiology of soy exposures and breast cancer risk. British Journal of Cancer,* 2008; 98: 9–14.

28 Shu XO, Zheng Y, Cai H, *Soyfood intake and breast cancer survival.* JAMA, 2009; 302 (22): 2437–2443.

29 Demark-Wahnefried W, Polascik TJ, George SL, et al., *Flaxseed Supplementation (Not Dietary Fat Restriction) Reduces Prostrate Cancer Proliferation Rates in Men Presurgery.* Cancer Epidemiol Biomarkers Prev., 2008, Dez. 17 (12): 3577–3587.

30 Kuijsten A, Arts ICW, van't Veer P, *The relative bioavailability of enterolignans in humans is enhanced by milling and crushing of flaxseed.* J. Nutr. 2005, Dez.; 135 (12): 2812–2816.

31 *Flaxseed – storage and baking stability in Flaxseed and Human Nutrition,* http://www.flaxcouncil.ca/english/pdf/stor.pdf.

32 Drewnowski A, *Concept of a nutritious food: towards a nutrient density score. American Journal of Clinical Nutrition,* 2005; 82 (4): 721–732.

33 Cordain L, http://www.thepaleodiet.com/faqs/#-Fiber; gefunden am 4. Mai 2010.

34 Freeman HJ, *Malignancy in adult celiac disease.* World J. Gastroenterol. 2009; 15 (13): 1581–1583.

35 Liljeber HG, Bjork I, *Delayed gastric emptying rate may explain improved glycämia in healthy subjects to a starchy meal with added vinegar.* EUR. J. Clin. Nutr. Mai 1998; 52 (5): 368–371.

36 Liljeberg HG, Lonner CH, Bjork IM, *Sourdough Fermentation or addition of organic acids or corresponding salts to bread improves nutritional properties of starch in healthy humans.* J. Nutr. Juni 1995; 125 (6): 1503–1511.

37 Siehe GI/GL-Tabelle auf www.glycemicindex.com.

38 Bogdanov S, Jurendic R, Gallmann P, *Honey for Nutrition and Health: a Review.* American Journal of the College of Nutrition, 2008, 27: 677–689.

39 Liu H, Huang D, McArthur DL, et al., *Fructose induces transketolase flux to promote pancreatic cancer growth.* Can Research Aug. 2010, 1; 70 (15): 6368–6376.

40 Fielding JM, Rowley KG, Cooper P, O'Dea K, *Increases in plasma lycopene concentration after consumption of tomatoes cooked with olive oil.* Asia Pac J Clin Nutr. 2005; 14 (2): 131–136 und Brown MJ, Ferruzzi MG, Nguyen ML, et al., *Carotenoid bioavailability is higher from salads ingested with full-fat than with fat-reduced salad dressings as measured with electrochemical detection.* Am J Clin Nutr. Aug. 2004; 80 (2): 396–403.

41 Waterman E, Lockwood B, *Active components and clinical applications of olive oil.* Alt Med Rev, 2007; 12 (4): 331–342.

42 Hung X, Hites RA, Foran JA, et al., *Consumption advisories for salmon based risk of cancer and non-cancer health effects.* Environ Res. Juni 2006; 101 (2): 263–274.

43 Corder R, *The Wine Diet,* Sphere, 2007.

44 Ramljak D, Romanczyk LJ, Metheney-Barlow L j., Dickson RB, *Pentameric procyanidin from Theobroma cacao selectively inhibits growth of human breast cancer cells.* Mol Cancer Ther 2005; 4 (4): 537–546; Bisson JF, Guardia-Llorens MA, Hidalgo S, *Protective Effect of Acticoa powder, a cocoa polyphenolic extract, on prostrate carcinogenesis in Wistar-Unilever rats.* Eur J Cancer Prev. Feb. 2008; 17 (1): 54–61 sowie Di Guiseppe R, Di CA, Centritto F, *Regular consumption of dark chocolate is associated with low serum concentrations of C-reactive protein in a healthy Italian population.* J Nutr. 2008; 138: 1939–1945.

45 Neilson A, George JC, Janle EM, Ferruzzi MG, *Influence of chocolate matrix composition on cocoa flavan-3-ol bioaccessibility in vitro and bioaccessibility in humans.* J Agric Food Chem 2009; 57, 9418–9426.

46 Moorman PG, Terry PD, *Consumption of dairy products and the risk of breast cancer: a review of the literature.* Am J Clin Nutr. 2004; 80: 5–14.

47 Swagerty DL, Walling AD, Klein RM, *Lactose intolerance.* Am Phys 2002; 65 (9):1845–1850.

48 Portnoi PA, MacDonald A, *Determination of the lactose and galactose content of cheese for use in the galactosemia diet.* J Hum Nutr Diet. Okt. 2009; 22 (5): 400–408.

49 Haenlein GFW, zitiert Posati & Orr 1976, *Nutritional Value of Dairy Products of Ewe and Goat Milk.* 2002. http://goatconnection.com/articles/publish/article_74.shtml.

50 Wagner M, Oehlmann J., *Endocrine disruptors in bottled mineral water: estrogenic activity in the E-Screen.* J Steroid Biochem Mol Biol. 2011 Oct;127 (1–2): 128–135.

51 http://www.umweltbundesamt.de/uba-info-presse/2012/pd12-003_deutsches_trinkwasser_erhaelt_testnote_sehr_gut.htm.

52 Thring TS, Hili P, Naughton DP, *Anticollagenase, antielastase and antioxidant activities of extracts from 21 plants.* BMC Complement Altern Med. 4. Aug. 2009, 9: 27.

53 Carlson JR, Bauer BA, Vincent A, *Reading the tea leaves: anticarcinogenic properties of epigallocatechin-3-gallate.* Mayo Clin Proc 207; 82 (6): 725–732.

54 Mei Y, Qian F, Wie D, *Reversal of cancer multidrug resistance by green tea polyphenols.* J Pharm Pharmacol. 2004; 56 (10): 1307–1314 und Sugiyama T, Sadzuka Y, *Theanine, a specific glutamate derivative in green tea, reduces the adverse reactions of doxorubicin by changing the glutathione level.* Cancer Lett. 2004; 212 (2): 177–184.

55 Peters C, Green RJ, Janle EM, Ferruzzi MG, *Formulation with ascorbic acid and sucrose modulates catechin bioavailability from green tea.* Food Res Intl 2010 (43): 95–102.

56 Jansen MC, Bueno-de-Mesquita HB, Feskens EJ, et al., *Quantity and variety of fruit and vegetable consumption and cancer risk. Nutrition and Cancer.* 2004; 48 (2): 142–148.

57 Siehe dazu: Garavetto W, Giordano L, Bosetti C, et al., *Diet diversity and the risk of oral and pharyngeal cancer.* Eur J Nutr 2008; 47: 280–284; La Vecchia C, Munoz SE, Braga C, et al., *Diet diversity and gastric cancer.* Int J Cancer 1997; 72 (2): 255–257; Lucenteforte E, Garavello W, Bosetti C, et al., *Diet diversity and the risk of squamous cell esophageal cancer.* Int J Cancer 2008; 123: 2397–2400; Fernandez E, D'Avanzo B, Negri E, Franceschi S, La Vecchia C, *Diet diversity and the risk of colorectal cancer in northern Italy.* Cancer Epidemiol Biomarkers Prev Juni 1996; 5 (6): 433–436 und auch: Ghadirian P, Narod S, Fafard E, et al., *Breast cancer risk in relation to the joint effect of BRCA mutations and diet diversity.* Breast Cancer Res Treat 23, Jan. 2009.

58 Michels KB, Wolk A, *A prospective study of variety of healthy foods and mortality in women.* Int J Epidemiol 2002 Aug ;31 (4): 847–854.

59 Canene-Adams K, Lindshield BL, Wang S, *Combinations of tomato and broccoli enhance antitumor activity in Dunning R3327-H prostrate adenocarcinomas.* Cancer Res 2007; 67 (2): 836–843.

60 Jian L, Lee AH, Binns CW, *Tea and lycopene protect against prostrate cancer*. Asia Pac J Clin Nutr 2007; 16 (Anh. 1): 453–457.

61 Tang FY, Cho HJ, Pai MH, Chen YH, *Concomitant supplementation of lycopene and eicosapentaenoic acid inhibits the proliferation of human colon cancer cells*. J Nutr Biochem. Juni 2009; 20 (6): 426–34.

62 Ghadirian P, Narod S, Fafard E, et al., *Breast cancer risk in relation to the joint effect of BRCA mutations and diet diversity*. Breast Cancer Res Treat 23, Jan. 2009.

63 WCRF/AICR, *Food, Nutrition, Physical Activity and the Prevention of Cancer: A Global Perspective*. Washington DC, 2007 und Pharmazeutische Zeitung Online, 12. Juni 2012; http://www.pharmazeutische-zeitung.de/index.php?id=29465.

Kapitel 5
Fangen wir an zu kochen!

1 Chang Y, Chen RC, Wahlqvist ML et al., *Frequent shopping by men and women increases survival in the older Taiwanese population 0* J Epidemiol Community Health. 2012 Jul; 66 (7).

2 Beck ME, *Dinner Preparation in the modern United States*. British Food Journal 2007, 109 (7): 531–547.

3 Fiese BH, Winter MA, Botti JC, *The ABCs of family mealtimes: Observational lessons for promoting healthy outcomes for children with persistent asthma*. Child Development 2011 (83) 1: 133–145.

4 Goulet J, Lamarche B, Lemieux S, *A nutritional intervention promoting a Mediterranean food pattern does not affect total dietary cost in North American women in free-living conditions*. Journal of Nutrition 2008; 138: 54–59.

5 What Consumer, 31. Oktober, 2008, http://whatconsumer.co.uk/food-money-saving-study/.

Bildnachweis

Alle Abbildungen aus dem Archiv der Autorin, außer:
Shutterstock: S. 13 (rayjunk), S. 19 (oliveromg), S. 55 (barbaradudzinska), S. 89 (Gayvronskaya_Yana), S. 101 (Tankist276), S. 126, S. 135, S. 138, S. 146, S. 150, S. 186, S. 191, S. 194, S. 200, S. 207, S. 209, S. 210, S. 212, S. 213, S. 226, S. 229
MEV-Verlag: S. 30 (Chris Müller Photodesign), S. 35, S. 46, S. 120 (Mike Witschel)
Photo-Alto: S. 69, S. 164, S. 166, S. 168, S. 204, S. 205, S. 206
Image Source Ltd.: S. 112
Kellie Anderson, www.kelliesfoodtoglow.com: S. 188

Adressen

Deutsche Krebshilfe e.V.
Die Deutsche Krebshilfe e.V. fördert Projekte zur Verbesserung der Prävention, Früherkennung, Diagnose, Therapie, medizinischen Nachsorge und psychosozialen Versorgung einschließlich der Krebs-Selbsthilfe.

Deutsche Krebshilfe e.V.
Buschstr. 32
53113 Bonn
Tel.: (0228) 7 29 90 - 0
Fax: (02 28) 29 90 - 11
E-Mail: deutsche@krebshilfe.de
Internet: www.krebshilfe.de

Deutsche Krebsgesellschaft e.V.
Die Deutsche Krebsgesellschaft e.V. (DKG) ist die größte wissenschaftlich-onkologische Fachgesellschaft in Deutschland. Ihre ca. 6600 Mitglieder sind im Bereich der Erforschung und Behandlung von Krebserkrankungen tätig.

Deutsche Krebsgesellschaft e.V.
Kuno-Fischer-Straße 8
14057 Berlin
Tel.: (030) 322 93 29 - 0
Fax: (030) 322 93 29 66
E-Mail: web@krebsgesellschaft.de
Internet: www.krebsgesellschaft.de

Krebsinformationsdienst des Deutschen Krebsforschungszentrums
Der KID informiert zu allen krebsbezogenen Themen: per Telefon, E-Mail, im Internet, in Sprechstunden am Nationalen Centrum für Tumorerkrankungen in Heidelberg und am Universitäts KrebsCentrum in Dresden.

Krebsinformationsdienst
Deutsches Krebsforschungszentrum
Im Neuenheimer Feld 280
69120 Heidelberg
Tel.: 0800 - 420 30 40
E-Mail: krebsinformationsdienst@dkfz.de
Internet: www.krebsinformationsdienst.de

Krebsliga Schweiz
Die Krebsliga Schweiz unterstützt und berät Menschen mit Krebs und ihre Angehörigen. Sie informiert über Früherkennung und Prävention und fördert die von der Industrie unabhängige Krebsforschung in der Schweiz.

Krebsliga Schweiz
Effingerstrasse 40
Postfach 8219
3001 Bern
Tel.: (031) 389 91 00
E-Mail: info@krebsliga.ch
Internet: www.krebsliga.ch/de/index.cfm

Schweizerische Paediatrische Onkologie Gruppe (SPOG)
Die Schweizerische Pädiatrische Onkologie Gruppe SPOG ist eine gemeinnützige Organisation, welche sich durch patientenorientierte Krebsforschung für verbesserte Behandlungsmöglichkeiten und höhere Lebensqualität an Krebs erkrankter Kinder und Jugendlicher einsetzt.

SPOG
Effingerstrasse 40
3008 Bern
Tel.: 031/389 91 89
Internet: http://www.spog.ch/de.php/

Appetit auf Leben: Einkaufsliste

(Basiert auf Ihrem Mahlzeitenplan)

Datum:______________

Gemüse, Obst, frische Kräuter *(Am besten heimische, saisongerechte Ware kaufen; nicht zu viel auf einmal einkaufen, denn durch längere Lagerung verringert sich der Nährstoffgehalt. Am besten zwei Mal pro Woche einkaufen, damit's frisch bleibt.)*

- ❑
- ❑

Kühlschrankware *(ankreuzen bzw. benötigte Artikel unterstreichen; weitere Artikel evtl. dazuschreiben)*

- ❑ Freiland-Eier aus Bio-Anbau (möglichst mit Omega-3 Fettsäure angereichert)
- ❑ Fleisch und Geflügel (möglichst aus Bio-Anbau) / fetter Fisch
- ❑ Ungesüßter Naturjoghurt (aus Kuh-, Schafs- oder Ziegenmilch, auch Soja-Joghurt)
- ❑ Milch / Butter / Käse von Weideland-Kühen oder Bio-Anbau (in Maßen konsumieren)
- ❑ Nüsse, Samenkerne (z.B. Walnüsse, Paranüsse, Mandeln, Haselnüsse, Kürbiskerne, Cashewkerne – etc.)
- ❑ Frischer Tempeh / Tofu
- ❑

Tiefkühlware *(ankreuzen bzw. benötigte Artikel unterstreichen; weitere Artikel evtl. dazuschreiben)*

- ❑ Beeren (z.B. Himbeeren, Heidelbeeren, Erdbeeren, Beerenmischung)
- ❑ Anderes TK-Obst (z.B. Aprikosen, Pfirsiche, Mango, Zwetschgen)
- ❑ Gemüse (z.B. Brokkoli, Blumenkohl, Spinat, Zwiebeln, gegrillte Paprika oder Auberginen, Erbsen, Karotten, grüne Bohnen)
- ❑ Hühnerbrust (möglichst aus dem Bio-Anbau) / Fischfilets (roh, unverarbeitet, ohne Geschmackszusätze)
- ❑

Für die Vorratskammer (dunkel, kühl & trocken lagern)

- ❑ Naturbelassenes Vollkorn (z.B. Reis, Quinoa, Hirse, Gerste, Dinkel, Hafer)
- ❑ Vokllkornflocken (naturbelassen, ungesüsst)
- ❑ Vollkornmehl (z.B. Weizen, Dinkel, Gerste, oder glutenfrei: Buchweizen, Reis, Mais)
- ❑ Backpulver, Backhefe, Sauerteig
- ❑ Vollkornbrot / Knäckebrot
- ❑ Vollkorn-Pasta
- ❑ Getrocknete Hülsenfrüchte (z.B. Linsen, Kichererbsen, weiße oder schwarze Bohnen)
- ❑ Trockenkräuter / Gewürze / Salz
- ❑ Trockenobst (Backpflaumen, Aprikosen, Apfelringe, Kirschen, Cranberries, Heidelbeeren)
- ❑ Tee (z.B. Grüntee / Weißer Tee / Schwarzer Tee / Kräutertee)
- ❑ Getrocknete Pilze
- ❑ Kakaopulver (ungesüßt)
- ❑ Dunkle Schokolade (Mindestkakaogehalt 75 %)
- ❑
- ❑

Im Glas (Konserven, Soßen, Aromaspender, Öle etc.)

- ❑ Sojasoße / Balsamessig / Rotweinessig
- ❑ Bereits gekochte Hülsenfrüchte im Glas (möglichst wenig verarbeitet)
- ❑ Tomaten / Pilze / Artischockenherzen / Oliven im Glas
- ❑ Pesto / Sonnengetrocknete Tomaten in Olivenöl / Senf / Kapern im Glas
- ❑ Anchovis / Sardinen / Hering / Makrele im Glas
- ❑ Tomatenpüree im Glas oder aus der Tube
- ❑ Ungesüßtes Obstkompott
- ❑ Öl in Glasflaschen (z.B. kaltgepresstes Olivenöl, Walnussöl, Haselnussöl)
- ❑

Mahlzeitenplan **Monat:** **Jahreszeit:**

	Montag	Dienstag	Mittwoch	Donnerstag	Freitag	Samstag	Sonntag
Frühstück							
Snack							
Mittagessen							
Snack							
Abendessen							